MENTALISIEREN IN KLINIK UND PRAXIS
Herausgegeben von Ulrich Schultz-Venrath

Mentalisieren ist die Fähigkeit, sich auf innerpsychische (mentale) Zustände (wie z. B. Gedanken, Gefühle, Wünsche, Bedürfnisse) von sich selbst und anderen zu beziehen und diese als dem Verhalten zugrunde liegend zu begreifen. Mentalisieren wird als wesentliche menschliche Kompetenz angesehen.

Die Fähigkeit des Mentalisierens ist bei verschiedenen psychischen Störungen unterschiedlich stark eingeschränkt oder nicht vorhanden. Dies hat häufig schwerwiegende Folgen. Die Mentalisierungsfähigkeit wiederherzustellen, ist eine zentrale therapeutische Aufgabe in den verschiedenen Psychotherapien.

Die einzelnen Bände der Reihe stellen in kompakter Form die Anwendungsmöglichkeiten mentalisierungsbasierter Maßnahmen auf wichtigen Störungsfeldern vor.

Die Einzelbände behandeln folgende Themen:

1. Band: Mentalisieren in Gruppen
2. Band: Mentalisieren bei Depressionen
3. Band: Mentalisieren mit Kindern und Jugendlichen
4. Band: Mentalisieren mit Paaren
5. Band: Mentalisieren des Körpers
6. Band: Mentalisieren bei Persönlichkeitsstörungen
7. Band: Mentalisieren bei Traumatisierungen
8. Band: Mentalisieren bei Essstörungen
9. Band: Mentalisieren bei Psychosen

Helga Felsberger

Mentalisieren bei Psychosen

Klett-Cotta

FSC www.fsc.org MIX Papier | Fördert gute Waldnutzung FSC® C014496

Klett-Cotta
www.klett-cotta.de

Cover: Bettina Herrmann, Stuttgart
unter Verwendung einer Abbildung von Photographee.eu / Shutterstock
Gesetzt von Dörlemann Satz, Lemförde
Gedruckt und gebunden von GGP Media GmbH, Pößneck
ISBN 978-3-608-98231-2
E-Book ISBN 978-3-608-11614-4
PDF-E-Book ISBN 978-3-608-20456-8

Bibliografische Information der Deutschen Nationalbibliothek
Die Deutsche Nationalbibliothek verzeichnet diese Publikation in der Deutschen Nationalbibliografie; detaillierte bibliografische Daten sind im Internet über http://dnb.d-nb.de abrufbar.

Inhalt

Ich habe mich für eine inklusive Schreibvariante entschieden, aufgrund der Lesbarkeit wird meistens nur die weibliche oder männliche Variante verwendet – auch dann sollen beide Geschlechter sowie sich als divers oder nicht weiter festgelegt Identifizierende mitgemeint sein.

Danksagung

Die Motivation, dieses Buch zu schreiben, entspringt den Begegnungen mit meinen psychose-erfahrenen Patientinnen und Patienten, mit denen ich seit Jahren in unseren Therapien zusammenarbeiten darf. Ihnen möchte ich zuallererst danken. Wie sehr wir Menschen, in unserem Wahrnehmen und unserem Erleben durch und durch gruppale Wesen, von zwischenmenschlicher Bezogenheit und Zugehörigkeit zu Gruppen abhängig sind, wurde mir durch sie noch einmal mehr bewusst.

Die einigen Kapiteln vorangestellten Zitate stammen von Andreas Schmidt, einem Betroffenen, der die Erfahrungen mit seiner Psychose-Erkrankung dankenswerterweise sehr eindrücklich in Gedichten zum Ausdruck bringt.

Ich danke besonders all jenen, die an der Realisierung dieses Buches mitgewirkt haben. Ulrich Schultz-Venrath, der mich geduldig, beharrlich und mit großem Vertrauen durch alle Arbeitsphasen begleitet und mein Projekt mit seinen freundschaftlich-kritischen Hinweisen und seiner enormen Expertise bereichert hat, gebührt der größte Dank. Seit vielen Jahren verbindet uns die Begeisterung bezüglich des Mentalisierungsmodells und der Gruppenanalyse, die oft spannende und gegenseitig inspirierende Gespräche mit sich bringt und somit hoffentlich auch zur Weiterentwicklung und Verknüpfung dieser beiden Konzepte beiträgt.

Mein aufrichtiger Dank gilt auch dem Klett-Cotta Verlag und den Lektorinnen Frau Sandra Aichele und Frau Petra Kunzelmann für ihre professionelle und geduldige Betreuung und Unterstützung während des gesamten Veröffentlichungsprozesses.

Meinen Kolleginnen Christina Ott, Claudia Stoifl und Gabriele Sachs bin ich sehr dankbar für die vielen anregenden Gespräche und ihre neugierige Bereitschaft, die verschiedenen Versionen meines Manuskripts kritisch zu lesen. Ihre fachliche Expertise, Unterstützung und Ermutigung haben einen bedeutenden Beitrag zur Qualität dieses Buches geleistet. Gabriele Sachs ermöglichte es mir 2012, auf der von ihr geleiteten Station an der Universitätsklinik für Psychiatrie und Psychotherapie der Medizinischen Universität Wien zum ersten Mal Mentalisierungsbasierte Gruppentherapie für Menschen mit Psychose-Erkrankungen anzubieten, und sie beforschte dieses Projekt. Ich danke ihr für den Startschuss zu dieser spannenden Reise.

Ein besonderer Dank gilt meinem Mann Herwig und meinem Sohn Piero Felsberger, die durch ihre Unterstützung und Korrekturen einen wichtigen Beitrag zum Schreibprozess geliefert haben. Meiner ganzen Familie, so auch meinem Sohn Fabio, danke ich für ihre Geduld und ihr Verständnis, wenn ich mich zur Arbeit an dem Buch zurückzog und sie mich entbehren mussten. Ihre Ermutigung und Liebe haben mir die nötige Kraft und das Durchhaltevermögen gegeben, dieses Projekt zu verwirklichen.

Einleitung

> »Das ist alles, einfach alles, alles, alles, was mich an der ganzen Geschichte um mich und meine Person noch richtig nervt, ärgert und wütend macht. Es macht mich traurig und gekränkt, ja sogar manchmal richtig ›krank‹ vor Sorge um mich und andere: der Begriff Schizophrenie« (Schmidt 2020, S. 13).

Die historischen Wurzeln des von Bateman und Fonagy entwickelten Mentalisierungskonzepts (Bateman & Fonagy 2006) finden sich in der Psychoanalyse, der Bindungstheorie, aber auch in der Kognitionspsychologie, vor allem im Konzept der sozialen Kognition und der Theory of Mind (ToM) (Wimmer & Perner 1983). Die erste Mentalisierungstheorie der *Pariser Psychosomatischen Schule* (Bouchard & Lecours 2008; Fain et al. 1964; Marty & De M'uzan 1963) verstand »Mentalisation« als ein triebtheoretisches Metabolisieren von körperlichen Dysregulationen, wie es sich bei psychosomatischen Patienten beobachten ließ. Beide Modelle der Mentalisierungstheorie integrierend, wurde im deutschen Mentalisierungsmodell der Körper als frühester prämentalisierender Modus eingeführt (Diez Grieser & Müller 2018; Schultz-Venrath 2021, 2024).

Weitere wichtige Anstöße lieferten die Autismusforschung, das Alexithymie-Konzept (»alexithym« – keine Worte für Gefühle haben) und die Affektforschung. Neue Erkenntnisse und Methoden in der Neurobiologie und des Neuroimaging sowie der Epigenetik (Gen-Gehirn-Umwelt-Interaktionen) gaben zusätzliche Impulse für die Weiterentwicklung des Konzepts. Der Begriff »Mentalisieren« beschrieb bislang die imaginative und intuitive Fähigkeit, das eigene Verhalten oder das Verhalten anderer Menschen durch Zuschreibung mentaler Zustände, wie etwa Wünsche, Bedürfnisse, Gefühle, Überzeugungen und Motive, zu interpretieren. Eine solche Fähigkeit setzt allerdings die Möglichkeit und Bereitschaft zur kommunikativen Bezogenheit voraus. Das Mentalisieren des Körpers ist dafür grundlegend und findet seinen Ausdruck in der neugierigen Bereitschaft des Sich-anstecken-Lassens, Sich-überraschen-Lassens, Sich-beeinflussen-Lassens, Sich-bereichern-Lassens in der Begegnung mit dem anderen. Die auf Bateman und Fonagy zurückgehende Definition betont eher den Aspekt des »Selbst als Urheber/Akteur« und die Unterscheidung zwischen Selbst und anderen (Nicht-Selbst) (Bateman & Fonagy 2008). Bei Menschen mit Psychose-Erkrankungen scheinen gerade diese Kompetenz und das epistemische Vertrauen besonders beeinträchtigt zu sein. Dadurch wird die Begegnung mit anderen Menschen zu einer ständigen Herausforderung. Die psychotherapeutische Beziehung sowohl in der Einzel- als auch in der Gruppenpsychotherapie bietet diesen Menschen deshalb eine wichtige Chance, dieses Vermögen (wieder) zu erlangen. Dabei stellt sich insbesondere die Frage: Wie können eine Verbesserung im emotionalen Mitschwingen und gleichzeitig die Bewältigung der Angst vor der gegenseitigen Gefühlsansteckung gelingen? Psychotherapeuten wie Gruppenpsychotherapeutinnen sind dabei sehr gefordert, an ihrer eigenen Unsicherheit, Ängstlichkeit oder Reserviertheit zu arbeiten, um für Psychose-Patienten eine entwicklungsfähige, zugewandte therapeutische Beziehung vorzuhalten.

Menschen mit Psychose-Erfahrungen erleben häufiger, dass sich Familienmitglieder zurückziehen oder ehemalige Freunde den Kontakt mehr und mehr meiden. Eine ängstlich-abstinente Therapeutenhaltung fördert eher eine beängstigende Leere oder existentielle Bedrohung im Sinne einer Auslöschungsangst im Patienten. Insofern gilt das Hauptinteresse der Mentalisierungsbasierten Psychotherapie zunächst weniger den Inhalten mentaler Repräsentanzen eines Individuums als den Prozessen des Wahrnehmens und Erlebens von sich selbst als Handelndem in der Interaktion und Kommunikation. So könnte sich ein Selbsterleben auf dem Boden zunehmenden epistemischen Vertrauens entfalten. Eine bewusste Wahrnehmung mentaler Zustände via Introspektion als basale, direkte, wahrscheinlich »vorverdrahtete« mentale Fähigkeit (gemäß cartesianischer Denkart) ist eine überholte Vorstellung. Die Arbeitsgruppe um Peter Fonagy führte den Erwerb des Gewahrseins des Selbst als mentaler Urheber auf einen Entwicklungsprozess zurück, der unter bestimmten Umständen auch scheitern kann. Normalerweise werden so die Selbstregulationsfähigkeiten, etwa die Fähigkeit zur Regulierung von Emotionen, zur Aufmerksamkeitskontrolle und zum Mentalisieren, im Kontext von frühen Bindungsbeziehungen erworben (Fonagy et al. 2004). Voraussetzungen für die Entwicklung der Mentalisierungsfähigkeit sind eine sichere äußere Realität sowie aufmerksame und feinfühlige Bindungspersonen (Bateman & Fonagy 2006; Fonagy & Bateman 2007; Winnicott 1971), die bei kontingentem, markiertem Spiegeln (über die Spiegelneuronen) den Aufbau einer sicheren Bindungsbeziehung ermöglichen.

Die Relevanz von Bindungsbeziehungen ist nicht nur auf die Familie beschränkt, sondern umfasst auch Gruppenbindungen in mittelgroßen und großen Gruppenzusammenhängen, wie die Zugehörigkeit und Bezogenheit innerhalb der Nachbarschaft, in Freundeskreisen, in der Schule, in Sport- oder Kulturvereinen, bis hin zur regionalen Sprachgemeinschaft oder anderen gesellschaftlichen Gruppenkontexten. Deren Bedeutung für das Selbsterleben von Akteuren als in einer Gemeinschaft Handelnden ist unseres Erachtens bisher unterschätzt worden.

Die Mentalisierungsbasierte Psychotherapie ist ein psychodynamisches Vorgehen, das aus Konzepten der Gruppenanalyse und der modernen Psychoanalyse hervorgegangen ist. Diese relationalen Ansätze fokussieren in der Psychotherapie auf die intersubjektive Perspektive und das implizite (intuitive) körperliche Wissen. Die Aufmerksamkeit richtet sich auf das, was zwischen den beteiligten Personen dynamisch abläuft und dabei intuitiv im Körpergefühl auftaucht (sei es bewusst oder noch vorbewusst). Mit der Konzeptionalisierung des Körper-Modus durch Diez Grieser und Müller (2018), Schultz-Venrath (2021) und Felsberger (2022) und dessen Integration in das Mentalisierungsmodell schließt die Mentalisierungsbasierte Psychotherapie an neuere Theorien der Verkörperung der gegenwärtigen deutschsprachigen Philosophie an. Die große Relevanz einer leibphänomenologischen Betrachtung zeigt sich besonders in ihrer Anwendung in der Psychosen-Behandlung (Broschmann & Fuchs 2019). Phänomene wie Ausdruck von eigenen Empfindungen, das Erleben von Präsenz, Resonanz, Synchronizität und Nähe sollen anhand des Gruppengeschehens (der

Szene) bewusster wahrgenommen und verstanden werden können. Korrigierende Beziehungserfahrungen auf dieser basalen Ebene gelingen besonders gut in der Gruppe. Das Mentalisieren kann nicht vom körperlichen Geschehen und Empfinden isoliert betrachtet werden, es umfasst unser gesamtes Sensorium und braucht den Gegenwartsmoment der Gruppe. Die Mentalisierungsbasierte Psychotherapie ist im Gruppensetting besonders wirksam (Schultz-Venrath 2020), da das Mehr-Personen-Setting vielfältige, breit gefächerte Erfahrungen der Resonanz, der Perspektivenübernahme und des Mentalisierens des Körpers ermöglicht.

Nicht jede Art von Gruppenpsychotherapie ist allerdings dafür geeignet. Psychoanalytisch strikt geleitete Gruppentherapien, in denen die Gruppenleiterin bewusst sehr »abstinent« (überwiegend nicht antwortend) bleibt und auf der realen Ebene eine für den Patienten unerreichbare Haltung einnimmt, wirken nicht nur dem Mentalisierungsvermögen entgegen, sondern steigern auch das Angstniveau. Dadurch kommt es zu Einbrüchen im Mentalisieren und über das Missverstehen zur psychotischen Verarbeitung der Therapiesituation. Sehr strukturierte Gruppen, die durch metakognitive Übungen und klassische (nicht-mentalisierungsbasierte) Psychoedukation geprägt sind, bleiben hingegen auf einer oberflächlichen, äußerlich-sachlichen Ebene und verhindern den intensiven Beziehungsaufbau unter den Gruppenteilnehmern. Daher empfiehlt sich neben einer mentalisierungsbasierten Vorgehensweise eine psychodynamische Gruppentherapie, bei der die Gruppenleiterin die Beziehungen der Teilnehmer untereinander (einschließlich der Gruppenleitung) sowie die Dynamik des Gruppenprozesses im Blick hat, dabei aber behutsam auf mögliche Mentalisierungseinbrüche einzugehen vermag.

Auch im Einzelsetting wird eine »abstinente«, also wenig antwortende und kaum resonanzbietende Haltung als mentalisierungshemmend erachtet. Wichtig ist eine stets neugierig offene Haltung der Therapeutin, die zunächst empathisch validiert und gemeinsam mit den Patientinnen das Hier und Jetzt im Beziehungsgeschehen exploriert. Dabei geht es nicht nur um die Verringerung der Symptomatik, sondern in erster Linie um korrigierende Beziehungserfahrungen. Dies ist insofern von Bedeutung, als die erlebte Symptomatik in vielen Fällen im Zuge traumatisierender, vernachlässigender und oft »sprachloser« Beziehungskontexte erwachsen oder zumindest dadurch verstärkt worden ist.

Die Entstehung der Mentalisierungsbasierten Therapie (MBT) war Folge eines Paradigmenwechsels von einer Ein- und Zwei-Personen- hin zu einer Mehr-Personen-Psychologie in den letzten Jahrzehnten. Darüber hinaus wurde das »medical model« mehr und mehr von einem »contextual model« abgelöst (Buchholz 2018; Wampold 2017). Dadurch wurde anerkannt, dass intrapsychische und interpersonelle Prozesse in Psychotherapien gleichermaßen berücksichtigt werden, wobei eine Aufhebung der strikten Trennung von Körper und Psyche über die Integration von Embodiment-Ansätzen zunehmend ins Blickfeld der Behandlungstechnik geriet (Leikert 2022; Lemma 2018; Scharff 2021; Schultz-Venrath 2022b). Obwohl auch schon Freud in Ansätzen in diese Richtung gedacht hatte (Freud 1923), wurde ein verkörperter intersubjektiver Zugang zur Konzeption von psychischen Prozessen durch das noch lange vorherrschende dualistische Weltbild und später auch durch die geschichtlichen Ereignisse verhindert. In den letzten Jahrzehnten hat sich schließlich auch die Psychoanalyse in Richtung einer Mehr-Personen-Psychologie entwickelt. Erst die relationale Wende in der Psychoanalyse (Altmeyer & Thomä 2016; Mitchell 1988) und die dialogische Wende in den Sozialwissenschaften brachten eine markante Weiterentwicklung.

KAPITEL 1

Die Macht der Worte

Es gibt kaum etwas, das den Menschen mehr Angst macht als die Erfahrung einer Psychose. Gleichzeitig gibt es kaum ein Wort, das einen psychischen Zustand zu beschreiben versucht und dabei mehr Schrecken verbreitet als der Begriff »Schizophrenie«,[1] was Behandlerinnen, die mit Psychose-Erkrankten und deren Angehörigen zu tun haben, bestens wissen. Die Vorstellungen und Fantasien, die sich im allgemeinen Sprachgebrauch um diesen Begriff ranken, werden mit Eigenschaften wie Unberechenbarkeit, Aggressivität und Gefährlichkeit assoziiert. Er habe geradezu ein Eigenleben entwickelt und sei daher besser, wenn überhaupt, mit Vorsicht zu verwenden (Katschnig 1989).

Andererseits ist gerade das sogenannte »schizophrene« Erleben prototypisch für die Erforschung des menschlichen Geistes, da es die fundamentalste Beeinträchtigung der Persönlichkeit darstellt und dabei die grundlegendsten Funktionen unseres Selbsterlebens betroffen sind, wie z. B. das Gefühl von Individualität, Einzigartigkeit und Selbststeuerung. Gemeint sind hier die Art und Weise, wie wir uns im Zusammensein mit anderen erleben, Daniel Sterns »ways-of-being-with others« (Parnas et al. 2005; Stern 1974; Stern et al. 1998) und wie wir uns in der Welt verankert fühlen (Sass & Pienkos 2013; Sass et al. 2017; Stanghellini & Ballerini 2011).

Diese Erlebensweisen entwickeln sich im Laufe der Kindheit und des Jugendalters und werden auf allen Bereichen verallgemeinernd in unser Selbsterleben eingebaut (Hipólito et al. 2018). Menschen mit aktuellen Psychose-Erfahrungen berichten von Beeinträchtigungen in ihrem Selbsterleben, insbesondere davon, wie sich ihre verschiedenen Erfahrungsmodalitäten des Denkens, Wollens, Fühlens, usw. ausdrücken (Fuchs 2022). Eine Teilnahme am sozialen Leben wird dadurch schnell zur Überforderung. Die Vermittlung und das Verständnis mimischer und gestischer Signale oder Intentionen von Emotionen stellen zunehmend eine Hürde dar. Verzerrte Einschätzungen, eine erhöhte Gewissheit bei gleichzeitig vorschnellem Beurteilen einer Situation, Schwierigkeiten beim Perspektivenwechsel können die Kontaktaufnahme erschweren und führen zu sozialer Isolation. In der Folge kann ein jahrelanger sozialer Ausschluss diese Beeinträchtigungen im empathischen Mitschwingen und damit im Gewahrwerden des Selbst und des anderen verschlimmern.

Wie kann mit einer entsprechenden mentalisierungsfördernden Haltung und Vorgehensweise diesen Schwierigkeiten Rechnung getragen werden und so die Therapie für die Betroffenen hilfreich und von Nutzen sein? Menschen mit Psychose-Erfahrungen brauchen besonders dringend eine auf sie abgestimmte und modifizierte Psychotherapie, da die Beeinträchtigungen im Mentalisieren meist ausgeprägter und anhaltender sind als bei anderen strukturellen Erkrankungen (Lempa et al. 2016). Einbrüche im Mentalisieren gibt es bei Menschen, die die Diagnose »Schizophrenie« erhalten, allerdings nicht nur aufseiten der Betroffenen, sondern auch in deren Umfeld, wie später noch genauer ausgeführt wird.

In der Psychosen-Behandlung ist die Mentalisierungsfähigkeit sowohl der Betroffenen als der Therapeutinnen von außerordentlicher Bedeutung, da die Hürden und Hindernisse in sehr subtilen, oftmals schwer erkennbaren Bereichen der Kommunikation und Interaktion auftreten, wie etwa in einer verringerten Abstimmung und im emotionalen Mitschwingen, in abweichender Synchronizität, etwa in der Gestik, der Mimik und in der emotionalen Prosodie. Ängste und Zuschreibungen im Zusammenhang mit der Stigmatisierung von Menschen mit Psychosen beeinträchtigen das Mentalisieren also bei allen Beteiligten. Betroffenen den Einstieg in die Psychotherapie zu erleichtern und die Verweildauer in der therapeutischen Beziehung zu verlängern, ist daher bei Psychose-Erkrankungen besonders wichtig.

1.1 »Das ist doch schizophren!« – Ein umstrittener Begriff

> »Das tut weh: Schizophrenie. Das tut weh. Ich bin nicht dieses Wort« (Schmidt 2020, S. 13).

Nicht selten hören wir Bemerkungen wie: »Was der macht, ist doch völlig schizophren«, oder wir sehen bestimmte gesellschaftliche Ereignisse als »total schizophren« an. Dies sind metaphorische Phrasen, die auf Zwiespältigkeit, Unsinnigkeit oder ein absurdes Verhalten hinweisen sollen. Der alte Terminus »Spaltungsirrsein« hat sich im Alltagssprachgebrauch im Begriff »schizophren« gehalten, wird aber oft im Sinne einer »gespaltenen« Persönlichkeit mit Assoziationen zu den Romanfiguren Dr. Jekyll und Mr. Hyde verstanden und damit zum Gegensatzpaar von Gut und Böse. Sogar in der medialen Berichterstattung wird der Ausdruck »schizophren« als Zuschreibung für unfassbare, gefahrenbergende Umstände gebraucht.[2]

Ende der 70er Jahre löste Susan Sontags Essay *Krankheit als Metapher* (Sontag 1978) eine breite Diskussion in der angelsächsischen und deutschsprachigen Öffentlichkeit aus. Sie bezog sich darauf, wie der Begriff »Krebserkrankung« zunehmend als Metapher verstanden wurde und als Erkrankung für die Unfähigkeit des Erkrankten stand, seine Gefühle auszudrücken und auszuleben. Die Metapher suggerierte, dass diese »Unfähigkeit« letztlich Ursache für eine selbst verschuldete Krankheit sei.

Mit dem Artikel »Das ist doch schizophren! Vom Missbrauch der Schizophrenie als gesellschaftliche Metapher« hatte Asmus Finzen (1996) diese Entwicklung ähnlich kritisiert. Der Autor vermutete, dass diese metaphorische Verwendung erst die negative Konnotation bewirke und dadurch mit dem Krankheitsbild der Schizophrenie eine Persönlichkeitsspaltung assoziiert werde. »Schizophrenie ist nicht nur eine Krankheitsbezeichnung. Schizophrenie ist – wie Krebs und Aids und früher die Tuberkulose – zugleich eine Metapher. Der Begriff steht für alles Mögliche andere; und nichts davon ist gut« (Finzen 1996, S. 38).

In mehreren internationalen Studien (Hoffmann-Richter et al. 1998) wurden die Auswirkungen der metaphorischen Verwendung des Begriffs »Schizophrenie« und die Rolle der Medien bei der Entstehung und Verbreitung von Vorurteilen und der Stigmatisierung betroffener Menschen untersucht (Duckworth et al. 2003; Hoffmann-Richter et al. 2003). US-amerikanische Tageszeitungen verwendeten demnach den Begriff zu 28 % metaphorisch, deutsche gar zu 58 % und schweizerische zu 31 %. So wurde in einer der renommiertesten deutschen Zeitungen eine besonders große Kluft zwischen einer seriösen und einer abschätzigen Verwendung des Wortes »Schizophrenie« als Metapher dokumentiert (Chopra & Doody 2007).

Bis heute haben sich Vorurteile gegenüber Menschen mit Psychosen gehalten. Die Diskriminierung von Schizophrenie-Erkrankten ist immer noch weit verbreitet. Das *Kompetenznetz Schizophrenie* untersuchte die Einstellungen der Bevölkerung in sechs deutschen Großstädten (Gaebel et al. 2002) und befragte dazu 7246 Personen telefonisch: Mehr als die Hälfte der Befragten glaubte, dass Schizophrene nicht in der Lage seien, einer geregelten Arbeit nachzugehen, jeder Fünfte dachte, Schizophrene wären eine Gefahr für die Öffentlichkeit (wobei statistisch gesehen psychisch Kranke weniger häufig straffällig sind als sogenannte »Normale«). Drei Viertel der Befragten gaben an, dass sie keinen Schizophrenen heiraten würden, und knapp ein Viertel konnte sich nicht vorstellen, mit einem Schizophrenen eine Freundschaft fortzusetzen. Gar 79 % der Befragten glaubten, dass Schizophrene unter einer gespaltenen Persönlichkeit leiden, ein besonders hartnäckiges Vorurteil, wie die Umfrage des Vereins *open the doors* belegt. Die soziale Distanz ist laut der Umfrage umso größer, je weniger Kontakt die Befragten zu Erkrankten hätten, und altersabhängig, denn bei den damals über 60-Jährigen trete sie häufiger auf. Mithilfe von Antistigma-Programmen und -Initiativen wurden inzwischen durchaus nachweisbare Effekte erzielt.

20 Jahre nach dieser Umfrage werden jedoch die Erfolge von Antistigma-Initiativen durch reißerische Darstellungen in diversen Medien, wie Kinofilmen, schnell wieder getrübt. Anhand des Filmes *Joker* konnte in Neuseeland gezeigt werden, wie massiv populäre Kinofilme die öffentliche Meinung bezüglich psychisch Kranker beeinflussen (Scarf et al. 2020). Nachdem sie den Film gesehen hatten, assoziierten die Versuchspersonen in einem höheren Ausmaß Vorurteile gegenüber Menschen mit psychischen Erkrankungen, stellt der Film *Joker* doch

die Hauptfigur als eine psychisch kranke Person dar, die im Laufe des Filmes gewalttätig wird. Dieser Film wurde weltweit von über 100 Millionen Menschen gesehen und spielte über eine Milliarde Dollar ein. Die Autoren der Studie gingen außerdem davon aus, dass die Stigmatisierung und die Selbststigmatisierung psychisch erkrankter Menschen sogar von der Inanspruchnahme von Hilfe abhalten könnten. Die Fortsetzung *Joker 2* ist 2024 in die Kinos gekommen.

Menschen mit psychischen Erkrankungen, vor allem Menschen, die an Schizophrenie erkranken, wird in allen Ländern und in allen Kulturen immer noch ein geringerer gesellschaftlicher Wert beigemessen als Menschen ohne psychische Erkrankung. Laut einer Umfrage mit Teilnehmern aus 27 Ländern fühlen sich 50% der Menschen mit Schizophrenie in ihrem persönlichen Umfeld diskriminiert (Rössler 2016).

Wie kommt es, dass es trotz der zahlreichen Bemühungen und Projektinitiativen kaum gelingt, der Angst und der Stigmatisierung von komplexen psychischen Erkrankungen wie der Schizophrenie ein Ende zu setzen? In diesem Sinne schrieb Katie Fisher in einem Artikel der Britischen Tageszeitung *The Independent*, als Gesellschaft müsse es uns ein Anliegen sein, die enormen Beeinträchtigungen, denen Betroffene in ihrem Alltag ausgesetzt sind, zu verstehen und der Ausgrenzung entgegenzuwirken (Fisher 2020).

Stigmatisierung und Ausgrenzung können auch als Ausdruck eines Antigruppen-Phänomens (Nitsun 1996) verstanden werden, nämlich als eine unbewusste oder auch bewusste destruktive Dynamik innerhalb der Gesellschaft gegen alle Bemühungen um gesellschaftliche Kohäsion, wenn gleichzeitig Diversität und Individualität ermöglicht werden sollen. Werden verschiedene Formen der Andersheit oder Schwäche miteinbezogen, löst dies mitunter zerstörerische Gegenbewegungen aus.

Eine angstbehaftete Stigmatisierung der Schizophrenie und die tiefgreifende Beschämung der Opfer wurden aber auch noch anders befördert. Bis in die erste Hälfte des 20. Jahrhunderts wurden nicht selten psychiatrische Gutachten erkauft, um unliebsame Vaterschaften oder sexuellen Missbrauch zu vertuschen. Auch Frauen und Mädchen, die eine Zwangsverheiratung oder ihre »ehelichen Pflichten« verweigerten, wurden mitunter als schizophren diagnostiziert und verschwanden für immer in einer psychiatrischen Anstalt. Diese und ähnliche Formen der machtvollen Kontrolle über Körper und Leben von Frauen waren Praxis während des viktorianischen Zeitalters, wie z. B. im calvinistisch geprägten Illinois des 19. Jahrhunderts. In ihrer Publikation *Modern Persecution or Married Woman's Liabilities* (Moderne Verfolgung oder die Pflichten der verheirateten Frau) legte Elisabeth Packard (1874 [2018]) dies anschaulich dar. Frauen, die durch viele Geburten, körperlich schwere Arbeit und die Versorgung der vielköpfigen Familien erschöpft waren, häufig an einem prämenstruellen Syndrom (PMS) litten, gar noch masturbierten oder ihren Ehemännern schlicht zu gebildet oder zu alt waren, wurden für verrückt erklärt und weggesperrt. Packard, der dies selbst widerfuhr, gründete nach einer dreijährigen Zwangsunterbringung in einer Anstalt *The Anti-Insane Asylum Society*, eine frühe Form des Frauenhauses, nachdem ihr Sohn ihre Entlassung und Rehabilitierung durchgesetzt hatte. Margaret Atwood (*Alias Grace*), Maggie O'Farrell (*The Vanishing Act of Esme Lennox*) und Kate Moore (*The Woman They Could Not Silence: One Woman, Her Incredible Fight for Freedom, and the Men Who Tried to Make Her Disappear*) bieten in ihren literarischen Werken tiefe Einblicke in diese finsteren Zeiten und grausamen Gepflogenheiten (Atwood 1996; O'Farrell 2007; Moore 2021).

Wenn es auch im folgenden Beispiel nicht um eine Abschiebung in eine Institution ging, so zeigte die Haltung des fallschildernden Facharztes, wie Normalität und Gesundheit an der Bereitschaft gemessen wurden, sich in eine zugedachte gesellschaftliche Rolle (»ehelichen Pflichten«) einzufügen. Raoul Schindler (2016) beschrieb eine Patientin mit einer psychotischen Persönlichkeitsabwandlung und einem Dissimulationsverhalten, deren absichtliches Verbergen von Krankheitszeichen dem Zweck der Aufrechterhaltung des Selbstbilds diente. Das persönliche Erleben der geschilderten Patientin und die Unentrinnbarkeit aus möglicherweise widrigen Lebensumständen sind hier nicht von Belang, während die verdinglichte Darstellung der jungen Frau heute sehr verstörend anmutet.

»Kasuistik III (Verpuppung und Wahnfixierung; passagere Vollremission):
A.H., geb. 1907, ist die jüngste von mehreren Geschwistern. Nach dem Tod der Mutter im 13. Lj. der Pat. löst sich die Familie auf, und sie kommt zur Hilfe in den Haushalt der bereits verheirateten ältesten Schwester nach Wien. Diese Schwester ist tuberkulös, wird von Pat. gepflegt und stirbt im 20. Lj. der Pat. Zwei Jahre später heiratet der Gatte der Verstorbenen, deren letztem Wunsche folgend, die Patientin. Sie ist ihm eine treue Dienerin.
Im 23. Lj. der Pat. heiratet ihr Vater neuerlich. Daraufhin setzt bei der Pat. eine Veränderung ein: Über ein depressives Vorstadium mit einigen mehr spielerisch anmutenden Selbstmordversuchen entwickelt sich ein Verwirrtheitsbild von geringer Erregung, mit flüsternd vorgebrachten symbolhaften Andeutungen. Die Erregung tritt allmählich fast völlig zurück und Pat. verbleibt teilnahmslos und ablehnend zu ihrer Umwelt, sich in ihre Ideen verspinnend. Wenn man ihren bruchstückhaften Andeutungen folgt, entnimmt man daraus Vorstellungen von Geld und Besitz, sie habe sechs bis sieben Kinder, sie sei Königin. Wir möchten sagen, sie verpuppt sich in der Ideenwelt einer heimlichen Königin. Dabei versorgt sie dem Gatten Küche und Haushalt immerhin notdürftig.
Nach fünf Jahren etwa gleichbleibenden Verhaltens versucht der Gatte eine Änderung und schickt sie zu einer ihrer Schwestern nach Ungarn. Wir wissen nicht, wie sie sich dort verhielt, jedenfalls wurde sie von dieser Schwester schon nach wenigen Wochen an den Gatten zurückgeschickt.
Bei der Fahrt zum Bahnhof, um Pat. vom Zug abzuholen, erleidet der Gatte einen schweren Motorradunfall. In dieser Situation sei Pat., nach der übereinstimmenden Aussage mehrerer Familienangehöriger, plötzlich aus ihrer Verpuppung herausgetreten und völlig remittiert. Sie versorgte den Gatten umsichtig im Spital und später daheim, war kontaktfähig und initiativ, die bruchstückhafte, faselig zerfallene Denk- und Redeweise war verschwunden, auch die fantastischen Inhalte. Sie blieb so, etwas über die Wiederherstellung des Gatten hinaus, insgesamt etwas über zwei Monate. Dann fiel sie wieder zurück und verblieb so« (Schindler 2016, S. 153).

Zweifelsohne sind die historischen Umstände, das damalige Welt- und Frauenbild für die negativen Gefühle im Umgang mit Erkrankungen wie der Schizophrenie in Betracht zu ziehen. Auch wenn seither Jahrzehnte vergangen sind, wirkt die Dynamik solcher Ereignisse und Gepflogenheiten in der Matrix unseres sozialen Unbewussten nach. Unausgesprochen schwingen die Auswirkungen solcher Machtverhältnisse und deren Dynamik bis in die Gegenwart nach und finden ihren Niederschlag in den beklemmenden Ängsten und Auslöschungsfantasien von Betroffenen.

Unvergleichlich bleibt die menschenverachtende Destruktivität der Nationalsozialisten und ihrer Mitläufer, die im Rahmen perfider Euthanasieprogramme zur grausamen Ermordung von unzähligen Menschen mit Schizophrenie und anderen sogenannten »Erbkrankheiten« führte (Mende 2000). Wie sehr diese Vorgehensweise den Menschen noch angst- und schreckensvoll in den Knochen sitzt, zeigt sich in der transgenerationalen Sprachlosigkeit, die bis heute in Familien und der Gemeinschaft von Menschen mit Psychose-Erkrankungen auftritt. Im sozialen (gesellschaftlichen) Unbewussten spiegelt sich so die panische Angst vor einem »Verschwinden« als Auslöschungsangst wider – ein Widerhall des damals konkret Gewordenen.

Beängstigende Halluzinationen und erschreckende Wahnvorstellungen erzählen von schmerzhafter Ausgrenzung und liefern tragischerweise weiteren Anlass dafür: »Wenn ich den Leuten von meiner Erkrankung erzähle, bekommen sie Angst und gehen mir aus dem Weg oder brechen den Kontakt zu mir ab«, so klagt eine Patientin.

In dieser Abwehr von Scham und Schuldgefühlen ob dieser Geschehnisse äußert sich ein sozialpsychologisches Mentalisierungsversagen innerhalb der Gesellschaft.

1.2 Stigmatisierung als Ausdruck von Nicht-Mentalisieren in der Gesellschaft

> »Ich wünsche mir einen Namen für Leute wie mich, den ich auch verwenden kann in der Öffentlichkeit. Einen Begriff der mich schützt und mich nicht verletzt, also nicht Wasser auf den Mühlen von ›Felsenmenschen‹ sein kann« (Schmidt 2020, S. 13).

Menschen mit Psychose-Erkrankungen wird dysfunktionales Mentalisieren attestiert, das jedoch auch aufseiten der Gesellschaft anzutreffen ist. Obwohl es den Begriff der »Schizophrenie« erst seit etwas über 100 Jahren gibt, beschäftigt die Angst vor dem »Verrücktsein« die Menschheit schon lange. Immer schon schloss man aus diesem Zustand auf ein Unvermögen, soziale Praktiken und kulturelles Wissen (»Common Sense« im Sinne von Gemeinsinn) zu integrieren. Die Angst vor Menschen, denen man einen vorübergehenden oder andauernden Realitätsverlust attestiert, ist groß und beeinträchtigt schon deshalb das Mentalisierungsvermögen aller Beteiligten. Stigmatisierung ist eine Projektion unerwünschter Selbst-Anteile, die nicht selten mit der schwarzen Schaf-Dynamik in Gruppen einhergeht. Wie rasch vermeintliche Gewissheiten und die epistemische Sicherheit ins Schwanken kommen können, zeigten jüngst die Anziehungskraft und rasche Ausbreitung von Verschwörungsglauben im Zusammenhang mit der SARS-CoV-2-Pandemie von 2020 bis 2022 als gesellschaftliche Form des Realitätsverlusts.

Die Bezeichnung »Schizophrenie« wird aber in der Öffentlichkeit oft mit der Vorstellung einer gespaltenen Persönlichkeit oder einer unbehandelbaren Gehirnkrankheit in Zusammenhang gebracht. Aus diesem Grund schlagen Fachleute seit langem vor, sie durch Begriffe wie z. B. »Psychose-Spektrum-Syndrom« zu ersetzen. Japan und Südkorea haben dieser Argumentation folgend bereits einen solchen Weg eingeschlagen (van Os & Reininghaus 2016).

In Japan wurde schon 2002 der Begriff »Schizophrenie« – »Seishin-Bunretsu-Byo« (Mind-Split Disease) – abgeschafft und durch die Bezeichnung »Togo-Shitcho-Sho« (Integration Disorder) ersetzt. Der alte Begriff hat im Japanischen die Konnotation des Kriminellen und war für die Betroffenen sehr ausgrenzend und beschämend. Studien deuten darauf hin, dass der neue Terminus die Akzeptanz von Diagnose und Behandlung verbessert hat (Takahashi et al. 2009). In Südkorea gab es ähnliche Bemühungen mit einer Umbenennung in »Attunement Disorder« im Jahr 2012 (Cho et al. 2018). Durch diskriminierungssensible Umbenennungen erhoffen sich Forscher, Kliniker und Betroffene bessere Möglichkeiten zur Inklusion, obwohl die (häufig einseitige oder tendenziöse) Verwendung des Begriffs »Schizophrenie« in den Medien weiterhin anhält. Interessant ist allerdings die Feststellung, dass die neuen Begriffe »Integration Disorder« und »Attunement Disorder« unterstreichen, wie sehr es für die Patienten um eine Frage des sozialen Einschlusses und der sozialen (und neuronalen) »Einstimmung« geht.

Schizophrenie wird meist als eine Fragmentierung des subjektiven Erlebens und als Unvermögen beschrieben, sich an bedeutsamen kulturellen und anderen intersubjektiven Lebenspraktiken zu beteiligen (Hipólito et al. 2018). All diese Umstände sprechen für den qualifizierten Einsatz von Gruppenpsychotherapien, insbesondere von mentalisierungsfördernden Gruppenpsychotherapien, die psychosoziale Herausforderungen mildern und einem gesellschaftlichen Ausschluss entgegenwirken könnten.

Klischees und Vorurteile bestimmen seit Jahrzehnten unser Bild über die Schizophrenie. Noch im Jahr 2002 galten in Österreich Bestimmungen im Zivil- und Kirchenrecht, die im Falle einer psychischen Krankheit eine Ehe für null und nichtig erklären ließen: »Will ein Schizophrenie-Patient heiraten und wird er auch nur für eine Angelegenheit besachwaltert,[3] benötigt er aufgrund mangelnder Geschäftsfähigkeit die Zustimmung des Sachwalters«, äußerte Karin Gutiérrez-Lobos von der Wiener Universitätsklinik für Psychiatrie damals in einem Radiointerview. »Die falsche Vorstellung, dass Schizophrenie unbehandelbar und chronisch ist, spiegelt sich in diesen Maßnahmen wider«.[4] Gutiérrez-Lobos und Trappl (2006) veröffentlichten in ihrem Bericht zur Benachteiligung von Menschen mit psychischen Krankheiten im österreichischen Rechtssystem zahlreiche Beispiele und bemühten sich in ihrer Arbeit um Entstigmatisierung und Entdiskriminierung. Gutiérrez-Lobos initiierte in der Folge die Gründung einer Plattform gegen Einsamkeit in Österreich, die schließlich mit Unterstützung des

Sozialministeriums 2021 ins Leben gerufen wurde und seither mit einer Vielzahl von Informationen und Ressourcen Einsamkeit zu lindern versucht.

Dennoch berichten immer noch viele an Schizophrenie Erkrankte, dass sie sich wie aussätzig, ausgeschlossen und entmündigt fühlen. Lange oder gar dauerhafte Arbeitslosigkeit, daraus resultierende finanzielle Schwierigkeiten und Diskriminierung bei gesundheitlichen und sozialen Leistungen drängen Menschen mit Schizophrenie immer wieder an den Rand der Gesellschaft und grenzen sie aus der Gemeinschaft aus. Stigmatisierungen, Diskriminierungen und Ausgrenzungen haben vor allem im Zusammenhang mit psychiatrischen Erkrankungen eine lange Geschichte, die immer noch nicht zu Ende ist. Vielleicht trägt aber genau dieser Umstand entscheidend zu einer Verschlimmerung der Krankheit bei. Psychische Erkrankungen werden im Vergleich zu somatischen in der Gesellschaft sehr unterschiedlich wahrgenommen. Viele schizophrene Patienten berichten, dass sie Freunde und sogar Familienmitglieder verloren, ihren Arbeitsplatz aufgeben mussten und aufgrund ihrer Krankheit oft in sozialer Isolation leben. Soziale Isolation ist Teil ihrer Symptome, aber sie wird auch durch die Gesellschaft, die sie umgibt und sie aus ihrem kommunikativen Kontext ausschließt, mitverursacht. Das Fehlen eines flächendeckenden Angebots an Psychotherapien und Gruppenpsychotherapien trifft Menschen mit Psychose-Erkrankungen wegen des Ausschlusses aus vielen anderen sozialen Kontexten und der dort stattfindenden Kommunikation besonders hart.

In der psychotherapeutischen Beziehung werden die extremen existentiellen Ängste der Patienten deutlich erlebbar, ein Umstand, der in der wissenschaftlichen Diskussion auffallend wenig Beachtung findet (Lempa et al. 2016). So wäre es dringend notwendig zu verstehen, wie und warum sich dieses Erleben in den Beziehungen manifestiert. Küchenhoff etwa hinterfragte eine rein biologisch ausgerichtete Nosologie (Krankheitslehre), da diese die Subjektivität der Kranken nicht berücksichtige und das psychotische Erleben zu einem reinen Defekt einer Hirnerkrankung mit psychischen Begleiterscheinungen abstempele. In einer sicherlich notwendigen Klassifikation müssten psychotisch erkrankte Menschen zweifelsohne als *Person* konzipiert werden, wodurch die ausschließlich biologischen Modelle ergänzt würden (Küchenhoff 2012).

Aus der Mentalisierungsperspektive lässt sich hier der prämentalisierende Modus der psychischen Äquivalenz aufseiten der Gesellschaft als kollektive Version einer konkretistischen Haltung »diagnostizieren«. Psychische Äquivalenz, die Gleichsetzung bzw. Verwechslung von Gedachtem, Vermutetem mit der Realität, ist ein Phänomen, das schon Immanuel Kant mit dem Begriff »Hypostase« beschrieb. Angstmachendes wird in einer bestimmten Personengruppe vermutet, der in der Folge ausgewichen werden kann. Häufig ist psychische Äquivalenz gepaart mit epistemischer Rigidität, einer bisweilen hartnäckigen Zögerlichkeit, andere Perspektiven und Informationen in die Erkenntnis- und Urteilsfindung einfließen zu lassen. Diese möglicherweise unbewusste gesellschaftliche Dynamik könnte leicht ins Bewusstsein gebracht werden, aber verborgene Dimensionen und Vorgänge machen offenbar die gegebene Situation als die einzig mögliche sichtbar und fühlbar.

Die enorme emotionale Herausforderung und Ambivalenz, mit der sich schizophrene Patienten konfrontiert sehen, wenn sie die Möglichkeit haben, sich in einer Gruppentherapie zu öffnen, können mit der großen Ambivalenz der Gesellschaft in Bezug auf die Inklusion der Betroffenen zusammenhängen. Diese Herausforderung spiegelt sich in Reaktionen gegenüber Schizophrenien auf gesellschaftlicher Ebene wider, eine unangenehme Ambivalenz, ob man sich fürchten und die vermeintlichen Verursacher der Furcht ausschließen oder ob man mitfühlen und diese einbeziehen sollte.

Die Verbesserung der Möglichkeiten zur sozialen Teilhabe in der Gemeinschaft sollte in der Psychosen-Behandlung an oberster Stelle stehen. So konnte in einer ersten Akzeptanz- und Wirksamkeitsstudie einer eigenständigen intensiven, häuslichen, mentalisierungsbasierten Behandlung (MBT) für extrem gefährdete, nicht hilfesuchende Jugendliche aus dem psychotischen Spektrum die Teilhabe am Schulbesuch mit einer deutlichen Verbesserung der klinischen Symptomatik signifikant gesteigert werden (Dangerfield & Brotnow Decker 2023). Neben der Behandlung der Positivsymptomatik sollte auch die Linderung der Negativsymptome am besten in einer umfangreichen

Komplexbehandlung angestrebt werden. Betroffenen sollte geholfen werden, spezifische Schwierigkeiten in der sozialen Interaktion und der Kommunikation zu bewältigen und negative Symptome, wie z. B. Antriebslosigkeit, zu überwinden. Erfreulicherweise werden laufend neue Medikamente entwickelt, auch solche, die auf die Verbesserung der Negativsymptomatik zielen und dadurch die Beschwerden und den Alltag der Betroffenen erleichtern. Kognitionsstörungen wirken sich erwiesenermaßen stark auf die psychosozialen Fähigkeiten aus. Mittlerweile können atypische Antipsychotika und eine neuropsychologische Remediation, wie etwa kognitives Training, dazu beitragen, kognitive Funktionsstörungen einschließlich der sozialen Kognition zu verbessern (Sachs & Volz 2013). Obwohl die Verbesserung der sozialen Interaktion und Kommunikation, der sozialen Kognition und sozialen Kompetenz erklärte Ziele sind, wird eine die Interaktion und Kommunikation fokussierende Gruppenpsychotherapie in der Psychosen-Behandlung noch immer nicht ausdrücklich empfohlen. Klinische Leitlinien empfahlen bis vor nicht so langer Zeit, keine unterstützende Psychotherapie oder Gruppenpsychotherapie, mit Ausnahme von Kompetenzgruppen, einzusetzen (NICE 2014). Dies könnte auch darauf zurückzuführen sein, dass die Ausbildungscurricula für Gruppenpsychotherapie im stationären Setting noch ungenügend ausgearbeitet sind.

Die S3-Leitlinie für Schizophrenie der *Deutschen Gesellschaft für Psychiatrie, Psychotherapie und Nervenheilkunde* (DGPPN 2019) legt den Einsatz von Psychotherapie in jedem Stadium der Erkrankung und bei jedem Schweregrad sowohl in der ambulanten Behandlung als auch in der Akutpsychiatrie nahe. Dagegen wird der Einsatz von Gruppenpsychotherapien außerhalb der stationären psychiatrisch-psychotherapeutischen Behandlung nicht ausdrücklich empfohlen. Lediglich Psychoedukation sollte möglichst in Gruppen angeboten werden.[5]

Eine mentalisierungsfördernde bzw. Mentalisierungsbasierte Gruppenpsychotherapie, in der es in erster Linie um das authentische Erleben von sich im Beisein anderer geht, ist nicht automatisch und ausdrücklich im Programm von herkömmlichen Psychosen-Behandlungen enthalten. Eine derartige Gruppenerfahrung bietet aber ein Feld für äußerst wichtige Erfahrungen und Übungsmöglichkeiten des Selbsterlebens angesichts der Präsenz anderer: nämlich mit den anderen Gruppenteilnehmerinnen aktiv Kontakt aufzunehmen, einander langsam kennenzulernen, Vertrauen aufzubauen, unterschiedliche Sichtweisen zu erleben, sich selbst zu anderen sprechen zu hören und sich selbst wie auch die anderen als Gesprächspartner wahrzunehmen. Dies sind keine Selbstverständlichkeiten oder banalen Fähigkeiten, die wir meistens automatisch abrufen können, sondern sie müssen in unserem Lebensalltag ständig trainiert werden. Im Falle längerer Isolation können diese sogar abhandenkommen. Lange Phasen notgedrungener Kontakteinschränkungen oder gar Isolationen während der SARS-CoV-2-Pandemie ließen uns dies am eigenen Leib spürbar werden.

In Österreich wird eine kassenfinanzierte Psychotherapie nur mit höchstens 160 Stunden (für etwa vier Jahre bei einer Frequenz von einer wöchentlichen Sitzung) zuerkannt. Diese Begrenzung gilt für alle psychischen Erkrankungen, obwohl bekannt ist, dass Menschen mit Psychosen einen weit höheren Bedarf für Psychotherapie hätten. Nach Ausschöpfen ihres Anspruchs auf kassenfinanzierte Psychotherapie von 160 Stunden werden sie in Österreich an die Einrichtungen des Psychosozialen Dienstes weiter verwiesen, wo es oftmals auch viel zu wenige Plätze für Psychotherapie und noch viel seltener Gruppenpsychotherapien gibt. Die ohnehin geringen psychosozialen Angebote in den Städten finden sich noch seltener in ländlichen Regionen.

Apps für Menschen mit psychischen Gesundheitsproblemen, insbesondere mit Schizophrenien, und die Bereitstellung von Tablets und den betreffenden elektronischen Therapieapplikationen durch Versicherungen, wie z. B. in den USA (Bell et al. 2022, 2017), unterstützen die Betroffenen nicht wirklich in ihrem Bedürfnis nach gesellschaftlicher Teilhabe. Während solche Applikationen vielmehr die soziale Isolation fördern, profitieren eher die Unternehmen, die diese Algorithmen verkaufen. Dieses Gebaren öffnet der Manipulation und Kommerzialisierung persönlicher Informationen durch soziales Scoring Tür und Tor, wovor die Harvard-Ökonomin Shoshana Zuboff (2018) immer wieder warnte. Eine Patientin, die eine E-Therapie via App versuchte, aber von ihrer Wirkung enttäuscht war, resümierte: »Nothing really takes the place of sitting in a group with people like me«[6] (Messner 2019).

1.3 Bestrebungen zu Inklusion und sozialer Teilhabe

> »[...] wenn der Begriff ›Schizophrenie‹ mit einem in Verbindung gebracht wird, dann ist doch des Öfteren der Ofen aus. Da herrscht erstmal Vorsicht vor dem Menschen, den man plötzlich nicht mehr einordnen kann: ›Ist er oder sie gefährlich? Ist die Krankheit ansteckend? Tut er oder sie unseren Kindern etwas an? Nein! Mit dem möchte ich nichts zu tun haben! Am Schluss läuft er Amok und wählt mich als Ziel, weil er mich dann kennt!‹« (Schmidt 2020, S. 15).

Menschen sind als soziale Wesen grundsätzlich auf zwischenmenschliche Beziehungen und Zugehörigkeit angewiesen. Bleibt das Bedürfnis danach unbeantwortet, resultiert dies in psychischem Stress, Gefühlen von Einsamkeit oder gar Isolation. Risiken für die psychische und körperliche Gesundheit seien die Folge, anhaltende Einsamkeit könne sogar Entzündungs- und Immunreaktionen des Körpers beeinträchtigen und zum Tod führen (Lieberz et al. 2021).

Die dramatischen Folgen der Stigmatisierung und sozialen Diskriminierung von Menschen mit schweren psychischen Erkrankungen werden mittlerweile erkannt, und es werden durchaus Versuche unternommen, diesen entgegenzuwirken. So widmete die *World Psychiatric Organisation* (WPA) ihren 17. Weltkongress in Berlin 2017 diesen Themenbereichen. Das Stigma psychischer Erkrankungen, so die Experten, sei jedoch in der Gesellschaft trotz aller Versuche der Aufklärung immer noch weit verbreitet, und Medien trügen – den Einschaltquoten zuliebe – das Ihre dazu bei. Auch wenn die Inklusion von psychisch erkrankten Menschen und deren Angehörigen in der Gesellschaft und der medizinischen Versorgung meist ein großgeschriebenes Thema ist, sind die notwendigen Veränderungen in der Realität des Lebensalltags vieler dieser Menschen noch nicht angekommen. Die Einbeziehung von Personen mit gelebter Erfahrung auf allen Planungs- und Entscheidungsebenen ist indes durch die UN-Konvention über die Rechte von Menschen mit Behinderungen (UN-BRK) gesetzlich vorgeschrieben. Internationale Forschungsergebnisse zur trialogischen Arbeit verweisen auf die Bedeutung der gleichberechtigten Kommunikation zwischen Fachleuten, Betroffenen und ihren Familien für Genesung und Entstigmatisierung. Inzwischen werden in Zusammenarbeit mit Betroffenen und Angehörigen internationale Modelle für eine Recovery-Orientierung der Psychiatrie erarbeitet. Inklusive Konzepte – »Nichts über uns ohne uns« – eröffnen neue Perspektiven für die Versorgung und lassen das Ende von gesellschaftlicher Marginalisierung oder gar Ausgrenzung von Menschen mit psychischen Erkrankungen erwarten. Die Diagnose »psychisch krank« ist leider trotz aller Aufklärungskampagnen noch immer mit einem Stigma verbunden und führt zu Ablehnung und Ausgrenzung im beruflichen und privaten Alltag. Die DGPPN vergab 2017 gemeinsam mit dem Aktionsbündnis *Seelische Gesundheit* im Rahmen des Weltkongresses für Psychiatrie den DGPPN-Antistigma-Preis, was die Bedeutung und Notwendigkeit der Bestrebungen zur Inklusion unterstreicht.[7] Sogenannte Genesungsbegleiter, Personen mit gelebter Krankheitserfahrung, stellen klinischen Teams oder in eigenständigen Peer-Beratungsstellen ihre Expertise zur Planung, Durchführung und Evaluation psychiatrischer Hilfeangebote sowie in Forschung und Lehre meist unter dem Titel »Experienced Involvement (EX-IN)« zur Verfügung.

Heute herrscht in der Fachwelt Einigkeit darüber, dass eine Komplexbehandlung das Mittel der Wahl sein muss. Es ist unumgänglich, so der Tenor anlässlich der Tagung des *Dachverbands Deutschsprachiger PsychosenPsychotherapie* (DDPP) im Oktober 2020, Patienten in ihren Lebensumfeldern aufzusuchen, Kooperationen mit gemeindepsychiatrischen Diensten zu pflegen und ausschließlich stationäre Behandlungen eher zu vermeiden. Denn eine stationäre Behandlung ist eben nicht als komplex zu betrachten, wenn Psychotherapie dort nicht vorkommt. Eine stationäre Psychotherapie mag die Betroffenen zu einer ambulanten Psychotherapie motivieren, ist aber als eine auf den stationären Aufenthalt beschränkte Psychotherapie niemals ausreichend.

Psychiatrische Institutsambulanzen (sogenannte PIAs, so wie es sie in Deutschland gibt) sollten ambulante Komplexleistungen anbieten können, vor allem für Menschen, die nicht wartezimmerfähig sind. In den PIAs finden zwar Psychotherapien statt, aber auch dort empfiehlt es sich, bezüglich der psychotherapeutischen Ansätze und Settings flexibler zu werden (z. B. in Form von aufsuchenden Hilfen, Home-Treatment mit Genesungsbegleitern, Gemeinschaftspraxen) bei gleichzeitig hohen Qualitätsstandards von leitliniengerechter Psychotherapie (z. B. hinsichtlich einer Mindestdauer von krankenkassenfinanzierter Psychotherapie). Zudem wird betont, dass eine Behandlung, die weniger als 25 Stunden umfasst, nicht als Psychotherapie bezeichnet werden sollte, sondern eher einem Patientenmanagement entspräche.[8] Fachleute sprechen sich für hohe Qualitätsanforderungen und Wirksamkeitserwartungen einerseits aus, andererseits aber auch für eine ausreichend breite Versorgung, die in erster Linie auf Beziehung und Langfristigkeit orientiert sein sollte. Es sollte außerdem erwogen werden, ob nicht die Bezeichnung »Langfristiger Krankheitsfall« passender und weniger abwertend wirken könnte als »chronisch«, meinte Stefan Klingberg anlässlich der Tagung des DDPP im Oktober 2020.

Neben neuen Krankheitskonzepten ist vor allem mehr Flexibilität aufseiten der Kostenträger vonnöten. Es gibt eine Reihe von vielversprechenden Konzepten, die mehr Einbeziehung von Betroffenen, die Einführung von Bezugspsychotherapeuten und Bezugsärztinnen, Eingliederungshilfen usw. vorsehen. Diese Leistungen sollten einschließlich der notwendigen Netzwerktreffen und Fallbesprechungen von den Kassen übernommen werden. Auch in Krisen sollte ambulant komplex behandelt werden können und nicht automatisch eine stationäre Aufnahme das einzige Mittel der Wahl sein.

Für Erkrankte mit längerfristigem Behandlungsbedarf sollten niederschwellige Gruppenangebote in ambulanten Versorgungseinrichtungen oder auch aufsuchende Hilfen wie Psychotherapie und psychosoziale Interventionen angeboten werden. Dies sei eine Herausforderung für neue Versorgungsmodelle, welche die Bezeichnung Komplexbehandlung rechtfertigen. Die Betonung liegt aber immer wieder auf »längerfristig« – für den Aufbau einer längerfristigen Beziehung. Nur in solchen Beziehungsgefügen, in denen auch eine sichere Bindung entstehen kann, wird das Mentalisierungsvermögen langfristig gestärkt werden können. Gesundheitspolitische Überlegungen müssen den Menschen, der Hilfe braucht, in den Mittelpunkt stellen. Regionale Versorgungsnetze von niedergelassenen Fachärztinnen und Psychotherapeuten sowie Kliniken und Institutsambulanzen und eine pauschalisierte Vergütung könnten ermöglichen, Betroffene besser zu versorgen. Niedergelassene Psychotherapeutinnen sollten ermutigt werden, mit Menschen mit Psychose-Erkrankungen und bipolaren Störungen zu arbeiten. So haben die Betroffenen erst die Chance, längerfristige Beziehungen zu erleben. Die zentrale Anforderung soll die Ermöglichung von Beziehungskontinuität sein.

Schizophrenie kann als ein Zustand einer langanhaltenden Interaktionskrise (Thoma 2018) gesehen werden, in der mitunter dysfunktionales Mentalisieren und epistemische Versteinerung vorherrschen. Daher stellen Maßnahmen und Möglichkeiten der Inklusion, wie z. B. in Form eines Angebots von psychosozialer Rehabilitation oder die Teilnahme an einer Selbsthilfegruppe, mitunter auch eine Überforderung dar.

Dennoch gibt es ermutigende zusätzliche Ansätze zur üblichen stationären Behandlung von Menschen mit psychotischen Krisen oder Erkrankungen, wie z. B. das Open Dialogue Modell (Seikkula et al. 1995), das Soteria-Modell (Ciompi 2017; Mosher et al. 1975), das Recovery-Modell (Amering & Schmolke 2012) oder das Windhorse-Modell (Fortuna 1995; Podvoll 1994).

KAPITEL 2

Klassifikation und Erklärungsmodelle von Psychosen

2.1 Internationale Klassifikation und Ätiopathogenese von Psychose-Erkrankungen

> »Doch: ›Hurra! Juhu! Ich habe F 20! Schizophrenie! So heißt mein Problem! Endlich kann ich was tun! Infos holen. Ärzte, Therapeuten fragen! Reha machen. Es gibt sogar schon Medikamente dafür? Ja krass! Sehr schön! Her damit!‹ – Das ist eben nicht wirklich sehr leicht, wenn meine ›Art zu sein‹, sagen wir mal meine ›Art wahrzunehmen‹, betitelt wird mit einem negativen Begriff« (Schmidt 2020, S. 20).

Die Klassifizierung von Psychose-Erkrankungen ist insgesamt schwierig, denn sie werden unter zahlreichen Kategorien eingereiht. Die wahnhafte Störung, die Schizophrenie, die schizoaffektive Störung, Depression oder die bipolare Störung mit psychotischen Merkmalen und anderen Störungen sind laut ICD-10 (International Classification of Diseases, 10. Revision) und des DSM-5 (Diagnostic and Statistical Manual of Mental Disorders, 5. Ausgabe) sogenannte Symptom-Cluster und nicht Diagnosen diskreter Krankheiten. Kliniker können so Gruppierungen von Patienten vornehmen, z. B. Symptome von Psychosen und Manien zuordnen und diese als Ausdruck einer schizoaffektiven Störung klassifizieren, oder sie als Schizophrenie diagnostizieren, wenn die Manie-Symptome vergehen und die Psychose chronisch wird, oder als bipolare Störung, wenn die psychotischen Symptome verschwinden. Problematisch ist die Tatsache, dass die Terminologie von ICD-10 und DSM-5 oft nicht auf diese Weise gebraucht wird. Die *American Psychiatric Association* (APA), Verfasser des DSM-5, versteht Schizophrenie als eine »chronische Störung des Gehirns«. Das habe zur Folge, dass namhafte Fachzeitschriften in ihr eine »unheilbare neurologische Störung«, eine »Gehirnkrankheit mit überwiegend genetischen Risikofaktoren« oder gar eine »verheerende, hoch-vererbbare Erkrankung« sehen. Diese äußerst suggestive Wortwahl werde merkwürdigerweise nur im Zusammenhang mit der Schizophrenie verwendet, obwohl die verschiedenen psychotischen Kategorien als Teil desselben Spektrum-Syndroms gelten könnten (van Os & Reininghaus 2016).

Die neueste Version der von der WHO herausgegebenen internationalen Klassifikation von Krankheiten und verwandten Gesundheitsproblemen, die ICD-11, ist seit 1. Januar 2022 in Kraft, wird aber erst in den kommenden Jahren schrittweise in den klinischen Alltag eingeführt. Die Erkrankungen »aus dem schizophrenen Formenkreis« sollen in der aktualisierten ICD-11 im Kapitel 6A2 mit dem Titel »Schizophrenie und andere primäre psychotische Störungen« aufgeführt werden (in der derzeit noch verwendeten ICD-10 unter F20 klassifiziert). Die Abgrenzung zu sekundären psychotischen Störungen soll durch den Begriff »primär« verdeutlicht werden.

Tab. 1: Struktur und Codes des Kapitels 6A2 des Entwurfs der ICD (International Classification of Diseases)-11 (Lau 2021)

6A20 Schizophrenie
6A21 Schizoaffektive Störung
6A22 Schizotype Störung
6A23 Akute und vorübergehende psychotische Störung
6A4 Wahnhafte Störung
6A5 Symptomatische Manifestationen primärer psychotischer Störungen
6AY Andere spezifische primäre psychotische Störungen
6AZ Schizophrenie oder andere primäre psychotische Störungen, nicht näher bezeichnet

Substanzinduzierte psychotische Störungen (ausgenommen die Drogen-Psychosen) sind in Kapitel 6A5 »Symptomatische Manifestationen primärer psychotischer Störungen« verschlüsselt. Es handelt sich hier um primäre psychotische Zustände, die einen eigendynamischen Verlauf nehmen, nachdem sie durch Substanzkonsum angestoßen worden sind.

Die in Bezug auf die Schizophrenie diagnostisch wichtigen Symptome wurden neu gewichtet, wobei die Schneider-Erstrangsymptome[9] in ihrer Bedeutung relativiert wurden. Das bedeutet, dass auf die damit verbundene Forderung von mindestens zwei Leitsymptomen (obligatorisch mindestens ein Positivsymptom) bei der Schizophrenie (6A20) verzichtet wurde. Auch die klassischen Subtypen der Schizophrenie scheinen in Angleichung an das DSM-5 nicht mehr auf. Mindestens zwei Symptomkategorien sollen aber vorliegen, das Zeitkriterium soll weiterhin bei einem Monat liegen. Die Diagnose soll durch ein Symptom aus den folgenden ersten vier Symptomkategorien (a–d) gestützt werden:

a. persistierender Wahn,
b. persistierende Halluzinationen,
c. formale Denkstörungen,
d. Erlebnisse der Beeinflussung, Passivität oder Fremdkontrolle,
e. Negativsymptome,
f. grob desorganisiertes Verhalten, das sich in jeder Form von zielorientiertem Verhalten bemerkbar macht,
g. psychomotorische Störungen, wie katatone Unruhe oder Agitation, Haltungsstereotypien, wächserne Flexibilität, Negativismus, Mutismus oder Stupor (Lau 2021).

Tab. 2 : Symptome psychotischer Störungen (Homan 2022)

Plus-/Produktivsymptome		
Halluzinationen Akustische: bekannte/fremde/kommentierende/beschimpfende/imperative Stimmen, Geräusche Optische: statische oder szenische Wahrnehmungen, veränderte Farb- oder Größenwahrnehmungen Seltener olfaktorische, gustatorische, taktil (Parästhesien, bizarre Körperwahrnehmungen)	**Inhaltliche Denkstörungen** Wahn (flüchtige Wahnideen bis hin zu ausgebildeten Wahnsystemen) Beziehungsideen (neutrale Gegebenheiten werden auf das Selbst bezogen) Ich-Störungen mit Beeinflussungserleben **Formale Denkstörungen** z.B. inkohärenter Gedankengang, Gedankenabreißen oder -blockade, Ideenflucht	**Verhaltensänderung** (z.T. selbst- oder fremdgefährdend und eventuell Änderung der Motorik (Katatonie) **Veränderungen des Affekts** Erregung- und Unruhezustände, Aggressivität, ausgeprägtes Angst-/Glückserleben, Parathymie
Minus-/Negativsymptome		
Affektverflachung, Antriebs-, Interesselosigkeit, sozialer Rückzug, kognitive Defizite bezüglich Aufmerksamkeit, Konzentration und intellektuelle Leistungsfähigkeit, Sprachverarmung, reduzierte Psychomotorik		

Entwicklungsspezifische Besonderheiten wie der Prodromalzustand sind im ICD-11 weiterhin nicht abgebildet.

Bei »Wahnhaften Störungen« (6A24) werden bizarre Wahninhalte zugelassen, die nun in der vorliegenden Fassung auch die induzierten wahnhaften Störungen (F24) beinhalten. Außerdem wird auf die jeweils aktuelle Episode fokussiert. Die »Akute und vorübergehende psychotische Störung« (6A23) beschränkt sich auf die bisherige polymorphe Störung ohne Symptome der Schizophrenie (F23.0). Die wahnhaften »Zwangs- und verwandten Störungen« (6B2) sind ausschließlich unter den Zwangsstörungen kodiert. Die »Schizoaffektive Störung« (6A21) wurde präzisiert und »Katatonie« (6A4) als eigene Kategorie eingeführt, nämlich zur Beschreibung katatoner Symptome innerhalb verschiedener Krankheitsbilder. Ebenfalls in Anlehnung an das DSM-5 steht für die dimensionale Symptomquantifizierung die optionale Zusatzkategorie »Symptomatische Manifestation primärer psychotischer Störungen« (6A25) zur Verfügung (Lau 2021; Schultze-Lutter et al. 2020).

Nach jahrzehntelangen Diskussionen und intensiver Forschung zu Psychose-Erkrankungen, deren Entstehen und deren Einteilung bleiben die Kontroversen um die Validität der Klassifikation bestehen (Ritsner 2011). Während der Überarbeitung der Klassifikationssysteme hatten einige Forscher gehofft, dass es gelingen könnte, diagnostische Prozesse viel enger an neurobiologische Grundlagen zu knüpfen. Lau gibt zu bedenken, dass es allen Anstrengungen zum Trotz weiterhin rätselhaft bleibe, worin die konkreten neurophysiologischen Ursachen der Schizophrenie liegen. Neurobiologische Faktoren bezüglich der Ätiologie würden nicht uneingeschränkt bekräftigt werden (Lau 2021). Die genaue Ursache einer Schizophrenie ist zwar nach wie vor unbekannt, doch deuten die derzeitigen Erkenntnisse auf eine multifaktorielle Ätiologie hin, an der genetische, neurobiologische und Umweltfaktoren beteiligt sind. Zusammenfassend lässt sich sagen, dass primäre psychiatrische Erkrankungen, Drogenkonsum oder eine andere neurologische oder medizinische Erkrankung eine Psychose auslösen können (Calabrese & Al Khalili 2023). So sind es etwa Hirnanomalien, darunter eine verringerte graue Substanz im präfrontalen, superioren und medialen Temporalbereich, die mit psychotischen Ersterkrankungen in Verbindung gebracht wurden (Pantelis et al. 2003).

Primäre psychotische Störungen gelten als neurologische Entwicklungsstörungen, die sich vermutlich schon prä- oder perinatal entwickeln. Die Manifestation psychotischer Symptome und die Ausprägung der Krankheit korrelieren häufig mit epigenetischen oder umweltbedingten Faktoren (Drogenmissbrauch, Stress, Einwanderung, Infektionen, Wochenbett oder andere medizinische Ursachen). Deutliche Hinweise gibt es außerdem auf genetische Risikofaktoren in der Pathogenese psychotischer Störungen (Cardno et al. 1999). Folgende Umweltfaktoren werden mit einem erhöhten Risiko für die Entwicklung der Krankheit in Verbindung gebracht: eine abnorme fötale Entwicklung und ein niedriges Geburtsgewicht, Gestationsdiabetes, Präeklampsie, Komplikationen bei der Geburt (z. B. Not-Kaiserschnitt), eine mütterliche Unterernährung und Vitamin-D-Mangel, Geburten im Winter (verbunden mit einem um 10 % höheren relativen Risiko) und ein Aufwachsen in der Stadt (erhöht das Erkrankungsrisiko um 2–4 %) (Davis et al. 2016; Messias et al. 2007). Die Inzidenz bei Kindern afrikanischer und karibischer Migranten ist bis zu zehnmal höher als bei weißen. Verschiedene Studien weisen auf einen deutlichen Zusammenhang zwischen Cannabiskonsum und Psychose hin (Messias et al. 2007).

Des Weiteren scheint z. B. bei Schizophrenien eine Störung der Funktion vorzuliegen, die Ausschüttung von Dopamin durch den präfrontalen Cortex zu steuern. Dabei liege es aber weniger an der ausgeschütteten Dopaminmenge als vielmehr an einer Funktionsstörung der Regulationsprozesse durch den präfrontalen Cortex (Weidenauer et al. 2020). Der Frage, welche Rolle das Erbgut spielt, ist eine internationale Forschungsgruppe unter Leitung der Charité Berlin und der Cardiff University nachgegangen. Trubetskoy und Mitarbeiter identifizierten eine große Anzahl spezifischer Gene (Trubetskoy et al. 2022), die für die Entstehung und Entwicklung der Erkrankung von zentraler Bedeutung sein könnten. Trotzdem war die bisherige Genforschung zur Erklärung psychotischer Erkrankungen eher enttäuschend.

Bezüglich der Ätiopathogenese, also Erklärungsmodellen zur Entstehung und Entwicklung psychotischer Erkrankungen, erwiesen sich die bisherigen Zugänge als unzureichend hinsichtlich ihrer klinischen Nützlichkeit und daraus ableitbarer Behandlungskonzepte. Die Grenzen pharmakologischer und molekulargenetischer Forschung zur Psychosen-Behandlung werden zunehmend erkannt (Sell et al. 2021). Die Möglichkeiten psychotherapeutischer Psychosen-Behandlung finden immer mehr Beachtung und werden als integraler Therapiebestandteil immer weniger angezweifelt. Was Wirksamkeitsstudien zu psychodynamischen Psychotherapiekonzepten bei Psychosen betrifft, besteht durchaus Nachholbedarf. Dazu bedarf es aber empirisch besser fundierter Störungsmodelle. In diesem Zusammenhang ist die Vorstellung deutlicher Grenzen zwischen Störungsbildern und zwischen Gesundheit und Krankheit nicht mehr haltbar. Solche Modelle müssten in ihrer Binnendifferenzierung zwischen den psychotischen Störungen auch vermehrt das subjektive Erleben und das Beziehungsgeschehen in Betracht ziehen (Barrantes-Vidal et al. 2015; Sell et al. 2021).

In Bezug auf Phänomenologie und Verlauf umfassen psychotische Störungen zeitlich fortschreitende, klinisch heterogene Zustände. Herkömmliche diagnostische Ansätze erfassen den sich im Laufe der Zeit entwickelnden Charakter psychotischer Störungen nur unzureichend, da diese wie alle psychiatrischen Erkrankungen durch aufeinanderfolgende Stadien fortschreiten. Symptome von zunehmender Intensität, Wiederholung und Beeinträchtigung kennzeichnen diese Stadien. Daher wurde eine klinische Stadieneinteilung als Methode zur Ergänzung der psychiatrischen Diagnose vorgeschlagen. Der Krankheitsverlauf und seine Determinanten sollten so besser erfasst werden können (Peralta et al. 2023).

Das ursprüngliche klinische Stufenmodell für psychotische Störungen reicht von Stadium 0 bis Stadium 4 (Mcgorry et al. 2006):
Stadium 0 – gefährdeter, aber asymptomatischer Zustand
Stadium 1 – ansteigender Schweregrad bis hin zu unspezifischen Symptomen oder einem abgeschwächten Syndrom
Stadium 2 – voll ausgeprägte Störung
Stadium 3 – rezidivierender und anhaltender Krankheitsverlauf
Stadium 4 – schwere, unheilbare Erkrankung

Die klinische Stadieneinteilung konzentrierte sich hauptsächlich auf die frühen Stadien und insbesondere auf die Vorhersage des Übergangs zu einer Psychose bei Hochrisikopersonen (Shah et al. 2020). Es handelt sich bei diesem Stufenmodell um ein Work in Progress, das laufenden Modifikationen unterliegt. Zweifelsohne ist ein neuer Weg erforderlich, der sich vermehrt auf den klinischen Nutzen stützt. McGorry und Nelson (2019) haben einen transdiagnostischen Ansatz vorgeschlagen, der auf dem Stufenmodell aufbaut, den dimensionalen Charakter der klinischen Phänotypen stark widerspiegelt, aber auch einen kategorialen oder syndromalen Ansatz sowie viele der bestehenden Konzepte wie Depression und Psychose beibehält.

2.2 Psychodynamische Psychose-Konzepte

1908 verwendete Eugen Bleuler zum ersten Mal den Begriff »Schizophrenie« in seinem Artikel »Die Prognose der dementia praecox (Schizophreniegruppe)« (Bleuler 1908). Drei Jahre später erschien sein wegweisendes Werk *Dementia Praecox oder Gruppe der Schizophrenien* (Bleuler 1911). Damit war der Begriff der »Schizophrenie« etabliert. Bleuler sah in seiner Theorie eine Möglichkeit, die Psychoanalyse auf Emil Kraepelins Konzept der Dementia Praecox anzuwenden. Schon Kraepelin hatte bei den betroffenen Patienten eine besondere innere Zerrissenheit beobachtet und diesen Zustand mit einem Orchester ohne Dirigenten verglichen (Pérez-Álvarez et al. 2011). Bleuler verstand unter seiner neuen Bezeichnung eine nosologische (»Nosologie« = die Krankheitslehre) Gruppe von Erkrankungen, die eine ähnliche Entwicklung und Ausprägung teilen (Bleuler 1911). Die Gemeinsamkeit lag in der Spaltung der psychischen Funktionen, eine Form von Ich-Spaltung. Schizophrene Patienten würden in zwei abgekoppelten Welten, in einer sogenannten »doppelten Buchführung« leben. Mitmenschlich gemeinsame Realität und Wahnwirklichkeit könnten mitunter nebeneinander bestehen, ohne einander zu stören. Bei den betroffenen Menschen waren ein vermehrter sozialer Rückzug und Isolation sowie mitunter eine ausschließliche Beschäftigung mit sich selbst verortet worden (Freud 1911). Bleuler wie auch Freud wandten diesbezüglich die Begriffe »Autismus« und »Regression zum Autismus« auf diese Patientengruppe an. Kraepelin hatte allerdings im Zusammenhang mit der beobachteten sozialen Isolation von »gemüthlicher Verblödung« gesprochen (Kraepelin 1899, S. 142).

Im selben Jahr wie Bleulers Werk erschien Freuds Publikation *Psychoanalytische Bemerkungen über einen autobiographisch beschriebenen Fall von Paranoia (Dementia paranoides)* (Freud 1911). Bekannt wurde diese Arbeit als »Fall Schreber«. Die Psychose hatte Freud schon früh als Abwehr gegenüber einem unerträglichen Verlust verstanden, als eine Verleugnung der Common-Sense-Realität bei gleichzeitiger Intoleranz gegenüber dem Gefühl der Einsamkeit (Freud 1894). Die selbstkreierte Realität sah er als einen Versuch der Selbstheilung.

Die Psychose-Konzepte aus der damaligen Zeit waren teils von falschen Voraussetzungen, teils von Vorurteilen geprägt. Unter Psychoanalytikern herrschte z. B. lange die Annahme, dass mörderische Wut wesentlich zur Entwicklung einer Psychose betrage und die Patienten daher meist von Aggression getrieben seien. Die daraus resultierende Angst der Therapeuten wirkte nicht gerade entängstigend auf die ohnehin von Bedrohungsgefühlen gepeinigten Patientinnen. Die sogenannte »Prozess-Psychose« (bei langem schwerem Verlauf) war aus heutiger Sicht wohl eher die Folge und Auswirkung des jahrelangen Isolierens und Wegsperrens, als dass sie einer solchen Behandlung ursächlich vorausging und eine solche rechtfertigte (Lempa 2020).

Ähnlich der Psychiatrie dominierten auch in der Psychoanalyse sehr unterschiedliche Konzepte, Psychosen zu verstehen. Frieda Fromm-Reichmann (1948) vertrat die aus heutiger Sicht eher problematische Auffassung, die Mütter der Erkrankten hätten einen krankmachenden Einfluss, und prägte dazu den Begriff der »schizophrenogenen Mutter«, der für die Betroffenen und deren Familien alles andere als hilfreich war und überwiegend Schuldgefühle schürte. In seinem Werk *Les psychoses* verband Jacques Lacan die Schizophrenie mit einem Herausfallen aus dem Diskurs und damit aus dem sozial Verbindenden (Lacan 1997), d. h., die Sprache könne dann nicht mehr zu Zwecken der Kommunikation genutzt werden (Hipólito et al. 2018; Vanheule 2011). »Infolge der Verdrängung, so könnte man sagen, bildet das Subjekt zwar ›falsche Assoziationen‹, auf seine Weise aber glaubt der Neurotiker die Sprache zu ›besitzen‹. Die Verwerfung [bei Psychosen] hat weit gravierendere Folgen. Es kommt nämlich nicht zu ›falschen Assoziationen‹ innerhalb einer im Prinzip intakten Kette von Signifikanten, sondern zu einer ›falschen Verknüpfung‹ des Knotens, die zur Folge hat, dass der Psychotiker keinen Eingang ins ›Haus der Sprache‹ findet« (Lacan 1997, S. 296). Hanna Segal (1957) lokalisierte die Entstehung der Psychose in der Unfähigkeit, ein System der mentalen Symbolisierung zu konstruieren, also zwischen dem Symbol und dem Symbolisierten zu unterscheiden. In Abgrenzung zur Symbolbildung führte sie den Begriff der »symbolischen Gleichsetzung« ein, der dem Äquivalenz-Modus im Mentalisierungsmodell entspricht. In der Psychose repräsentierten demnach Symbole die Objekte nicht in unverwechselbarer Weise, sondern seien mit dem Symbolisierten identisch.

In den Theorien wurden zwischenmenschliche Faktoren ebenso wie die oft sehr engen Beziehungen in den betroffenen Familien allerdings häufig ausgeblendet (Lempa 2020), worin Benedetti (1992) und Mentzos (1991) jedoch eine Ausnahme waren. Der Psychose liege demnach ein Dilemma zugrunde, nämlich das unmögliche Unterfangen, gleichzeitig die Beziehung zu sich selbst und zu anderen aufrechterhalten zu wollen. Die eigene Identität könne nur im autistischen Rückzug bewahrt werden, nur extreme Isolation helfe, bei sich selbst zu bleiben. Beziehung komme einer Fusion gleich und habe den Verlust der eigenen Identität und Existenz zur Folge. Von der Psychiatrie wenig aufgegriffen, schlug Mentzos als weitsichtiges Paradigma das Konzept der »Psychose als Psychosomatose« vor (Lempa & Böker 1999).

Der Fokus modernerer psychodynamischer Psychose-Konzepte und dementsprechender Behandlungskonzepte verschob sich allmählich von den unbewussten Inhalten, die es galt, bewusst zu machen (angelehnt an die Neurosen-Psychotherapie), hin zum Erleben der Patientinnen mit Unterstützung und Stärkung des Ich. Heute geht es in psychodynamischen Psychosen-Psychotherapien vielmehr darum, Betroffene in ihren Fähigkeiten zu stärken, mit heftigen Affekten, wie z. B. der Verliebtheit, mit Enttäuschungen und Trennungserlebnissen besser zurechtzukommen (Lempa 2020).

> »In der Vorgeschichte von Psychose gefährdeten Menschen finden sich gehäuft emotional schwer verkraftbare Erlebnisse wie sexuelle Traumen, Vernachlässigung oder gravierende Diskontunitäten« (Ciompi 2019, S. 105).

Menschen mit Psychose-Erkrankungen entwickeln bei Defizit- oder Trauma-Erfahrungen in der Kindheit starre Abwehrmuster. Betroffene verkraften dadurch Konflikte und psychischen Stress nur schwer, passen sich in der Folge an das Familiensystem an, indem sie die ihnen von außen zugeschriebenen Rollen annehmen. Innerpsychische Konflikte zwischen ihrer Rolle in der Familie und ihrem inneren Selbst können durch ein solches Selbstschutzverhalten vermieden, aber auch nicht weiterverarbeitet werden. Wenn die alte, haltgebende funktionale Rolle verloren geht, können traumatische Krisen, Schwellensituationen des

Lebens (eine erste Liebesbeziehung) oder körperliche Krankheiten Auslöser für psychotische Dekompensationen sein. Der Verlust des alten Abwehrsystems oder auch einer negativen Identität, z. B. des Sonderlings, des »schwierigen Kindes« (Mentzos 2011, S. 206), kann einen solchen Zusammenbruch einleiten. Übersteigen die emotionalen Spannungen in einem Identitätskonflikt ein kritisches Maß, kommt es zur Dekompensation in eine Psychose (Ciompi 2019). Eine retraumatisierende Situation oder Drogenkonsum können am Zusammenbruch beteiligt sein (Krüger 2020, 2023).

Heute gilt als Kernhypothese psychoanalytischer Psychose-Konzepte eine schwere Störung in der zwischenmenschlichen Abstimmung und im interpersonellen Austausch, ein »Dilemma der Interpersonalität«. Bezüglich der Pathogenese, also des Entstehens von Psychose-Erkrankungen, gehen moderne psychodynamische Hypothesen von ineinandergreifenden biologischen, sozialen und psychologischen Faktoren aus. In frühen Phasen der Entwicklung des Ich[10] können unter bestimmten Umständen und aufgrund von Belastungsfaktoren in der Ursprungsfamilie die notwendige Verlässlichkeit und Berechenbarkeit (Winnicott 1962) und damit auch ein basaler Reizschutz nicht vermittelt werden. Primäre Bezugspersonen sind z. B. selbst belastet oder traumatisiert, nicht zuverlässig verfügbar oder nicht ausreichend empathisch. Die Affekte des Kindes werden in der Folge nicht als real und relevant »markiert« (Gergely & Watson 1996) oder gar nicht wahrgenommen. Die Beziehungserfahrungen können dadurch nicht als Repräsentanzen des Erlebten in der Erinnerung abgespeichert werden. *Übergangsobjekte* (Winnicott 1971) wie ein mitgetragenes Stofftier, ein Tuch oder der Schnuller stellen dann keine Überbrückungshilfe für eine momentan nicht verfügbare Bezugsperson dar oder stehen erst gar nicht zur Verfügung. Eine wichtige Orientierung verschaffe das »Ankommen« in der Sprache als Verbindung zur sozialen und kulturellen Umwelt, um sich als Sprecher im zwischenmenschlichen Bereich zu behaupten (Lempa 2020). Wie in späteren Kapiteln noch genauer ausgeführt, sind die Verortung in der Sprachumgebung und das Eintauchen in eine gemeinsame Sprachpraxis von noch viel größerer Bedeutung als bisher angenommen. In jedem Fall ist für eine gelungene psychische Entwicklung das Erleben einer sicheren Bindung zu bedeutsamen

Bezugspersonen von besonderer Relevanz (Bowlby 1958). Sind die Bindungsbeziehungen sehr verunsichernd und beeinträchtigend, kann bei Vorliegen weiterer biologischer oder sozialer Belastungsfaktoren eine problematische Entwicklung in Richtung akuter Psychose ihren Lauf nehmen. Kommt es schließlich zum Ausbruch der Erkrankung, ist der Betroffene bis in den Kern seines Erlebens erschüttert.

Lempa (2020) nennt folgende Merkmale, die das Erleben von Betroffenen charakterisieren:

- Beziehungen eingehen wird als bedrohlich erlebt,
- Annäherung birgt Gefahr des Selbstverlustes (sich auflösen im anderen, Vernichtungsangst),
- drohender Rückzug und extreme Einsamkeit,
- zentrale Identität, Kernselbst (Stern 2000), wird als bedroht erlebt,
- Dilemma: Selbstbezogenheit versus Objektbezogenheit (Mentzos 2009),
- Dilemma: symbiotisches versus separates Selbst (Benedetti & Peciccia 1997),
- Dilemma bedingt existentielle Angst vor Auslöschung (Annihilation), Hereinbrechen einer Katastrophe,
- Erleben einer Welt ohne Sicherheiten, Schutz und neutrale Zonen,
- sogar eigener Körper könnte aufhören zu funktionieren,
- fehlendes Urvertrauen, permanente Unruhe,
- Trennung von Intellekt und Affekt, denn Gefühle könnten Katastrophe auslösen,
- beeinträchtigtes Zeiterleben, Verlust an Bodenhaftung,
- Panik vor sich selbst, vor unberechenbaren Folgen des eigenen Handelns,
- für die Bewältigung erlebter Widersprüche fehlen innerpsychische Möglichkeiten zum Kompromiss.

Da eine genauere Darstellung des psychodynamischen Modells der Pathogenese und Psychotherapie von Psychosen den Rahmen des Buches sprengen würde, verweisen wir auf die lesenswerten Publikationen von Lempa, von Haebler und Montag (Lempa 2020; Lempa et al. 2016; Von Haebler 2015), die eine qualifizierte Einführung und einen sehr anregenden Einblick in eine modifizierte psychodynamische Behandlungstechnik bieten. In der Psychiatrie gewinnen Psychodynamik und Psychotherapie bei Psychosen an Bedeutung. Hartwich und Grube (2015) sehen darin jedoch nicht eine Alternative zum biologisch akzentuierten Verständnis und zu rein pharmakologischen Behandlungen von psychischen Krankheiten, sondern eine sinnvolle Integration.

In der modernen Psychoanalyse wird vermehrt versucht, eine Typologie der psychotischen Erkrankungen zu entwickeln, nämlich aufbauend auf einem psychoanalytischen Verstehen dessen, was innerhalb der therapeutischen Beziehung erlebbar wird (Atwood 2017). Psychotische Symptome sollen so aus diesem Beziehungserleben als sinnvoll und funktional erschlossen werden können (Harder & Rosenbaum 2015). Leider ist die psychoanalytische Krankheitslehre der Psychosen mit ihren behandlungstechnischen und prognostischen Implikationen wenig beachtet und damit die Anschlussfähigkeit psychodynamischer Konzepte an die internationale Psychotherapieforschung ausständig.

Sell und Mitarbeiter liefern mit ihrer Mixed-Methods-Studie »Therapie und Psychodynamik von Patient:innen mit psychotischen Symptomen« (T3PS-Studie), in der die Operationalisierte Psychodynamische Diagnostik (OPD) eine Schlüsselfunktion hat, einen wichtigen Beitrag zur Erforschung und Behandlung von Psychosen sowie zur Weiterentwicklung psychodynamischer Konzepte für die Psychosen-Psychotherapie (Sell et al. 2021).

Für das Mentalisierungskonzept sind vor allem die Konzepte der psychoanalytischen Middle-Group um Fairbairn und Winnicott, die relationalen und intersubjektiven Ansätze (Stolorow et al. 1994; Sullivan 1953) sowie die Bindungstheorie John Bowlbys relevant. Diese werden durch phänomenologische Ansätze als Grundlage des Verstehens ergänzt. Paradoxerweise fehlt bisher ein gruppenanalytisches Verständnis der Pathogenese und Therapie von psychischen Erkrankungen im Allgemeinen und psychotischen Erkrankungen im Speziellen, denn ein Verständnis von Intersubjektivität ist ohne den Gruppenkontext unvollständig. Die gruppenanalytischen Konzepte haben ihre Wurzeln sowohl im psychoanalytischen Denken als auch in der Soziologie, in der Gestaltpsychologie und in den Neurowissenschaften, in Ansätzen also, wie sie vor allem der Frankfurter Schule der 20er und

30er Jahre des 20. Jahrhunderts entsprangen (Elias 1976; Goldstein & Gelb 1918; Mannheim 1935). Erst in den letzten beiden Jahrzehnten wurde versucht, das Mentalisierungsmodell mit den Konzepten der Gruppenanalyse in Verbindung zu bringen, obwohl die Entwicklung des Mentalisierens ausgerechnet in Gruppen am ehesten gelingt (Karterud 2015; Schultz-Venrath 2020; Schultz-Venrath & Felsberger 2016). Nachweislich wird das Mentalisieren besonders effizient in Gruppenpsychotherapien gefördert (Brand et al. 2016; Pries et al. 2019; Schultz-Venrath 2020). Die Konzepte der Gruppenanalyse (Foulkes & Anthony 1957; Schilder 1923, 1935 [1978]) waren im Gegensatz zur Psychoanalyse von Beginn an stärker in ein relationales, intersubjektives und leibphänomenologisches Paradigma, also in eine Mehr-Personen-Psychologie, eingebettet. Der Wiener Neurologe und Psychoanalytiker Paul Schilder entwickelte, angeregt durch die Werke Sigmund Freuds, des Phänomenologen Edmund Husserl und des Sprachpsychologen Karl Bühler, bereits vor S. H. Foulkes eine Gruppenpsychotherapie, die er ebenfalls Gruppenanalyse nannte (Schultz-Venrath 2022a). Interessanterweise ist Schilder durch den Begriff »Körperbild« viel bekannter geworden, mit welchem er Carl Wernickes Konzept der Somatopsyche und Henry Heads Konzept des Körperschemas verknüpfte (Ziferstein 1966). Wie auch andere deutschsprachige Neurologen seiner Zeit hatte Schilder ein großes Interesse an den neurologischen Prozessen, die dem Körpererleben zugrunde liegen. Dem Körperbild schrieb er daher eine grundlegende Rolle in der Beziehung des Menschen zu sich selbst, seinen Mitmenschen sowie seiner Umwelt zu (Kalckert 2021). Wegen seines Einsatzes für die Weiterentwicklung der Psychotherapie wurde Schilder unter seinen Kollegen in Wien angefeindet, weshalb er 1929 nach New York auswanderte, wo er schließlich seine neu entwickelte gruppenanalytische Psychotherapiemethode vor allem in seiner Arbeit mit psychotischen Kindern zum Einsatz brachte. Er beobachtete außerdem, dass bei einem Patienten mit Schizophrenie in der Gruppentherapie ganz andere Themen auftauchten als in der Einzeltherapie (Schultz-Venrath 2022c).

Ein weiterer bedeutsamer Pionier der Gruppenanalyse war der Psychiater und Psychoanalytiker Siegmund Heinrich Fuchs (im englischen Exil nannte er sich später Michael Foulkes). In seinem gruppenanalytischen Modell verband er Elemente der Sozialwissenschaften der Frankfurter Schule mit der Psychoanalyse und der Gestaltpsychologie Kurt Goldsteins und Adhémar Gelbs. Foulkes orientierte sich an der soziologischen Figurationstheorie von Norbert Elias (2003) und an den frühen systemtheoretischen Überlegungen des Neurologen Kurt Goldstein und des Neuropsychologen Adhémar Gelb (Goldstein 1948; Goldstein & Gelb 1918), menschliches Erleben und Verhalten ganzheitlich zu begreifen. Gelb (1969) verdeutlichte in seinem Spätwerk, dass Seelenblindheit, aus heutiger Sicht einem Mentalisierungseinbruch zugeordnet, nicht durch den Verlust der Vorstellungen entstehe, sondern als eine bereits in der Wahrnehmung nachweisbare Störung der Gestalterfassung zu verstehen sei.

Die Interdisziplinarität und Multikulturalität richteten schon früh den gruppenanalytischen Fokus auf die Reziprozität und Resonanz und damit auf das, was im Dazwischen geschieht, gelingt oder verhindert wird. Gruppenkontexte konfrontieren uns unweigerlich mit unseren Bedürfnissen nach Sicherheit und Zugehörigkeit, aber auch mit Machtdynamiken und der Angst vor Ausgrenzung und Auslöschung. Das Kommunizieren und Interagieren im Hier und Jetzt der Gruppe ermöglicht das Erleben von Anwesenheit mit all seinen körperbezogenen Facetten so deutlich wie nirgendwo sonst. Daraus ergibt sich eine besondere Stellung der Mentalisierungsbasierten Gruppenpsychotherapie (MBT-G) für die Psychosen-Behandlung. Im Mentalisierungsmodell ist Psychotherapie in der Gruppe nicht nur ein praktikables Setting zur Förderung des Mentalisierens, sondern bietet auch neue interessante Möglichkeiten der konzeptionellen Weiterentwicklung.

Diese Ansätze, die vor allem in den multikulturellen Städten Wien und Frankfurt der 20er und frühen 30er Jahre des vorigen Jahrhunderts vielversprechend ihren Ausgang nahmen, fanden mit dem Nationalsozialismus ein jähes Ende. Die gesamte jüdische und andersdenkende Kollegenschaft musste fliehen oder wurde grausam ermordet. Nicht alle konnten im Exil – etwa in Großbritannien oder in den USA – ihre kreative wissenschaftliche Arbeit fortsetzen. Mit schweren Traumafolgen hatten auch diejenigen zu kämpfen, denen – wie S. H. Foulkes[11] – die Flucht gelungen ist. So gingen im deutschsprachigen Raum wertvolle Ideen und Konzepte für die Entwicklung der Psychotherapie für lange

Zeit verloren oder kamen in nur unzureichender Übersetzung aus dem Englischen wieder zurück nach Mitteleuropa. Erst in jüngster Zeit gibt es wieder wissenschaftliche und gesellschaftliche Entwicklungen, die sich das große Potential der Gruppenpsychotherapie auf neue Weise zunutze machen.

Das Mentalisierungsmodell nimmt innerhalb der psychodynamischen Psychose-Konzepte eine besondere Rolle ein, da es umfassender, über bisherige Konzepte hinausgehend, neuere Erkenntnisse aus den Neurowissenschaften und der modernen Entwicklungspsychologie integriert, worauf in Kapitel 4 genauer eingegangen wird.

2.3 Phänomenologische Psychose-Konzepte

Karl Jaspers (1883–1969) führte, inspiriert durch Edmund Husserl (1859–1938), zur Beschreibung psychischer Krankheitserscheinungen den phänomenologischen Ansatz in die Psychiatrie ein, womit er das psychiatrische Methodenspektrum erweiterte. Die an ihren Ursprüngen orientierte phänomenologische Suche nach spezifischen Symptomen erwies sich von großer Bedeutung. Pérez-Álvarez und seine Mitarbeiter sahen die Problematik der Schizophrenie im Verlust des Selbst bezüglich des vitalen Kontakts zur Realität und bezogen sich dabei auf Minkowski (1927). In seiner viel beachteten Habilitationsschrift *Verlust der natürlichen Selbstverständlichkeit* untersuchte Wolfgang Blankenburg (1971), angeregt durch eine Aussage einer seiner Patientinnen, die Verankerung des Menschen in einer intersubjektiv konstituierten Lebenswelt und deren Abhandenkommen in der Schizophrenie aus phänomenologischer Perspektive. Blankenburg ging es nicht um eine neue Theorie der Schizophrenie, sondern darum, ein basales anthropologisches Strukturmoment in der Erkrankung zu verstehen. Er beobachtete, dass es meist schon in den prodromalen (anfänglichen) Phasen und in den basalen, symptomarmen Formen der Schizophrenie zu einem Verlust an Realitätsorientierung, an der apriorischen (erfahrungsunabhängigen) Erschlossenheit der gemeinsamen Lebenswelt komme (Fuchs 2014). Betroffene könnten gewisse Umstände des praktischen und des sozialen Lebens nicht mehr unhinterfragt für gegeben erachten (Blankenburg 1971; Pérez-Álvarez & García-Montes 2023; Pérez-Álvarez et al. 2011). Neuere Theorien des Wahns deuten darauf hin, dass Blankenburgs Konzept auch hinsichtlich der produktiven (»positiven«) Symptome relevant sein könnte. Der Verlust an basalen Gewissheiten sei eine radikale Form des Vertrauensverlustes, der noch vor dem gesunden Zweifeln liege, der für das Subjekt im Wahn nicht mehr verfügbar sei (Fuchs 2014; Rhodes & Gipps 2008; Wittgenstein 1969).

Der vom Mentalisierungsmodell neu eingeführte Begriff des epistemischen Vertrauens (Fonagy & Nolte 2023), des Erkenntnisvertrauens, betrifft genau diese Ebene. Die Bedeutung des epistemischen Vertrauens in der Psychotherapie wird in den folgenden Kapiteln noch genauer dargestellt. Blankenburg vertrat nun, »dass das grundlegende Vertrauen-Haben-Können oder Urvertrauen mit einem ebenso grundlegenden Vertraut-Sein mit der gemeinsamen Lebenswelt verknüpft ist. Das Misstrauen des Schizophrenen entspringt dann nicht einer psychologisch motivierten Neigung zu Vorsicht und Skepsis gegenüber anderen, sondern eher einem Verlust der tieferen Basis von Vertrautheit und Zugehörigkeit, die der Alternative von Vertrauen oder Misstrauen noch zugrunde liegt« (Fuchs 2014, S. 81).

Blankenburg ging davon aus, dass sich die natürliche Selbstverständlichkeit schon in der frühen Kindheit bildet, im günstigen Fall in der ständigen Interaktion mit anderen und in der gemeinsamen Bezugnahme auf die Bewandtniszusammenhänge der Lebenswelt. Heute würden wir sagen, sie braucht dazu wiederkehrende Momente gemeinsamer Aufmerksamkeit (»joint attention«) – das Kind zeigt auf das Spielzeug und vergewissert sich mit seinen Blicken, dass die Betreuungsperson es auch sieht, und beide vokalisieren und kommentieren in einem gemeinsamen Singsang das Ereignis. In diesen frühen interkörperlichen Interaktionen bilden sich langsam die habituellen Strukturen der Lebenswelt. Beeinträchtigungen dieser Verankerungen des Selbst in der Leiblichkeit führen zu einer Unterminierung der leiblichen Einbettung in der Lebenswelt – zu einer Entkörperung (»disembodiment«), wie in prodromalen Stadien der Schizophrenie zu beobachten sei (Fuchs 2005, 2010).

Auf die Bedeutung des Gemeinsinns (*Sensus communis, common sense*) für unser Erleben und Denken verwiesen schon Aristoteles

(Flakne 2022) und in der Neuzeit Immanuel Kant (Guyer 2003). Die Verwendung des aristotelischen Begriffs änderte sich im Laufe der Jahrhunderte zunächst in Richtung zunehmender Individualisierung. So wurde der Begriff »common sense« (*sunaisthesis*) als innerer Sinn aufgefasst, der die unterschiedlichen Wahrnehmungssinne eines Individuums abstimme; schließlich verstand man den Begriff als nach innen gerichtetes Selbstgewahrsein, als Proto-Selbstgewahrsein. Flakne geht der eigentlichen Bedeutung von Aristoteles' Vorstellung von *Sensus communis* (*sunaisthesis* – der Gemeinsinn, *sunaisthanesthai* – gemeinsam empfinden) nach (Flakne 2022).* Sie betont, dass sich Aristoteles mit seinem Begriff *sunaisthanesthai* nicht nur auf innerleibliches Geschehen, sondern gerade auf das Zwischenleibliche[12] oder besser gesagt Inter-Körperliche und das daraus erwachsende sozial Geteilte und damit ethische Erleben bezog (»Therefore one also ought [*dei*] to share-his-friend's-consciousness of his existence (sunaisthanesthai hoti estin)« – *Daher muss man das Selbstgewahrsein des Freundes teilen* (Aristoteles o. J.; Übersetzung HF)).

Stanghellini (2000) sieht im »common sense« ein Anpassungsinstrument der Mitglieder einer Gemeinschaft, das ihnen ermöglicht, die jeweiligen Kausalzusammenhänge, Reaktionen, Intentionen und Motivationen der Beteiligten besser zu erkennen. Warum reagiert jemand so auf ein bestimmtes Ereignis? Warum spricht ein Freund so mit mir? Warum verhält sich ein Familienmitglied so mir gegenüber? Mitunter könne dieser Gemeinsinn aber verloren gehen – *sensus communis* werde dann durch *sensus privatus* ersetzt und zeige sich als Mangel bezüglich Attunement (zwischenmenschlicher Abstimmung) und sozialer Fertigkeiten. Im Mentalisierungsmodell entspricht dies dem Verlust an epistemischem Vertrauen (Erkenntnisvertrauen) und einer Beeinträchtigung im Mentalisierungsvermögen. Informationen und Rückmeldungen von bedeutsamen anderen kann ich dann nicht mehr als neue Erfahrungen und Erkenntnisse über mich und die Welt nutzbar machen. Ich kann nur noch meine eigenen Sinne dazu heranziehen und die Erkenntnisse nicht mehr zwischenmenschlich abgleichen.

---

* Englische Schreibweise für griechisch »*synaisthesis*« und »*synaisthanesthai*«.

Thoma und Fuchs (2018) entwickelten ein dreiteiliges Konzept von miteinander verwobenen Interaktionsdispositionen im Verhältnis zur Umwelt – von sensus communis –, um die soziale Natur des menschlichen Erlebens zu beschreiben. Das Phänomen der Resonanz sei dabei ausschlaggebend für dieses Interaktionsverhältnis. Es könne nur zwischen den Interagierenden bestehen und artikuliere sich dabei in Form von Bewegungsgestalten, Gefühlsausdrücken oder auch der spontanen Rede und Gegenrede. Resonanz in ihrem imitativen als auch transformativen Charakter wird von Hartmut Rosa (2016) in seiner Resonanztheorie beschrieben und umfasst darin auch Waldenfels' Begriff der »Responsivität« (Waldenfels 2006; Thoma 2018). Thoma beschrieb diese drei Teile als:

1. den Gemeinsinn: die geordnete, intermodale Wahrnehmung der Umwelt und das vor-reflexive Selbstempfinden,
2. den sozialen Sinn: der implizite, leibliche Bezug zu sozialen Umgangsweisen, »Gemeinschaftshabitualitäten« (Wehrle 2013),
3. den Common Sense: das regelgeleitete, pragmatische Denkvermögen (»gesunder Menschenverstand«).

Diese würden unter günstigen genetischen und Umweltbedingungen in Form von sensorischen, inter-körperlichen und kognitiven Fähigkeiten im Zuge des sozialen Interagierens erworben. *Sensus communis* erlaube es, all die verschiedenen Bereiche des sozialen Raumes einzunehmen, den intimen, den privaten, den gemeinschaftlichen, den öffentlichen und den virtuellen Raum. In psychotischen Zuständen der Schizophrenie sei das Erleben in all diesen Bereichen beeinträchtigt (Thoma & Fuchs 2018).

In der Philosophie wird *sensus communis* absichtlich bzw. versuchsweise ausgesetzt und hinterfragt. Ein von Schizophrenie Betroffener verliere den Gemeinsinn allerdings schleichend und gerate dadurch langsam in die soziale Isolation (Hipólito et al. 2018, S. 4). Sass (1994) wandte Wittgensteins Analyse des Solipsismus auf die Schizophrenie an und sah darin einen Quasi-Solipsismus, eine Störung des »minimal self«, des Kernselbst (»basic or minimal core self«) (Zahavi 2005). Gemeint ist die grundlegende präreflexive Ebene des Selbsterlebens, die

Ipseität – das zentrale Gefühl, in jedem Moment zu existieren – also die eigentliche Subjektivität. Demgemäß sei Schizophrenie also eine Ipseitätsstörung, eine Störung des basalen Selbsterlebens (Gallagher & Zahavi 2012). Wir erleben dieses zentrale Gefühl, in jedem Moment zu existieren, sehr früh im Leben, noch bevor wir darüber nachdenken und reflektieren können. Ist das Erleben der Ipseität gestört, geht genau dieses Erleben von »Präsenz« verloren, das Innehaben des Erlebens in der ersten Person (»mineness«). Das präreflexive Selbsterleben entspricht der »operativen Intentionalität«, die Merleau-Ponty (1966; Pérez-Álvarez et al. 2011) als »intentionalen Bogen« bezeichnete und die uns eine Einheit: der uns zur Verfügung stehenden Sinne vermittelt, im Krankheitsfall aber verloren gehen kann.

Zwei komplementäre Prozesse kennzeichnen die Ipseitätsstörung: Hyperreflexivität, also ein intensiviertes Selbstgewahrsein (eines impliziten, präreflexiven Selbst) bei einem gleichzeitig verringerten Selbstgefühl (»sense of self«). Sass (1994) nannte als drittes Charakteristikum »disturbed grip or hold« – die Konfusion in der Raumzeitstruktur und in der Unterscheidung zwischen Wahrnehmen, Erinnern und Vorstellen.

Im Ipseity-Disturbance-Model (IDM) von Sass und Parnas (2003) und anderen Modellen, wie z. B. von Fuchs und Röhricht (2017), steht die gelebte Erfahrung im Vordergrund. Gemäß des IDM kennzeichnet eine Störung oder Destabilisierung des basalen Selbsterlebens und Selbstgewahrseins (Ipseität) den spezifischen Kern der Vulnerabilität bei Schizophrenie-Erkrankung. Die subtile Veränderung des Erlebens von Subjektivität (»me-ness«), das alle Erfahrung zur Selbsterfahrung macht, sei hier stark beeinträchtigt. Diese Veränderung beeinflusse das Erleben von Selbst-Welt-Wahrnehmung und die Wahrnehmung der betreffenden Grenzen. Spezifische Symptome wie Wahn und Halluzination seien gegenüber der grundlegenden Ipseitätsstörung zweitrangig. Denn eine Beeinträchtigung des eigenen unmittelbaren, aber auch reflektierten Selbst- und Welterlebens führe dazu, dass das Erleben eigener Gedanken als nicht dem Selbst entstammend, sondern aus dem Erlebnis des Stimmenhörens resultierend wahrgenommen wird. Diese Ipseitätsstörung umfasst drei Phänomene auf der Ebene der Trait-Merkmale (welche ein dauerhaft erhöhtes Ausprägungsniveau zeigen):

- Hyperreflexivität (»morbid introspection«), die eine Art von übersteigertem Selbstgewahrsein beschreibt, Hintergrundphänomene treten zu stark in den Vordergrund der Aufmerksamkeit, gepaart mit dem Verlust der Selbsturheberschaft,
- Störung der Selbstaffektion, der »Intensität oder Vitalität der subjektiven Selbstgegenwart« (Sass & Parnas 2003), hat Gefühle der inneren Leere und Entfremdung und schließlich Depersonalisation zur Folge,
- Mangel an Halt (»disturbed grip/hold«) oder der Verlust der natürlichen Selbstverständlichkeit (»Common Sense«): in der Wahrnehmung und dem Realitätserleben bekommen Objekte und Bedeutungen eine veränderte Salienz (d.h. Bedeutsamkeit, Auffälligkeit eines Reizes) (Sass 2014a, 2014b, 2018).

Wahrnehmung und Kognition werden als instabil und flüchtig erlebt, was zu fragmentierten Gedanken und Wahrnehmungsverzerrungen von sich und der Welt führt. In diesem Zustand werden die präreflexiven Aspekte als objektiviert erlebt, als äußere Objekte oder Gegebenheiten (z.B. halluzinatorische Stimmen). Die erste Person wird zum Beobachter seiner selbst in der Perspektive der dritten Person. Dabei ändert sich das grundlegende Gefühl von sich selbst als Subjekt des Erlebens. Pérez-Álvarez und Mitarbeiter nehmen an, dass die Hyperreflexivität als ein Versuch zu sehen ist, die Schwächung im Selbstgefühl zu verstehen und auszugleichen (Pérez-Álvarez et al. 2011). Prozesse, die normalerweise automatisch, also implizit, unausgesprochen im Hintergrund, quasi »innen« ablaufen, werden zunehmend »zentrifugal« – ins »Außen« – in den Fokus des Bewusstseins, ins Explizite, ins Ausgesprochene befördert. Das Selbsterleben verliere so seine übliche Form und sein Medium (Sass & Parnas 2007).

Lange Zeit wurde das Selbsterleben nur in Form von halb strukturierten Interviews erhoben. Mit dem EASE (Examination of Anomalous Self-Experience) können spezifische Veränderungen im Selbsterleben bei einer beginnenden Schizophrenie untersucht werden, die in folgende Bereiche unterteilt werden (Parnas et al. 2005):

- Kognition und Bewussteinsstrom: z.B. die »Verräumlichung« des subjektiven Empfindens beim Stimmenhören, die eigenen Gedanken werden als Stimmen von außen wahrgenommen,
- verringertes grundlegendes Selbstgefühl/Selbstgewahrsein und Präsenz: Hyperreflexivität bei gleichzeitigem Verlust der Ersten-Person-Perspektive, Verschwinden des Gefühls zu existieren, der Gewissheit, selbst ein Handelnder zu sein, vorherrschendes Gefühl der inneren Leere und der Anonymität,
- verändertes Körpererleben: Erleben von Subjektivität und des Körpers gerät aus dem Gleichgewicht, der Körper wird als Objekt erlebt, Deautomatisierung von alltäglichen Bewegungen, wie z.B. Waschen, die nun besondere Aufmerksamkeit erfordern,
- Abgrenzung/Transitivismus: Grenzen zwischen Selbst und anderen verschwimmen, Körperkontakt bedroht die Autonomie und die Existenz, Gefühl des Ausgeliefertseins, Projektion des eigenen Krankseins auf andere,
- existentielle Re-Orientierung: solipsistisches Erleben, Selbstzentriertheit.

Ergänzend entwickelten Sass und Mitarbeiter das Instrument EAWE – »Examination of Anomalous World Experience« (Sass et al. 2017). Die semistrukturierten Tiefeninterviews EASE und EAWE zu verschiedenen Bereichen des Selbst- und Welterlebens liegen mittlerweile auch in deutscher Übersetzung vor (Fuchs 2022). Sie erlauben eine Erfassung feiner Veränderungen der Erfahrung sowie eine eingehende Untersuchung der basalen Symptomatik von Betroffenen mit Schizophrenie. Dies bietet eine wesentliche Erweiterung und Bereicherung der heute üblichen manualisierten Diagnostik nach ICD-10 und DSM-5, die zu den existentiellen Erfahrungen der Betroffenen, zum Selbsterleben und zu subtilen Veränderungen des Wahrnehmens und Handelns keine speziellen Items beinhalten. Gerade in diesen oft nur rand- oder vorbewussten Veränderungen sieht die phänomenologische Psychiatrie die eigentliche Grundlage der schizophrenen Erkrankung (Fuchs 2022).

Das Körpererleben stellt in dieser Diagnostik ein wesentliches Element dar. Die ICD- und DSM-Klassifikation orientieren sich eher an Symptomen des Ausdrucks und Verhaltens, die phänomenologische

Methode legt das Hauptaugenmerk hingegen auf die Erlebenssymptome (Bürgy 2009). Das Körpererleben ist ein Teil davon. Ein verkörpertes Selbst ist Voraussetzung für das »In-der-Welt-sein« und für den *Common Sense* (Bizzari 2018). Über das Erleben unseres Körpers organisieren sich unser Erleben, die intersubjektive Interaktion und unser Verständnis der Welt. Körperlichkeit ist zentral für unser Verstehen von Selbst, Anderssein und objektiver Realität. Die genannte fehlende Bodenhaftung oder »disturbed grip or hold« – die Konfusion in der Raum-Zeit-Struktur und in der Unterscheidung zwischen Wahrnehmung, Erinnern und Vorstellen – hat meines Erachtens auch mit der Schwierigkeit des Erlebens der Inter-Körperlichkeit zu tun. Ort und Zeit dieses Geschehens ist das Hier und Jetzt in der sprachlichen Interaktion, worauf in Kapitel 3 noch näher eingegangen werden soll.

Jüngere Forschungen befürworten einen Paradigmenwechsel in der Diagnose und Behandlung von Psychosen, um den Lebensumständen von Betroffenen besser gerecht zu werden (Pérez-Álvarez & García-Montes 2023; Pérez-Álvarez & García-Montes 2018).

2.4 Bio-psycho-soziale Modelle von Gesundheit und Krankheit

Seit den 1970er Jahren geht man von einem multifaktoriellen Modell bezüglich der Entstehung von psychischen Erkrankungen aus. Für Schizophrenien beschrieben Zubin und Spring (1977) das »Vulnerabilitäts-Stress-Bewältigungs-Modell«. Eine Psychose trifft demnach bevorzugt Menschen, die besonders sensibel auf Stress und Konflikte reagieren.

Seit Beginn des 21. Jahrhunderts dominiert die Neurobiologie die psychiatrische Forschung. Neurowissenschaftliche Ansätze und der Einsatz bildgebender Verfahren ermöglichten neue Einsichten in veränderte Funktionsweisen des Gehirns bei psychischen Störungen. Dennoch hat auch das bio-psycho-soziale Modell von Gesundheit und Krankheit den klinischen Alltag allerorts durchdrungen. Biologische oder genetische Dispositionen, biographische und soziale Faktoren können eine besondere Vulnerabilität einer Person bedingen. Stressfaktoren wie belastende Lebensumstände oder traumatisierende Lebensereignisse können mitunter den Ausbruch einer Psychose-Erkrankung herbeiführen. Auswirkungen auf den Verlauf und Schweregrad haben außerdem entwicklungsbezogene Faktoren, wie z. B. Bindung, Impulskontrolle und psychologische Aspekte, wie etwa Resilienz oder die Unterstützung durch das familiäre Umfeld. All diese Faktoren stellen nach dem Vulnerabilitäts-Stress-Bewältigungs-Modell zwar notwendige, jedoch keine hinreichenden Bedingungen für die Entwicklung der Erkrankung dar. Nur wenn Vulnerabilität vorliegt, führen belastende Ereignisse mit erhöhter Wahrscheinlichkeit zu psychischen Störungen.[13]

Hohe Verletzlichkeit (Vulnerabilität) korreliert mit geringer Stresstoleranz, was wiederum zu einer hohen Erkrankungsanfälligkeit führt. Alltäglicher Stress in der Schule, der Arbeit, der Familie oder belastende Lebensereignisse oder -umstände können zu Krankheitsauslösern werden. Die Anfälligkeit entsteht also durch Risikofaktoren.

Aus MRT-Untersuchungen der letzten Jahrzehnte an Kindern und jungen Erwachsenen geht hervor, dass Schizophrenie eine Erkrankung ist, die mit großflächigen Abnormalitäten der Gehirnstruktur einhergeht. Ein konsistentes Ergebnis ist, dass im Vergleich zur normalen Entwicklung entlang des Spektrums von Schizophrenie-Risiko und frühem Auftreten von Schizophrenie (Adoleszenz/jungem Erwachsenenalter oder Kindheit) das Volumen der fronto-temporalen, kortikalen grauen Substanz reduziert ist. Diese Ergebnisse aus bildgebenden Verfahren erhärten die Hypothese, dass bei Schizophrenie während zweier Phasen (perinatal und/oder der Adoleszenz) die normale neuronale Entwicklung beeinträchtigt wurde. Eine frühe neuronale Fehlentwicklung begünstigt offenbar eine Vulnerabilität, die während der neuronalen Umstrukturierung in der Adoleszenz zum Ausbruch einer Psychose führen kann. Es bedarf jedoch weiterer Forschung bezüglich des potentiellen Einflusses etwa von perinatalen Komplikationen oder Drogenmissbrauch sowie psychosozialem Stress in der Adoleszenz, wobei auch der Nutzen früh einsetzender Psychosen-Psychotherapien untersucht wird.

Wenn ein gewisses Psychose-Risiko oder eine psychotische Symptomatik vorliegt, sollten die psychotherapeutischen Interventionen möglichst frühzeitig erfolgen, da die Verschlechterung des psychosozialen Funktionsniveaus rasch eskaliert. Psychosen-Psychotherapien beginnen nicht selten zu spät, da die Symptome von der Umgebung anfangs häufig unbemerkt bleiben (Brent et al. 2013).

Im bio-psycho-sozialen Modell wird ein Zusammenwirken von Körper und Geist in einem sozialen Kontext angenommen. Daher sollte unser forschendes, diagnostisches und therapeutisches Handeln möglichst alle drei Dimensionen gleichzeitig berücksichtigen. Allerdings erweckt man mit dieser Beschreibung den Anschein, als ob es sich bei diesen sogenannten Dimensionen Körper, Geist und sozialem Kontext um drei deutlich voneinander unterscheidbare Entitäten handele. Die Grundlagenforschung geht zunehmend von molekulargenetischen oder neuropsychologischen Hypothesen aus und versucht unter anderem, das Leib-Seele-Problem neurophilosophisch zu begreifen (Fuchs 2008). In den letzten Jahrzehnten wurden durch die bildgebenden Verfahren in den Neurowissenschaften verschiedene neurobiologische Korrelationen bezüglich der schizophrenen Symptomatik beschrieben, wie z. B. Ventrikelgröße oder neuronale Aktivität. Man sollte jedoch aus diesen Befunden keine vorschnellen Kausalitäten ableiten, als wäre das Gehirn der Erzeuger von Erleben (Fuchs 2011). Das Gehirn sei nur das vermittelnde Organ zwischen Geist und Umwelt. Die neurobiologische Ebene stelle nur einen Aspekt im Verständnis von Psychosen dar, persönliche und psychische Faktoren müssten ebenso berücksichtigt werden (Gerrans 2014). Dass man bislang in der Krankheitslehre das Erleben in der ersten Person übersehen hat, lag möglicherweise an der vorherrschenden cartesianischen Trennung von Körper und Geist. Infolgedessen fokussierte man auf höhere kognitive Funktionen, wie etwa auf die exekutiven Funktionen, wie z. B. das Arbeitsgedächtnis und die Theory of Mind, nämlich die Fähigkeit, Gedanken und Überzeugungen anderer logisch zu erschließen und eigene oder fremde Handlungen zu erklären oder vorherzusagen. Inzwischen werden phänomenologische Konzepte mit neurowissenschaftlichen Befunden verknüpft. Denn schon für Husserl (1991) ist das Subjekt zutiefst verwurzelt in der Welt und im Körper. Konzepte wie Einstimmung, Resonanz, geteilte Aufmerksamkeit stellen in dieser Hinsicht eine »Re-Inkarnation« dar – eine Rückbesinnung auf die Verwurzelung des Subjekts im Körper (Hipólito et al. 2018).

Angesichts der neuen Theorien der Verkörperung sollten die Begriffe »Inter-Körperlichkeit« und »inter-körperlich« anstatt der antiquierten

Termini »Zwischenleiblichkeit« und »zwischenleiblich« verwendet werden, da die Unterscheidung zwischen Leib und Körper nur im Deutschen getroffen wird. Darüber hinaus suggeriert diese Unterscheidung, den Körper als eine materielle Hülle aufzufassen, um eine geistige Seele zu verstehen, wobei der Leib (im Englischen mit »lived body« übersetzt) offenbar ein Zwischending darstellen soll. Merleau-Ponty (2003), der vom Primat des Wahrnehmens und Erlebens ausgeht, führte den Terminus »intercorporéite« ein und sprach vom »corps propre«, dem eigenen Körper, was in der damaligen Zeit mit dem von Husserl verwendeten Begriff »Leib« übersetzt wurde. Merleau-Ponty hatte sich aber in diesem Punkt von Husserl abgegrenzt und meinte damit etwas Prozesshaftes, nämlich das subjektive Erleben und Empfinden im Sinne einer Körperlichkeit des Bewusstseins und einer körperlichen Intentionalität (Gerlek 2020). »Inter-corporéite« – Inter-Körperlichkeit – ist dann der Prozess eines zugrunde liegenden gemeinsamen, geteilten Erlebens und Empfindens von mehreren gleichzeitig.

2.5 Das Modell der Sozialen Neurowissenschaften

Der Neurowissenschaftler Vittorio Gallese (2021), Mitentdecker der Spiegelneuronen, interessierte sich für die Abhängigkeit interpersonaler Beziehungen vom Körpererleben bei Menschen mit Schizophrenie und dafür, ob deren Körpererleben mit Schwierigkeiten der Unterscheidung von Selbst und anderen zusammenhänge. Seine Arbeitsgruppe verstand Schizophrenie als eine Selbst-Störung, die durch ein anomales Selbsterleben und Selbstbewusstsein charakterisiert sei (Gallese et al. 2007). Wahrnehmen und Erleben von sich selbst in interpersonalen Beziehungen sind höchst komplexe und diffizile Errungenschaften, die nur in sozialen Kontexten erworben und dort aufrechterhalten werden. Das basale Gefühl von Ipseität und Alterität, die Unterscheidung von Selbst und anderen, beginnt mit dem Erleben der Zuordnung der eigenen Körpersensationen, wobei die Spiegelneuronen wahrscheinlich eine wichtige Rolle spielen, was sich etwa bei den Autismus-Spektrum-Störungen am Fehlen oder an einer reduzierten Anzahl von Spiegelneuronen nachweisen lässt.

Die somatosensorischen und -motorischen Strukturen im Gehirn sind notwendige Bedingungen für die Möglichkeit des Subjekterlebens und des Erlebens von räumlicher und zeitlicher Präsenz. Das Gehirn dient »in erster Linie als Organ der Vermittlung und der Transformation« – etwa der Umwandlung von Wahrnehmung in Bewegung oder der Umwandlung von Erfahrungen in Gedächtnis, das die Möglichkeiten für künftige Interaktionen mit der natürlichen und sozialen Umwelt erweitere. Insofern fungiere das »Gehirn als Beziehungsorgan, und nur als solches wird es zum Organ der Person« (Fuchs 2017a, S. 94).

Die Übergänge zwischen krank und gesund sind fließend, mit Abstufungen in vielen Nuancen. Dimensionale Erklärungsansätze gab es schon vor 100 Jahren. Kretschmer (1921) fasste psychische Störungen als eine von vielen Arten des menschlichen Seins auf. Binswanger (1957) verstand die Psychose nicht als Negativität, d. h. als Abweichung von der Norm, sondern als Variation (Abwandlung) der a priori transzendentalen ontologischen Struktur, in der sich die Existenz des Subjekts in seiner Seinsweise sichtbar mache. Die moderne neurowissenschaftliche Forschung versucht, diese Voraussetzungen und Bedingungen, aber auch Beeinträchtigungen des subjektiven Erlebens und In-der-Welt-Seins besser zu verstehen (Gallese 2021). In eine ähnliche Richtung wiesen schon frühe Auffassungen über Schizophrenie, z. B. Bleulers Verständnis von Autismus als Rückzug in eine gedankliche Binnenwelt und Vermeidung zwischenmenschlicher Kontakte (Bleuler 1911). Minkowski (1927) vermutete ein Unvermögen, mit bedeutsamen anderen und der Welt in Resonanz und vitalem Kontakt zu sein. Der Verlust an der Natürlichkeit des Erlebens müsse mit schizophrener Symptomatik kompensatorisch ausgeglichen werden. Blankenburg (1971) beschrieb diese autistische Dimension der Schizophrenie als Verlust der natürlichen Selbstverständlichkeit, als globale Krise des Gemeinsinns (»global crisis of common sense«). In der Schizophrenie entwickle sich ein Unvermögen, die Welt, unseren sozialen Kontext, prä-reflexiv zu erfassen. Die mangelnde Schwingungsfähigkeit (»lack of attunement«) zeige sich in einer stark eingeschränkten Fähigkeit, ein kohärentes und bedeutsames Bild der sozialen Welt zu erstellen. Das Erleben wird vielmehr beobachtet und analysiert, als in der Präsenz gelebt, wahrscheinlich aufgrund einer nicht-reflexiven, impliziten Sensibilität, die dem

Erleben eine Hintergrundtextur oder -organisation verleiht (Parnas & Bovet 1991; Parnas et al. 2002, S.133).

Gallese und Sinigaglia (2010) fokussierten deshalb auf die Bedeutung des Körpergefühls, das von Natur aus gegeben ist und das grundlegendste Erleben des Selbst – als Körper-Selbst – als Lebensquelle, als Handlungs- und Bewegungsvermögen gestattet. Es definiert den Horizont der Welt, in der wir als Handelnde leben. Der motorische Aspekt des Körper-Selbst (wozu Sprechen und Hören zählen!) ermögliche es, multimodale sensorische Informationen über den eigenen Körper und über die Welt, mit der er interagiert, zu integrieren und eine Offenheit auf die Welt zu entfalten (Gallese 2014).

Dieser Ansatz stützt sich auf die *Phänomenologie der Wahrnehmung* von Merleau-Ponty (1965 [1974]), in der die Wahrnehmungserfahrung als Funktion des Körpers erklärt wird. Denn die Wahrnehmung könne weder rein durch anatomisch-physiologische Prozesse noch als empiristischer Vorgang (entlang von Empfindungen und Assoziationen), noch als rein mentaler Prozess (bestehend aus Repräsentationen, Urteilen, Kategorien oder Konzepten) erklärt werden. Der Körper in seiner gelebten sinnlichen und motorischen Erfahrung müsse als Subjekt der Wahrnehmung betrachtet werden. Im Unterschied zum begrifflichen Wissen tauchte der Körper hier als Träger von »practognosia« (praktischem Wissen, das Erleben ermöglicht) auf, der gleichzeitig aber nicht auf sein organisches Funktionieren reduzierbar sei (Merleau-Ponty 1945, S.164).

»Die Bewegungserfahrung unseres Leibes ist kein Sonderfall der Erkenntnis; sie eröffnet uns eine Weise des Zugangs zur Welt und zu Gegenständen, eine ›Praktognosie‹, die es als eigenständig, ja vielleicht als ursprünglich anzuerkennen gilt« (Merleau-Ponty 1966, S.170). Körper- und Bewegungserfahrungen, wie eben auch das Sprechen und Hören, bieten uns einen ersten originären Zugang zur Welt und zum Objekt, durch den erste mentale »Repräsentationen« gebildet werden.

Das schizophrene Spektrum wird mit Störungen der Funktionalität des »minimal self« (Zahavi 2005) und der »Ipseität« (Parnas 2000; Parnas & Handest 2003; Sass & Parnas 2003, 2007) in Zusammenhang gebracht. Im Unterschied zu diesen Autoren, die von einem vorsozialen Selbst ausgehen, gibt es im Sinne von Winnicott keinen Säugling an sich für sich selbst (Winnicott 1956), weil man überall dort, wo man einen Säugling findet, auch mütterliche Fürsorge vorfindet, und ohne mütterliche Fürsorge gebe es keinen Säugling.* Trotz dieser Differenz in der entwicklungspsychologischen Theorie sind die drei Ebenen des Selbsterlebens (selfhood) aus Sicht des Mentalisierungsmodells hilfreich:

1. Die präreflexive Ebene: das basale, körperlich verankerte Selbstgewahrsein (»basic self«, »minimal self« oder »Ipseität«). Ich bin mir dessen bewusst, dass ich die bin, die hier sitzt. Das, was ich unmittelbar spüre, ist *mein* Körper, *mein* Gewicht, *meine* Bewegungen, die Temperatur in *mir* und um *mich*. Es ist *meine* Stimme, die sich zu jemandem sprechen hört.
2. Die reflexive Ebene: das explizitere Selbstgewahrsein als ein unveränderliches erlebendes und handelndes Subjekt (2. setzt 1. voraus). Ich bin die, die im Sprechen und Handeln ein Gegenüber in bestimmter Weise erlebt und einen bestimmten Eindruck auf diese Personen macht (offen und neugierig, feindselig, ängstlich usw.).
3. Das soziale und narrative Selbst mit individuellen Charakteristika (Persönlichkeit, Gewohnheiten usw.). Früher war ich schüchtern, aber heute bin ich sehr gesellig.

In der Prodromalphase der Schizophrenie sind phänomenologische Veränderungen zu beobachten, die einer Ipseitätsstörung zuzurechnen sind (Parnas 2005; Parnas et al. 1998). Prodromalsymptome schizophrener Erkrankungen zeichnen sich durch eine Schwächung der subjektiven Selbsterfahrung (Ipseität) und des Erlebens von Gegenwart sowie der Welterfahrung aus der Perspektive der ersten Person aus (Yung & McGorry 1996). Dazu gehören ein anomales Körpererleben, eine Beeinträchtigung des als kontinuierliche Abfolge erlebten Bewusstseinsstroms, der Selbstabgrenzung und eine existentielle Neuausrichtung. Der Psychiater Henrique Cornelius Rümke (1893–1967) bezeichnete sein besonderes Erleben in Erstkontakten mit schizophrenen Patienten

* Übersetzung USV, eine Diskussionsbemerkung, die Winnicott schon 1940 geäußert hat, aber erst in seiner Publikation 1960 erscheint: »There is no such thing as an infant, meaning, of course, that wherever one finds an infant one finds maternal care, and without maternal care there would be no infant« (Winnicott 1960, S. 586).

als »Präcox-Gefühl« (Rümke 1941). Er erklärte sich dieses Phänomen aus der Schwierigkeit der Betroffenen, als »ganze Person« in Kontakt zu kommen. Ein in der Folge intuitives (quasi-unterschwelliges) Denken in Zusammenhang mit einer Verringerung an empfundener Resonanz beeinflusse das Vermögen zur sozialen Bezogenheit. Dies äußere sich darin, dass Betroffene plötzlich intensiv auf Bewegungen, Körperzustände oder ihre Kleidung fokussierten.

Fuchs (2000) beschrieb eine Patientin, die plötzlich ihren Gang genau zu beobachten begann. Dadurch habe sie angefangen, ganz steif zu gehen, und sei unsicher geworden, wie sie ihre Hände halten sollte. Sie habe ständig ihren Gesichtsausdruck im Spiegel betrachtet und zunehmend Veränderungen darin festgestellt. Schließlich habe sie fantasiert, man werde sie an ihrem Gesichtsausdruck als Prostituierte identifizieren, und dann auch bemerkt, dass Männer sie eigenartig ansähen, wenn andere Menschen ihr nahekämen. Zunehmend habe sie eine starke körperliche Anspannung gefühlt. Letztlich habe sie sogar angenommen, sie sollte durch Gehirnmanipulation zur Prostituierten gemacht werden.

Eine Fallvignette aus meiner Praxis:
Eine Patientin richtete ihre Aufmerksamkeit besonders auf ihre Augenbewegungen und ihren im Raum oder in der Gegend herumschweifenden Blick. Sie versuchte, dessen Sinn und ihre eigene Intention dahinter zu verstehen, und nahm schließlich an, dass sie es auf Personen, die in ihre Blickrichtung kamen, abgesehen habe und diesen wohl Böses wolle. So wuchs in ihr die Überzeugung, dass sie bald zur Rechenschaft gezogen werde. Sie war überzeugt, abgehört, überwacht und schließlich bald verhaftet zu werden.

Patientinnen schildern beispielsweise das Phänomen, dass sie ihre Aufmerksamkeit übermäßig intensiv auf ihre Augenbewegungen und ihren herumschweifenden Blick richten. Daraus wird dann mitunter übermentalisierend geschlossen, dass die Intention der eigenen Blicke verwerflich sei und den Betroffenen zum Verhängnis werden könne. Anhand dieser Beispiele lässt sich die eskalierende Entwicklung ermessen, die von einem gesteigerten Erleben von Körperwahrnehmungen

(Körper-Modus) ausgeht. Schließlich werden diesen zunehmend verzweifelt Erklärungen zugeschrieben, um einen Sinn darin zu finden. Ein Mentalisierungsversagen auf dem Niveau des Körper-Modus führt dazu, dass sich der Betroffene im eigenen Körper nicht mehr zu Hause fühlt, diesen nicht mehr aus der Perspektive der ersten Person erleben kann und daher schlussfolgert, manipuliert zu werden (»Positivsymptom«).

Gallese (2021) fragte sich deshalb, ob eine körperliche Selbstbestimmung in der Schizophrenie erhalten bleibe oder nicht? Bezüglich des Zusammenhangs zwischen körperlicher Selbstbestimmung und Schizophrenie wurden die Bewegungsrepräsentanzen des eigenen Körpers beim Anblick eigener Körperteile mit viel geringerer Wahrscheinlichkeit bei Menschen mit Schizophrenie aktiviert als bei Kontrollpersonen. Die impliziten Bewegungsrepräsentanzen des Körpers sind offenbar entscheidend für eine kohärente Wahrnehmung des Körper-Selbst (Ferri et al. 2012b).

Erfahrungen der Selbstentfremdung, gestörte Körperlichkeit, veränderte Bewusstseinsströme und verschwommene Selbst-andere-Grenzen sind zentrale Merkmale der Schizophrenie, in denen sich die primäre Störung des körperlichen Selbst äußert. Möglicherweise liegt diesem entkörperlichten Selbst ein ineffizienter körperbezogener multisensorischer Integrationsprozess zugrunde. Dieser Prozess findet normalerweise im peripersonalen Raum statt, einer Pufferzone, die unseren Körper unmittelbar umgibt und das räumliche Selbst erfassen lässt. Der peripersonale Raum fungiert als eine äußerst adaptive und formbare Grenze, die durch unterschiedliche Erfahrungen geformt wird und in ihrer individuellen Ausdehnung stark von Mensch zu Mensch variiert. Dazu gehören auch motorische Erfahrungen wie die Verwendung eines Werkzeugs im fernen Raum, die zu einer Ausdehnung von dessen Grenzen führt. Unsere Fähigkeit zur Unterscheidung zwischen Selbst und anderem bedarf der Erfahrung, ein körperliches Selbst im Raum zu sein. Dies trägt zur Aufrechterhaltung einer kohärenten Repräsentation unseres grundlegenden Selbstgefühls in Bezug auf die Außenwelt bei. Verschiedene Studien an Primaten, aber auch an Menschen lassen vermuten, dass sowohl der Ausdehnung als auch der Plastizität der Phänomene des peripersonalen Raumes multisensorische Integrationsmechanismen zugrunde liegen. Bei Menschen mit Schizophrenie mehrten sich Belege für signifikante Anomalien in der Ausdehnung des peripersonalen Raumes (Di Cosmo et al. 2018; Lee et al. 2021; Noel et al. 2020). Solche Erkenntnisse sind klinisch genauso wie gesellschaftlich besonders relevant, da sich die Grenzen des peripersonalen Raumes aufgrund der erfolgten Interaktionen mit Menschen, aber auch zu Gegenständen ständig verändern. Unser Organismus braucht einen plastischen Raum, um kontinuierlich sowohl exterozeptive als auch interozeptive Signale integrieren und akkurat auf sie reagieren zu können. Genauere Erkenntnisse zu funktionellen Eigenschaften des peripersonalen Raumes könnten neue Aufschlüsse über schon bekannte soziale und motorische Beeinträchtigungen bei Schizophrenie ebenso liefern wie wichtige Rückschlüsse für modifizierte Behandlungskonzepte. Erste Untersuchungen zur Plastizität des peripersonalen Raumes bei Schizophrenie-Patienten anhand eines motorischen Trainings mit einem Werkzeug könnten künftige Behandlungs- und Rehabilitationsmaßnahmen dahingehend modifizieren, die Körpergrenzen der Patienten besser wahrzunehmen (Ferroni et al. 2022).

Die Arbeitsgruppe um Vittorio Gallese geht davon aus, dass die Wahrnehmung des Körper-Selbst auf einem sensomotorischen Netzwerk beruht (Ferri et al. 2012a). Die sensomotorische Repräsentanz des Körper-Selbst ermögliche, unseren eigenen Körper von dem des anderen zu unterscheiden (Sestito et al. 2013). Insofern ist unsere Grunderfahrung, die wir von uns selbst als Körper-Selbst machen, von Anfang an durch unsere Interaktionen mit anderen Körpern gelenkt. Die Versuchspersonen betrachten im Experiment Videos, in denen Personen mit lachendem, mit weinendem oder einem neutralen Gesichtsausdruck zu sehen sind. Dabei wird der *»musculus zigomaticus major«*, der Jochbeinmuskel, mehr oder weniger aktiviert. Reduzierte Mimik beeinträchtigte die Beurteilung von beobachteten Emotionen. Schizophrene Patienten zeigten Defizite in der schnellen Mimikreaktion auf positive Emotionen. Ferri und Mitarbeiter untersuchten den Zusammenhang zwischen der neuronalen Aktivierung und der Schwere der Selbst-Störung (Ferri et al. 2013), während die Versuchsperson eine Aktivität ausführte, die entweder von positiver, negativer oder neutraler Emotion begleitet wurde. Es stellte sich heraus, dass die Aktivierung des linken inferioren Parietallappens negativ mit der Schwere der Selbst-Störung korrelierte. Das Verstehen einer anderen Person beruhte auf einem präreflexiven, erfahrungsbezogenen Verständnis, das der »Embodied Simulation«-Theorie entstammt (Ebisch et al. 2016; Gallese 2005; Gallese & Caruana 2016). Das Gegenüber werde dabei durch neuronale Wiederverwendung der eigenen senso- und viszeromotorischen Ressourcen als körperliches Selbst wahrgenommen, wodurch gleichzeitig die Unterscheidungsfähigkeit zwischen Selbst und anderem erhalten bleibe. Diese Unterscheidung sei bei schizophrenen Patienten verwischt, wobei wahrscheinlich ein bestimmter neuronaler Mechanismus an der Verknüpfung der Wahrnehmung von Selbst (Identität) und anderem (Alterität) beteiligt sei. Empirische Daten deuten auf ein Ungleichgewicht in der präreflexiven Beziehung des verkörperten Selbst zu seiner sozialen Umgebung und zur Welt hin. Anomalien der neuronalen Funktion fanden sich in der Folge in den Bereichen der multisensorischen Integration, der Verarbeitung von selbst- und fremdbezogenen Körperinformationen und der Vermittlung von Selbsterfahrung.

Die Arbeitsgruppe um Ebisch und Gallese (2015) untersuchte den Zusammenhang zwischen Erstem-Person-Erleben bei psychiatrischen Erkrankungen und deren Neurobiologie. Dabei spielt die Dimensionalität bei diesen Schwierigkeiten, wie überall in der Natur, eine besondere Rolle. Störungen der leib-seelischen Integration von Menschen mit Schizophrenie werden im Rahmen von einsichtsorientierten oder kognitiven Psychotherapieverfahren weder ausreichend adressiert noch wurden innerhalb dieser Methoden bisher dazu Ansätze entwickelt. Ältere körperorientierte Verfahren belegen jedoch eine gute Wirksamkeit in diesen Bereichen (Priebe et al. 2013; Scharfetter & Benedetti 1978). Um eine »embodied simulation« zu aktivieren, schlug Gallese (2005) den Einsatz von körperorientierten Therapien mit einer gemeinsamen Analyse von Videoaufnahmen der therapeutischen Sitzung vor. Über eine Art verkörperter Simulation sollte unbewusstes körperliches Hintergrundwissen beim Beobachten von Handlungen, Emotionen und Sinneserfahrungen anderer beim Planen von zukünftigen Handlungen an vergangene Erfahrungen erinnern. Es ermögliche das Sicheinlassen auf fiktive Erfahrungen ebenso wie das Verstehen sprachlicher Beschreibungen von Fakten, Handlungen und Ereignissen. Auch wenn solche Erfahrungen vermutlich ebenso in anderen Psychotherapien gemacht werden können, sind sie zentrale Bestandteile einer Mentalisierungsbasierten Gruppenpsychotherapie (MBT-G).

Versucht man das bio-psycho-soziale Modell kulturhistorisch in die abendländische Medizin einzuordnen, so stößt man angesichts der Theorie auf Aristoteles' Begriff »*sunaisthanesthai*«. Fälschlicherweise wurde dieser Terminus oft als Zusammenspiel unserer fünf Sinne im Zuge des Wahrnehmungsprozesses verstanden, also als ein isoliertes Vermögen eines individuellen Gehirns. Gemeint war aber, dass es in der Wahrnehmung zu einer Koordination bestimmter Organe von mehreren Individuen komme, wie April Flakne (2022) Aristoteles versteht. Aristoteles untersuchte dies sowohl an Menschen als auch an Kopffüßlern, Krustentieren und Insekten. Über mehrere Schriften hinweg teilte er seine Beobachtungen in sehr ausführlicher Weise mit. So setzten etwa Bienen, aber auch Menschen ihre jeweiligen Sinne gemeinsam ein, um in ihrem gemeinsam gefundenen Lebensraum gut zu funktionieren. Die Kommunikation und der Informationsaustausch zwischen den Organismen erlaubten erst die Schaffung eines förderlichen Lebensraums, wie etwa das Auffinden von ausreichenden Blütenpollen bei den Bienen oder das Bilden von schutz- und sicherheitbietenden Gruppen bei Menschen. Eine eigenwillige Kombination von Sinneskapazitäten und deren inter-organismisches bzw. inter-körperliches Zusammenspiel machten einen zum Mitglied einer bestimmten Spezies und ermöglichten die Schaffung eines geteilten Erfahrens und Erlebens des jeweiligen Lebensraums – eines Common Sense. Die Teilhabe an Gemeinschaften wird so zu einem lebensnotwendigen Unterfangen.

Ein zweiter wichtiger Aspekt ist, dass wir uns unseres Wahrnehmens gewahr sind und die Existenz eines Gegenübers co-wahrnehmen: »Wir können (müssen sogar!) die Existenz unseres Freundes – gleichzeitig mit ihm – wahrnehmen (sun-aisthesis)« (Flakne 2022, S. 30). Ausgehend von seinem Konzept der *koine aisthesis* schrieb Aristoteles von der Fähigkeit wahrzunehmen, dass wir wahrnehmen (*koine* griechisch für »gemeinsam«, *aisthesis* griechisch für »wahrnehmen«), und er verwies auf *koine dunamis*, ein notwendigerweise gemeinsames Vermögen wahrzunehmen. Bewusstsein erfordere eine zumindest minimale Gemeinsamkeit in der Wahrnehmung, eine aktive Abgleichung der sensomotorischen Möglichkeiten gemäß den Erfordernissen des Lebensraums in Unterscheidung zur passiven Kontemplation beim Träumen oder zum entkörperlichten Reflektieren eines Subjekts, wie Descartes es sich vorstellte. Mit seinem Begriff der *sunaistheisis* erweiterte Aristoteles eine streng individualistisch und eine biologisch fundierte Psychologie um ein sozial-ethisches Konzept. Allerdings nicht im Sinne eines kollektiven Bewusstseins, sondern um inter-körperliche Prozesse zwischen individuellen Körpern im Zuge der Bildung des Selbstgewahrseins, der ethischen Identitätsbildung zu beschreiben (Flakne 2022).

»Denn bei ›synaisthesis‹ wird das Bewusstsein, dass man wahrnimmt, nicht durch das Zusammenspiel verschiedener Sinne eines Individuums hervorgerufen, sondern durch die Anwesenheit eines anderen Wahrnehmenden. Aristoteles' Verwendung von synaisthanesthai deutet darauf hin, dass die Art von synaisthanesthai, die Menschen mit ›Freunden‹ oder ›Lieben‹ (philoi) praktizieren, durchaus Dreh- und Angelpunkt dafür sein kann, einem biologischen Organismus ohne oder mit nur sehr geringem Selbstbewusstsein zu ermöglichen, ein vollwertiges ethisches Selbst zu werden, mit einem robusten Selbstbewusstsein, das notwendig ist, um sinnvolles ethisches Handeln zu begründen«* (Flakne 2022, S. 32).

Aufbauend auf der Entdeckung der Spiegelneuronen untermauerte die Forschungsgruppe um Gallese die Annahme, dass es unsere Interaktionen mit anderen Körpern sind, die wahrscheinlich die vom sensomotorischen System umhüllte Wahrnehmung des Körper-Selbst maßgeblich lenken, einschließlich des Erlebens der Affektspiegelung, der geteilten Aufmerksamkeit und der geteilten Intentionalität. Auf diesem Boden entwickeln sich Bindungssicherheit und epistemisches Vertrauen. Das multi-brain-Paradigma habe nun endgültig das one-brain-Paradigma abgelöst (Bonini et al. 2022).

---

* Übersetzung HF, im Original: »For with *sunaisthesis* the awareness that *one* perceives is brought about not through individual functions of cross-reference but by the presence of *another perceiver.* Aristotle's use of *sunaisthanesthai* in both Ethics suggests that the kind of *sunaisthanesthai* humans engage in with ›friends‹ or ›dear ones‹ (*philoi*) may well provide the pivot that allows a biological organism with *no, or only a very minimal, sense of self-awareness* to become a fully ethical self, one with the sort of *robust self-awareness necessary to found meaningful ethical agency*«.

Fuchs und De Jaegher vertreten eine »nicht-repräsentative« Sicht auf soziales Verstehen (Fuchs & De Jaegher 2009): Dieses entspringe einer Hier-und-Jetzt-Interaktion zwischen beteiligten Personen. Soziales Verstehen sei geprägt von gemeinsamer partizipierender Sinnstiftung und gegenseitiger Inkorporation, einer sich körperlich vermittelnden Bezogenheit. Wir partizipieren immer aktiv am Entstehen von Bedeutung und Sinn der sozialen Interaktion.

Ohne Objekt-, Selbst-, Affekt- und Gruppenrepräsentanzen ist aber ein soziales Verstehen kaum möglich, was in psychodynamischen und Mentalisierungsbasierten Gruppentherapien jedoch eine spezifische Entwicklungsaufgabe bei Patienten mit fehlenden oder nur partiellen Repräsentanzen darstellt. Diese sogenannten Repräsentanzen sind allerdings Aspekte eines stets gemeinsam geschaffenen dynamischen Beziehungsgeschehens, im wörtlichen Sinne deren ständige gemeinsame Vergegenwärtigungen, und nicht bloß mentale Vorstellungen oder Ideen im jeweiligen Individuum.

2.6 Neuere Ansätze und Konzepte zur Therapie und Genesung bei Psychosen

> »Unter uns gesagt, muss ich nicht immer auf ›Augenhöhe‹ behandelt werden, auch nicht als Erwachsener, doch unter welchem ›Stern‹ Begegnungen stehen, hat Einfluss auf mich und andere« (Schmidt 2020, S. 20).

In den letzten Jahrzehnten gab es verstärkte Bemühungen und wegweisende Ansätze, um die Entstehung von Gesundheit und Resilienz mit in die Diskussion um Psychose-Erkrankungen und deren Therapien einzubeziehen, wie etwa Aaron Antonovskys Konzept der »Salutogenese« (Antonovsky 1997), die psychosoziale Krisen- und Belastungsforschung und ressourcenorientierte Stressmodelle.

Die bisher auf biologisch orientierte Modelle fokussierte Psychosen-Forschung vertrat die Auffassung, dass Psychosenneurodegenerative Gehirnerkrankungen mit bestimmten Symptomen und funktionalen Defiziten seien. Neurophysiologische und genetische Daten sollten dies untermauern. Umweltfaktoren, die Rolle von Traumata in der Ätiologie und nicht zuletzt iatrogene Behandlungseffekte wurden eher vernachlässigt. Diese reduktionistischen Modelle wurden vermehrt von alternativen Konzepten abgelöst, die das individuelle Erleben in der Psychose in die Theorienbildung und die Entwicklung von Forschungsmethoden einbezogen, wie etwa der philosophisch-phänomenologische Ansatz und die Recovery-Bewegung. Somit rückte die Welterfahrung aus der Ersten-Person-Perspektive in den Vordergrund und damit die Frage, wie sich die Person selbst erlebt. Der Recovery-Ansatz (Amering & Schmolke 2012) betont das individuelle Genesungspotential und versuchte mit der Stärkung (Empowerment) der sozialen und gesellschaftlichen Teilhabe, gegen eine Stigmatisierung in der Gesellschaft anzukämpfen, etwa in öffentlichkeitswirksamen Antistigma-Kampagnen (Hamm et al. 2018).

Die Recovery-Bewegung hinterfragt gängige Krankheitsmodelle und legte die Betonung auf Gesundheitsmodelle. Sie verweist dabei auf iatrogene Auswirkungen psychiatrischer Behandlungen. Die Erfahrung, dass Psychose auch heilbar sein kann, reicht in die Zeit noch vor Bleuler, wie die Schriften von Frame (1860) und Tuke (1813) zeigen. Heute werden traditionelle psychiatrische Behandlungsansätze dahingehend kritisiert, dass die Gesundung mehr als nur das Abklingen der Symptome oder das Ausbleiben von stationären Aufnahmen oder Unterbringungen ist. Sie lasse sich vielmehr sowohl am Outcome (Abklingen der Symptome und Stufen psychosozialer Verbesserung) als auch am Prozess (Verbesserung der Lebensqualität, des Lebenssinns auch angesichts der Symptome und Einschränkungen) festmachen, was jedoch subjektive wie objektive Verbesserungen umfassen sollte (Lysaker & Lysaker 2010). Ziele sind die Zurückgewinnung der Identität, des Erlebens von Subjektivität, der Verbundenheit mit anderen, Hilfe annehmen können, die Steigerung der Resilienz. Gemäß den in den USA veröffentlichten Kriterien psychischen Wohlbefindens zählen dazu Selbstverantwortung, Selbststeuerung, Individualität, Selbstermächtigung, Verbundenheit bzw. »Eingebundensein« in soziale Kontexte, Respekt und Hoffnung (Administration 2012).* Interessanterweise wurde erst in der Überarbei-

* Substance Abuse and Mental Health Services Administration (SAMHSA).

tung dieser Richtlinien von 2012 das Kriterium »Eingebundensein« hinzugefügt (Ellison et al. 2018). Gumley und seine Mitarbeiter heben ihrerseits besonders die Entwicklung einer sicheren Bindungsbeziehung (Gumley et al. 2014), andere Autoren das soziale Eingebundensein (die soziale Verbundenheit), Selbstvertrauen und Lebenssinn hervor (Jose et al. 2015).

Im Ipseity Disturbance Model (IDM) wird eher von anhaltenden Persönlichkeitseigenschaften (traits) ausgegangen, die der Entwicklung von Symptomen vorausgehen, und in erster Linie nach dem Erkrankungsbeginn gesucht. Die Recovery-Bewegung hingegen legt die Betonung auf Zustände (states) in Form von Reaktionen auf bestimmte soziale und Umweltfaktoren, die im Laufe der Gesundung völlig verschwinden können. In ihrer Forschung stehen der Krankheitsverlauf und die Phasen der Gesundung im Vordergrund, gemessen an persönlichen Erfahrungsberichten. Theoretisch unterscheiden sich die beiden Ansätze vor allem darin, dass das IDM von Veränderungen im Ersten-Person-Erleben, also einer grundlegenden »trait-like disturbance« ausgeht, Symptome und emotionale Leidenszustände seien deren Folge. Die Ipseitätsstörung wird als kognitiv-perzeptuale Störung verstanden, die möglicherweise mit biologischen Störungen in Verbindung steht. Die Recovery-Bewegung sieht den Ausgangspunkt in Veränderungen des Selbsterlebens verknüpft mit Leidenszuständen, die mit einer sozialen Aversion (adversity) und mitunter auch mit Traumatisierungen einhergehen. Hamm und Mitarbeiter versuchten trotz der beschriebenen Unterschiede und verschiedenen Herangehensweisen (Hamm et al. 2018), diese beiden Ansätze in einem Behandlungskonzept zu verbinden. In der Fachliteratur gebe es sowohl Berichte zu positivem Outcome als auch zu persistierenden Störungen. Sass und Mitarbeiter fokussierten auf das Zusammenspiel von Trauma, Dissoziation und den im IDM beschriebenen Störungen der Subjektivität (Sass et al. 2018).

Empfehlungen für die Psychosen-Behandlung aus Sicht des IDM waren bisher von der Skepsis gegenüber der symptomfokussierten Psychotherapie getragen, wie etwa der Kognitiven Verhaltenstherapie (CBT), da diese das Hyperreflektieren verschlimmern könne. Neuere Studien sprechen sich für eine Förderung der Achtsamkeit aus, die in Metaanalysen jedoch eher niedrige Effektstärken aufweist. Die Recovery-Bewegung legt mit Bedacht auf die schweren Folgen von Stigmatisierung den Schwerpunkt auf die Förderung der sozialen Eingebundenheit und Bemühungen zur Normalisierung des Alltagslebens der Betroffenen. Ein Behandlungskonzept, das von beiden Ansätzen profitiert, sollte das eigene Erleben in den Fokus nehmen, die Genesung fördern und die sich entwickelnde Selbstermächtigung unterstützen.

Subjektivität sollte als Ganzkörpererfahrung betrachtet werden und nicht nur als Ausdruck einzelner Gedanken, Wahrnehmungen und Überzeugungen. Interventionen sollten nicht nur der Symptombewältigung und Skills-Verbesserung dienen. Ziel ist ein Sinnerleben im interpersonalen Kontext, wie es z. B. in der Gruppentherapie möglich werden kann, wenn keinem starren Curriculum gefolgt wird. Wählt der Behandler einen direktiveren Ansatz und stellt er dabei eigene Sichtweisen und Lösungsvorschläge in den Vordergrund, rücken die Möglichkeiten des Patienten zur eigenen Sinngestaltung und Selbstbestimmung in den Hintergrund. Ein zu pädagogisches Einwirken auf das Selbsterleben, also Psychoedukation in Form eines Referierens über Erlebnisweisen von Psychose-Kranken, stört die Wiedererlangung der Selbsturheberschaft. Die Qualität und die Verbindlichkeit in der therapeutischen Beziehung rücken damit wieder in den Vordergrund und relativieren die unbedingte Bevorzugung von manualisierten Behandlungskonzepten, die auch durch wechselnde Therapeuten gleichermaßen umgesetzt werden können. Der Therapeut sollte nicht als Experte auftreten, sondern eine kooperative Beziehung zu dem/den Patienten gestalten. Gemeinsam sollte über subjektives Erleben mit dem Ziel der Verbesserung der Selbsturheberschaft reflektiert werden und die eigene Genesung selbstverantwortlich übernommen werden. Diesen Zielen folgen neuere Behandlungsansätze, wie z. B. MERIT (Lysaker & Klion 2017) oder der *Offene Dialog* (Olson et al. 2014; Seikkula et al. 1995).

KAPITEL 3

Mentalisieren bei Psychosen

3.1 Ein mentalisierungsbasiertes Modell der Pathogenese von Psychosen

Ein auf das Mentalisieren fokussierendes Modell der Pathogenese von Psychosen baut einerseits auf den bereits genannten Modellen auf, setzt dabei aber besonders auf die Säulen der Bindungstheorie, der Intersubjektivität bzw. Inter-Körperlichkeit und der Sozialen Neurowissenschaften.

Dysfunktionales Mentalisieren bei Psychosen ist in den letzten Jahren in den Fokus der Mentalisierungsforschung gerückt. Anlässlich des fünften internationalen MBT-Kongresses in Haarlem in den Niederlanden 2019 betonte Martin Debbané, dass die Behandlung von Schizophrenie und anderen Psychose-Spektrum-Störungen (SSPDs) nach wie vor eine beträchtliche klinische Herausforderung darstelle. Dies liege vor allem an der vorherrschenden Komorbidität und einem Symptom-Behinderungs-Gefälle, wobei die soziale Dysfunktion die gravierendste Beeinträchtigung sei. Seine Arbeitsgruppe geht davon aus, dass dieser psychischen Erkrankung eine zentrale Selbst-Störung zugrunde liegt (Debbané et al. 2016b).

Weijers und Mitarbeiter fassten die unterschiedlichen Einflussfaktoren zusammen und präsentierten ein heuristisches, mentalisierungsbasiertes Modell der Pathogenese von Psychose-Erkrankungen (Weijers et al. 2020), in welches der Körper-Modus (Schultz-Venrath 2021) und die kommunikative Bezogenheit (Felsberger 2022) jedoch noch zu integrieren sind. Es wird vermutet, dass frühe Bindungsstörungen negative Auswirkungen auf eine sich entfaltende Vulnerabilität für Psychosen haben. Eine genetische Vorbelastung für die Entwicklung einer Psychose-Erkrankung kann bei zusätzlich auftretenden Umweltfaktoren

Ein mentalisierungsbasiertes Modell der Pathogenese von Psychosen

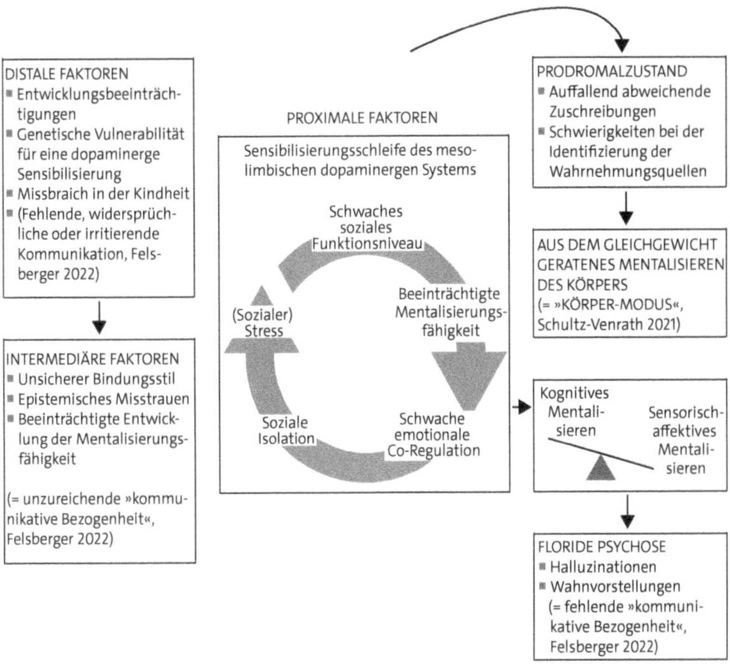

Abb. 1: Ein heuristisches, mentalisierungsbasiertes Modell der Pathogenese von Psychosen (Weijers et al. 2020; Übersetzung aus dem Englischen und modifiziert durch HF)

wie Missbrauch und Vernachlässigung zu einem unsicheren oder desorganisierten Bindungserleben führen. Die Anfälligkeit für dissoziative Coping-Mechanismen bei hohem emotionalem Arousal ist erhöht und mündet mitunter in der Deaktivierung bzw. Abwehr von Bindungsbedürfnissen (Brent & Fonagy 2014).

Auf neuronaler Ebene sind die frühe hypothalamic-pituitary-adrenergic-(HPA)-Funktion sowie das oxytonergische System beeinträchtigt, das die Synchronisierung in Bindungsbeziehungen förderlich beeinflusst (Pereira & Debbané 2018). Beide Systeme haben wiederum eine Auswirkung auf das dopaminerge Belohnungssystem. Des Weiteren sind die Integrität des Salienzsystems und damit die Entwicklung der sozialen Kognition und das Navigieren in der sozialen Welt betroffen. Das Konzept der Schizotypie ist für dieses Verständnis hilfreich, da es von einem Persönlichkeitsentwicklungsmodell mit seinen genetischen und umweltbedingten Einflussfaktoren ausgeht. Die schizotype Persönlichkeitsentwicklungsstörung ist charakterisiert durch kognitive Desorganisation, Wahrnehmungsstörungen sowie affektive und zwischenmenschliche Beeinträchtigungen. Mentalisierungseinbrüche gehen mit der Entwicklung einer Vulnerabilität für eine Psychose-Erkrankung einher, die Förderung des Mentalisierens kann umgekehrt die Auswirkung von psychischen Erkrankungen lindern (Pereira & Debbané 2018).

In einem frühen prämorbiden Stadium (frühe Entwicklung bis späte Adoleszenz) beginnen sich subklinische Soft-Signs einer Psychosen-Neigung sowie schizotypische Manifestationen in interpersonalen, Wahrnehmungs- und kognitiven Bereichen zu zeigen. Hier könnte ein Zusammenhang zur Entwicklung des Mentalisierens bestehen. Einige Studien weisen auf Mentalisierungseinbrüche im Realitätsmonitoring (Debbané et al. 2009) und in der Entwicklung der Theory of Mind hin (Clemmensen et al. 2016). Verläuft die Entwicklung der sozialen Kognition entsprechend, verschwinden frühe Psychose-Anzeichen, wie etwa das Stimmenhören. Stimmenhören[14] ist eigentlich ein verbreitetes Phänomen und in vielen Kulturen belegt. Es muss nicht zwangsläufig ein Hinweis auf eine Erkrankung bzw. ein Symptom einer Psychose sein, ist aber häufig mit beträchtlichen Scham- und Schuldgefühlen verbunden (Carden et al. 2019). Menschen, die Stimmen hören, aber nicht psychotisch sind (Baumeister et al. 2017), weisen im Erwachsenenalter höhere Mindfulness-Skills auf als psychotische Stimmenhörer und als gesunde Kontrollpersonen (Peters et al. 2016). Debbané und Barrantes-Vidal (2015) vermuten, dass soziale Verstehensprozesse durch Zuschreibungen intentionaler mentaler Zustände möglich sind.

Einem weiteren Stadium im Entstehen von psychotischen Störungen widmen sich Langzeitstudien zu prodromalen oder Ultra-High-Risk-(UHR)-Jugendlichen und jungen Erwachsenen, die Symptome gerade unter der Schwelle der klinischen Relevanz aufweisen (bei UHR) oder Symptome bezüglich einer Desorganisation in Wahrnehmung und Kognition bei einer merkbaren funktionalen Verschlechterung. Entsprechend dieser Studien verschlechtern sich kognitive Prozesse höherer

Ordnung wie die soziale Kognition, soziale Wahrnehmung und die Wahrnehmung von Emotionen in Gesichtern (Piskulic et al. 2016). Es kommt zur Verschlechterung im Mentalisieren (Debbané et al. 2016a), in der Metakognition (Lysaker et al. 2014a) und bezüglich der Einsicht (Lysaker et al. 2014b). Hierin zeigt sich doch ein wesentlicher Zusammenhang zwischen den kognitiven Prozessen höherer Ordnung und sozial-adaptivem Funktionieren in klinischen Zuständen. Ein Therapieansatz, der auf die sozial-kognitive Dysfunktion fokussiert, ist etwa die Metakognitive Verhaltenstherapie. Pereira und Debbané (2018) sehen bei sozial-kognitiver Dysfunktion die Möglichkeiten von MBT in der Stärkung der Bindungsbeziehung und der Förderung der Resilienz.

Entwicklungsbedingte Faktoren, wie etwa Missbrauchserlebnisse oder Kränkungen in der Kindheit, bilden in Kombination mit einer konstitutionellen Veranlagung einen fruchtbaren Boden für soziale Schwierigkeiten, die das mesolimbische dopaminerge System sensibilisieren. Verstärkend wirken außerdem intermediäre Faktoren, wie z. B. eine unsichere Bindung und eine gestörte Mentalisierungsfähigkeit. Aufgrund von enttäuschenden oder desorganisierten Bindungsbeziehungen zu Bezugspersonen und Gleichaltrigen treten bei sich anbahnenden Beziehungen oder Freundschaften emotionaler Stress und eine schlechte Co-Regulierung von Emotionen und in der Folge eine Verschlechterung der sozialen Interaktion auf, was schließlich mit sozialer Isolation oder Rückzug verbunden sein kann. Wie in einer negativen Spirale kommt es zu weiterer Verschlimmerung und zusätzlicher Beeinträchtigung des Mentalisierens. Die sich steigernde Sensibilisierung des dopaminergen Systems wiederum führt zu abweichenden Erfahrungen, die wegen des epistemischen Misstrauens beharrlich idiosynkratisch interpretiert werden. Schreiben Personen sensorisch-affektiven Erfahrungen durchgehend extreme Sicherheit zu, hat dies Halluzinationen zur Folge, bzw. stellen sich Wahnvorstellungen ein, wenn sensorisch-affektive Informationen oder die Sichtweise anderer nicht zur Aktualisierung kognitiver Überzeugungen genutzt werden können (Weijers et al. 2020).

Ein Faktor, der auf allen Ebenen zu einer negativen Entwicklung beiträgt, ist eine entweder fehlende, widersprüchliche oder irritierende Kommunikation durch die Betreuungspersonen in den ersten Jahren der Entwicklung. Aufgrund fehlender Resonanz kann sich kaum ein epistemisches Vertrauen entwickeln, d. h., Informationen und Rückmeldungen über sich und die Welt kann nicht vertraut werden. Des Weiteren erschwert beeinträchtigtes Mentalisierungsvermögen eine kommunikative Bezogenheit, die schleichend gänzlich abhandenkommen kann. Dadurch gerät das Mentalisieren des Körpers (»embodied mentalizing«) aus dem Gleichgewicht oder wird geradezu ausgehebelt, indem z. B. automatisierte (implizite) Körperfunktionen explizit beobachtet und bedacht werden. Der Betroffene beobachtet beispielsweise penibel die Bewegungen seiner Hände.

Im Zuge einer Psychose-Erkrankung schwindet die Fähigkeit, sich innere Zustände zu vergegenwärtigen – die Fähigkeit zur Metarepräsentation, die entweder erschwert oder gänzlich aufgehoben sein kann, etwa im Konkretismus oder im fehlenden Bewusstsein über eigene Intentionen bei starker Negativsymptomatik (Lempa et al. 2016). Dies führt in der Folge dazu, dass unzutreffend auf innere mentale Zustände bei sich und anderen geschlossen wird (reduzierte *Theory-of-Mind*). Das so entstehende mangelnde »soziale Wissen« und ein fehlendes Bewusstsein über die eigenen Intentionen werden noch verstärkt durch jahrelangen sozialen Ausschluss. Das Erleben des eigenen »Selbst als Urheber« (Agens, Akteur) und die Selbst-andere-Abgrenzung gelingen immer weniger. In der Tat berichten Betroffene, dass sie die damit einhergehende Affektansteckung als verwirrend und ängstigend erleben. Beeinträchtigungen im empathischen Mitschwingen und geteilter Intentionalität, Störungen verkörperter Interpersonalität, der sogenannten Inter-Körperlichkeit, erschweren das Gewahrsein des Selbst und des anderen. Diese Verkörperungsprozesse basieren wahrscheinlich auf geteilten neuronalen Repräsentanzen für wahrgenommene und ausgeübte Handlungen, »shared representations« (Gallese 2003). Bei Psychose-Patienten ist die inter-körperliche Beziehung zu anderen blockiert oder zu intensiv erlebbar, spontane körperliche und emotionale Abstimmungsvorgänge (»attunement«) werden durch heftige Ängste erschwert. Kommunikationsblockaden können nicht so einfach überwunden werden. »Auf klinischer Ebene ergibt sich ein nicht erlebbares Spannungsfeld zwischen dem Fehlen des selbstverständlichen Eingebettetseins in zwischenmenschliche leib-seelische Resonanzprozesse einerseits und der intrusiven Gewalt von Affektansteckung und Fremdbeeinflussungserleben andererseits« (Lempa et al. 2016, S. 36).

3.1.1 Was sagt uns das Präcox-Gefühl?

Psychotische Zustände und deren prodromale Phase sind gekennzeichnet durch Verzerrungen der Intersubjektivität, was schon im klinischen Interview auffällt und spürbar wird (Varga 2010). Rümke (1941, S. 336) prägte dafür den Begriff »Präcox-Gefühl« und erachtete es als reliabel eingestuftes diagnostisches Tool – der interviewte Patient erscheint wie abgetrennt und nicht zugänglich für einen affektiven Austausch. Dabei handele es sich nicht nur um eine affektive Störung oder Einschränkung, wie sie in der üblichen psychopathologischen Statuserhebung isoliert beobachtbar ist. Der Interviewer erlebe die von Psychosen betroffene Person als außerhalb der gelebten und mit ihm geteilten Welt, wodurch ein fließender affektiver Austausch erschwert bis verunmöglicht werde. Jaspers sprach vom Wahn als etwas per se Unverständlichem und meinte damit die Bedeutungsebene. Rümke hingegen sah darin die Verunmöglichung des Kontakts auf einer sehr grundlegenden körperlichen Ebene. Tatsächlicher zwischenmenschlicher Kontakt kann dann aufgrund von fehlender körperlicher Expressivität, einer Starre und Rigidität in der Körperhaltung, im Gesichtsausdruck und in der Bewegung nicht stattfinden. Auch für Wyrsch (1946) war das Präcox-Gefühl schon deutlich mit einem qualitativ anderen »In-der-Welt-sein« verbunden und nicht nur ein Kommunikationsproblem. Tellenbach (1968) schlug eine »atmosphärische Diagnostik« vor, die die Dissonanz zwischen den »Atmosphären« der beteiligten Personen als Ausgangspunkt nimmt. Warum es zu diesem Phänomen kommt, ist aber noch nicht ausreichend beschrieben worden. Aus einer repräsentationalen Perspektive können wir andere verstehen, indem wir uns ein Bild machen, eine Repräsentanz von deren inneren Zuständen formen. Mentalisieren als »theory-theory« setzt Repräsentanzen, kognitives Mentalisieren, Theory of Mind (ToM) voraus, d. h. ein Verstehen dessen, was ich vom anderen wissen kann. Eine andere Möglichkeit ist die »simulation theory«, gemäß der wir uns durch Imitation in Zustände anderer hineinversetzen und diese dann verstehen können. In der Diskussion um das Wesen der sozialen Kognition kann auch von einem enaktivistischen Ansatz ausgegangen werden – dem »enactive approach« (Di Paolo & Thompson 2014). Um nun das Präcox-Gefühl zu erklären, erfordert dies eine Konzeptionalisierung des Mentalisierens des Körpers und gleichzeitig einen Ansatz »der zweiten Person«, d.h. der konkreten Begegnung *auf du und du*. Nach dieser Theorie kommt es zum sozialen Verstehen durch ein gegenseitiges und implizites Erleben von gemeinsam generierten Bedeutungen. Daher kann ein von Resonanz und Empathie getragener Kontakt mit einem Psychose-Erkrankten nur schwer etabliert werden. Und zwar nicht, weil dieser zu einem empathischen Kontakt nicht in der Lage wäre, sondern weil auch der Therapeut die Bedeutung des Kommunizierten nicht mehr verstehen kann. Sein Selbstbezug ändert sich ebenfalls. Das Präcox-Gefühl beim Interviewer ist eher eine Manifestation der Unverbundenheit als die Folge einer Frustration darüber. Dabei ist nicht nur die konkrete Begegnung erschwert oder unmöglich, auch der gemeinsame Weltbezug (Common Sense), ein gemeinsames Gewahrsein (co-awareness) sind abhandengekommen. Dieses »Dazwischen« ist aber nicht als eine übersinnliche Verbundenheit gemeint, sondern als interaktive Koordination und intrinsische Verkettung von Bewegungsmustern, Intonationsmustern, als Koordination von Gesten, Augenkontakt, Affektabstimmung und sogar die Abstimmung des Herzschlags (Neugebauer & Aldridge 1998; Schmidt & O'brien 1997). Betroffen sind vor allem sprachliche Äußerungen (Grammer et al. 1998; Issartel et al. 2007). Diese intrinsische Kopplung von Wahrnehmung und Aktion bezüglich Mimik, Körperhaltung und Interaktionsverhalten wird als »Chameleon Effect« bezeichnet (Chartrand & Bargh 1999). Auf die Sprache, die hierbei eine wichtige Rolle spielt, wird weiter unten ausführlich eingegangen (Kapitel 3.4)

Wir können also von einer koordinierten Affektregulation ausgehen, die ihren Anfang in den ersten Interaktionen, den Proto-Konversationen, zwischen Säugling und Eltern nimmt. Damit eine empathische Resonanz gelingen könne, sei ein subtiles Timing von höchster Bedeutung (Murray & Trevarthen 1986; Varga 2010).

Kann das Präcox-Gefühl sogar als Diagnoseinstrument reliabel eingesetzt werden? Grube (2006) konnte in einer Studie an 67 den Interviewern bislang unbekannten Patienten feststellen, dass die Diagnose

Schizophrenie verglichen mit einer standardisierten Klassifikation in 86,6 % korrekt zugeordnet werden konnte. Kognitive und affektive Einschränkungen, eine gestörte Selbstwahrnehmung, ein verringertes Kommunikationsvermögen sowie eine genetische Prädisposition für Schizophrenie korrelierten mit der Intensität im Präcox-Gefühl.

Im Zusammenhang unserer Überlegungen ist dieses Phänomen insofern von Bedeutung, als es ein konkretes Beispiel für offene Intersubjektivität liefert. In diesem Fall ist es das empfundene Unbehagen auf beiden Seiten, wenn intrinsisches und erwartetes Attuning (Kopplung) in der Begegnung nicht zustande kommt. In der Folge kann sich auch kein epistemisches Vertrauen einstellen.

3.2 Die Entwicklung des Mentalisierens entlang prämentalisierender Modi des subjektiven Erlebens

Die Mentalisierungsfähigkeit beruht auf der entwicklungspsychologischen Integration prämentalisierender Modi, die als Entwicklungsstufen, aber auch als Regression subjektiven Erlebens, insbesondere der Affektregulation verstanden werden. Die Qualität der erlebten Bindungsbeziehungen entscheidet wesentlich darüber, ob und wie diese Modi dominieren oder bewältigt werden. Das Erleben des Säuglings ist geprägt von seinen vielfältigen sensorischen und leiblichen Empfindungen, den Affektspiegelungen und der Resonanz angesichts bedeutsamer Bindungspersonen. Im ersten Lebensjahr herrschen der Körper-Modus und der teleologische Modus vor. Unter ausreichend günstigen Umständen ermöglicht dies ein erstes Erleben von Präsenz angesichts von anderen, wodurch sich über markiertes, kontingentes Spiegeln der Affekte und Emotionen Proto-Repräsentanzen und schließlich Repräsentanzen bilden.

Nicht-kontingentes, unmarkiertes Spiegeln des Säuglings durch die primären Bindungspersonen in Form von angstvollen, aversiven oder widersprüchlichen Affekten, die körpersprachlich mit irritierenden akustischen und visuellen Zeigegesten *(ostensive cues)* oder gar mit Gewaltanwendungen einhergehen, führen zu instabilen nicht-kongruenten, zuweilen verfolgenden Repräsentanzen. Wenn ein Säugling weint, die Mutter (oder der Vater) aufgrund eigener Verunsicherung oder Ambivalenz ebenfalls weint oder gar ungeduldig-aggressiv reagiert, wird dem Säugling eine mimische oder stimmliche Geste, die nicht zu seinem Empfinden passt, rückgemeldet. Oder die emotionale Prosodie, der Ton in der Stimme der Betreuungsperson, widerspricht den auf das Kind gerichteten Bewegungsmustern (Krause 2003). Wenn eine Mutter sich einerseits lächelnd und andererseits mit gereizter Stimme über ihren Säugling beugt, bleibt das Erleben geteilter Intentionalität (z. B. gemeinsam auf das Ziel der Bedürfnisbefriedigung gerichtet zu sein) aus. Das Kind ist in seiner Intentionalität auf das eigene Körpererleben zurückgeworfen, was im weiteren Verlauf zu intensiven Beschäftigungen mit körperbezogenen Empfindungen, wie z. B. Skin-Picking, führen kann. Gegen Ende des ersten Lebensjahrs beginnt sich das Kind als Urheber von Handlungen und diese allgemein als zielgerichtet zu erleben (Csibra & Gergely 1998). Dies wird als teleologischer Modus bezeichnet. Etwa ein halbes Jahr später treten zwei weitere Modi der kindlichen Wahrnehmung und Gedankenwelt hinzu: der psychische Äquivalenz-Modus und der Als-ob-Modus, die zunächst alternierend auftauchen und nach einigen Jahren in den reflektierenden Modus integriert werden (Fonagy 1995; Fonagy & Target 2006; Target & Fonagy 1996). Im Modus der psychischen Äquivalenz werden innere und äußere Welt als identisch erlebt. Ein fantasiertes Monster unter dem Bett wird real dort vermutet. Es kann noch nicht als Ausdruck der Angst verstanden werden. Mit dem Als-ob-Modus kommt der Modus des Spieles hinzu, und innere und äußere Welt werden voneinander getrennt erlebbar. Da das Kind sein Erleben noch nicht auch als mentalen Zustand begreifen kann, bleiben die beiden Welten notgedrungen voneinander entkoppelt. Das Kind spielt Superman und ist es in diesen Momenten auch. Die Angst ist dann anderswo. Wie die Betreuungspersonen auf das kindliche Erleben eingehen und reagieren können, ist von großer Bedeutung. Ein verständnisvoller und einfühlsamer Umgang der Eltern ist für die Entwicklung der Mentalisierungsfähigkeit förderlich. Im Erwachsenenalter taucht dieser Modus in Fantasien und in Tagträumen auf.

Im **mentalisierenden Modus** gelingt es, in Beziehung zu treten und gleichzeitig mit den eigenen Gedanken, Gefühlen und Motiven in Kontakt zu sein. Es wird möglich, diese zu identifizieren, zu modulieren und auszudrücken, sie aus anderen Perspektiven zu betrachten und dadurch zu relativieren. Auch das Verhalten des Gegenübers kann bezüglich dessen zugrunde liegender Gedanken, Gefühle und Motive neugierig erforscht werden. Gleichzeitig besteht eine Bereitschaft, sich vom anderen überraschen, erhellen, anstecken, berühren oder erfreuen zu lassen. Der mentalisierende Modus ist von der Bereitschaft geprägt, offen zu kommunizieren und zu interagieren. Fantasie und Wahrnehmung sind gut unterscheidbar, und die Person kann flexibel zwischen sich selbst und dem Gegenüber oszillieren. Eigene Kognitionen sowie Emotionen und die anderer können neugierig erforscht und in der Gruppe explizit geäußert werden oder auch implizit wirken. In diesem Modus vergegenwärtigen (*»re-präsentiere«*) wir verinnerlichte Muster mit bedeutsamen anderen und unsere auf sie gerichtete Bezogenheit (im Sinne von *»flüssigen«* Objektrepräsentanzen). Im günstigen Fall, im Rahmen eines vorwiegend sicheren Bindungserlebens, ermöglicht dies ein ausreichendes Maß an epistemischem Vertrauen. Dadurch können wir in sozialen Kontexten, wie z. B. in der Gruppenpsychotherapie, Reaktionen und Rückmeldungen der anderen als relevante Qualität der Beziehung oder Außeninformation über uns in unser Selbsterleben integrieren. Im ungünstigen Fall, bei vorwiegend unsicherem oder desorganisiertem Bindungserleben, stellt sich im Kontakt epistemisches Misstrauen oder gar ein epistemisches Erstarren ein (Fonagy et al. 2017). Wir sitzen dann in der Therapiegruppe und werden durch das, was uns die anderen als Resonanz entgegenbringen, nicht neugierig, nicht betroffen, nicht erhellt, nicht angesteckt.

In hochemotionalen Lebenssituationen schützen die prämentalisierenden Modi kompromisshaft vor einer emotionalen Überflutung. Dieser Mechanismus tritt auch bei psychisch stabilen Menschen auf. Denn in psychischen Belastungssituationen oder Erkrankungen dienen diese behelfsmäßig der emotionalen Regulation, bis ein überwiegend mentalisierender und reflektierender Modus (wieder) möglich wird.

Mentalisieren entwickelt sich gut in einem Umfeld, das von Bindungssicherheit und epistemischem Vertrauen geprägt ist. Menschen mit Schizophrenie und anderen Psychose-Erkrankungen weisen oftmals einen desorganisierten Bindungsstil auf. Dieser äußert sich auch bei einem erhöhten Psychose-Risiko. Ähnlich wie im Fall einer

Borderline-Persönlichkeitsstörung leiden Betroffene unter bindungsbezogenen Ängsten und wiederkehrenden Einbrüchen im Mentalisieren gerade in Beziehungskontexten (Bateman & Fonagy 2010). Heftige psychotische Ängste, wie sie von Winnicott (1956) und Hopper (1991) mit dem Begriff der »fear of annihilation«, der Auslöschungsangst, beschrieben wurden, sind Ausdruck von gravierenden Schwierigkeiten in der Affektregulation. Stern (1985) spricht von intersubjektiver Angst, der Angst vor psychischer Einsamkeit. Personen mit einem Psychose-Risiko wiesen deutlich höhere Auslöschungsangst auf als Gesunde und mindestens ebenso viel wie schizophrene Patienten, was für einen besonders raschen Beginn der psychiatrischen und psychotherapeutischen Behandlung spricht (Davidsen & Rosenbaum 2012). Die therapeutische Beziehung kann allerdings vom Patienten als gefährliches Terrain erlebt werden, was wiederum die Mentalisierungsfähigkeit in der Therapie drastisch einschränken kann. Dies macht indes eine Fokussierung auf die intersubjektive Dimension psychotischer Erkrankungen ebenso notwendig wie eine Förderung der Mentalisierungsfähigkeit in der Psychosen-Psychotherapie.

Prämentalisierende Modi prägen das subjektive Erleben, wenn aufgrund einer misslungenen Selbst- und Affektregulation die Mentalisierungsfähigkeit beeinträchtigt wird. Im Rahmen einer Psychose treten meist sehr existentielle Ängste auf. Dabei sind nicht nur Ängste in Zusammenhang mit paranoiden Verfolgungsideen gemeint. Die leidvolle Erfahrung, den Verrichtungen des Alltagslebens und sozialen Kontakten immer weniger gewachsen zu sein, sich zunehmend ausgegrenzt oder der Stigmatisierung ausgesetzt zu fühlen, führt zu Zukunftsängsten und der Angst, nicht mehr am (sozialen) Leben teilhaben zu können. Viele Betroffene erleben dies als Angst vor der sozialen Auslöschung.

Im Folgenden werden die drei bisher beschriebenen prämentalisierenden Modi der Affektregulation (Bateman & Fonagy 2006) und ihre Rolle im psychotischen Erleben dargelegt. Inzwischen sind die Modi um einen vierten, den Körper-Modus (Diez Grieser & Müller 2018; Euler 2021; Felsberger 2022; Fonagy et al. 2004; Schultz-Venrath 2021; Staun 2017), erweitert worden, der im Anschluss genauer dargestellt wird.

3.2.1 Teleologischer Modus (zielgerichtetes Mentalisieren)

Psychische Zustände oder Intentionen können nur angesichts ziel- oder zweckgerichteter Handlungen oder im Faktischen festgemacht werden. Im Zustand großer Beunruhigung suchen von Psychosen betroffene Menschen Anhaltspunkte zum Erkennen psychischer Zustände ihres Gegenübers in der physischen Realität. Eine von Debbané und Mitarbeitern geschilderte Patientin zweifelt mit großer Unruhe an der emotionalen Verfügbarkeit ihrer Mutter (Debbané et al. 2016a). Der gesteigerte Angstpegel führt dazu, dass sie deren Stimmung anhand physischer Indizien ermisst, wie etwa der Art und Weise, wie ihre Mutter das Geschirr in der Spüle stapelt. Ordnet ihre Mutter das Geschirr links ein, muss sie wohl von der Patientin enttäuscht sein. Somit wird die physische Realität zum ultimativen Indiz über den inneren Zustand der Mutter.

> Eine Patientin berichtet von ihren angstvollen Gedanken, abgehört zu werden. Währenddessen beobachtet sie die Therapeutin, wie diese ihre Armbanduhr berührt, und vermutet, dass dadurch ein Mikrophon eingeschaltet wurde und die Therapeutin eigentlich mit den Verfolgern im Bunde ist. Allerdings kann sie diese Vermutung gleich ansprechen und lässt sich schnell überzeugen, dass die Handbewegung der Therapeutin zufällig war.

Die Handlungsfolgen und der Handlungsdruck paranoider Phänomene, etwa im Verfolgen eines anderen oder suizidalen Impulses, sind Erscheinungsformen des **teleologischen Modus**. Der Betroffene beschreibt eine Handlung (z. B. einen Streit), indem er sich auf äußere Sachverhalte oder »physikalische« Details beschränkt. In seinen Hypothesen zu deren Verursachung kann er jedoch mentale und intentionale Aspekte nicht miteinbeziehen. Ebenso kann eine Einengung auf reine Wunscherfüllung im Erleben eines hebephrenen Patienten dem teleologischen Modus entsprechen (Lempa et al. 2016). Zwischenmenschliche Reaktionen auf einer sehr konkreten Ebene sind diesem Modus zuzurechnen, wie das folgende Beispiel zeigt:

> »Ein Patient in einer psychiatrischen Akutstation spielt mit einem Therapeuten Schach und zeigt sich dabei als kognitiv durchaus kompetent. Der Patient wird ans Telefon gerufen, seine Mutter wolle ihn sprechen. Er nimmt den Hörer und verändert sich plötzlich. Er kann keine ganzen Sätze mehr bilden, stößt teilweise kindlich anmutende Sätze und Satzfragmente aus. Das Telefonat wird beendet, (sic) der Patient kommt zurück, spricht wieder geordnet und nach wenigen Zügen ist der Therapeut schachmatt« (Lempa et al. 2016, S. 114).

3.2.2 Äquivalenz-Modus (Gleichsetzung von Innen und Außen)

In der Beziehung wird Gedachtes, Empfundenes, Fantasiertes oder in einer Interaktion Beobachtetes mit einem Faktum, einem Beleg, gleichgesetzt und damit verwechselt. Misstrauen und Eifersucht, Zweifel an der Loyalität ihrer Freunde wird für eine Patientin schnell zur Gewissheit über deren illoyale mentale Zustände. Ihre Fantasien über die Absichten ihrer Freunde werden für sie im Äußeren real (Debbané et al. 2016a). Im **Äquivalenz-Modus** tritt bei Psychosen meist ein »Übermentalisieren« auf (nicht zu verwechseln mit »Hypermentalisieren« bei Borderline-Persönlichkeitsstörungen, das den Als-ob-Modus aktiviert). Dies stellt häufig einen Erklärungsversuch für die inadäquate Reizwahrnehmung (aberrante Salienz) und Attribuierung von Bedeutung unerklärlicher mentaler Zustände anderer dar. Dieses Geschehen geht mit einem sehr hohen emotionalen Arousal einher (Lempa et al. 2016). Die Depersonalisierung am Beginn einer Psychose-Erkrankung kann als Ausdruck dessen gesehen werden (»Ich fühle mich, als sei ich gar nicht da«). Affekte und Kognitionen werden also nicht abgestimmt, wie z. B. die heftige Angst, getrennt zu sein oder verlassen zu werden, und bekommen so eine bedrohlich reale Qualität. Die Intensität des Erlebens ist beeinträchtigt und führt mitunter zu Derealisation und Überwältigung. Fantasiertes und Gedachtes wird als Äquivalent von Realem und Faktischem, also als real und faktisch erlebt (konkretistisches Verstehen). Dem Betroffenen misslingt der Perspektivenwechsel, oder ein objektiver Blick von außen gelingt nur teilweise, denn auch hier wird von dessen Realität und Faktizität ausgegangen und in der konkretisierten Form der Depersonalisation und Derealisation wahrgenommen.

Krüger (2020, 2023) beobachtete in seiner auf Moreno fußenden Mentalisationstheorie des Psychodramas, dass bei psychotisch erkrankten Patienten die Fähigkeit reduziert sei, »im Als-ob-Modus zu spielen«. Betroffene verstünden symbolische Bilder und Metaphern im Äquivalenz-Modus als konkrete Beschreibung der äußeren Realität. Daher falle das Verstehen von Witzen oder von tiefenpsychologischen Deutungen so schwer. Im Wahn sichere das Denken im Äquivalenz-Modus die innere Wahnkonstruktion ab. Innere Konfliktbilder könnten nicht von der äußeren Realität unterschieden werden. Wahnkranke seien überzeugt davon, dass die innere Realitätskonstruktion die äußere Realität widerspiegle, weshalb ihre inneren Repräsentanzen der Realität diese *als Realität* erlebten (Krüger 2020, 2023).

3.2.3 Als-ob-Modus (hyperreflexives Mentalisieren)

Die Hyperreflexivität stellt eine für psychotische Störungen typische Form des Als-ob-Modus dar (Debbané et al. 2016b). Ein Geschehen im zwischenmenschlichen Kontakt oder im eigenen Inneren wird übermäßig und unablässig durchdacht. Dieses Pseudoreflektieren führt dennoch nicht zum Mentalisieren der Beziehung und damit zum Gefühl der Bezogenheit. Im **Als-ob-Modus** verbleibt der Betroffene in einer Art Pseudobezogenheit. Es geht darum, etwas Bedeutsames über sich in Erfahrung zu bringen und dem Gegenüber zu vermitteln. Aufgrund der beeinträchtigten Entwicklung des Kernselbst bleibt die Erfahrung aber vage und unklar. Daher können auch Phänomene wie die von Bleuler (1911) beschriebene »doppelte Buchführung« (gleichzeitiges und paralleles Erleben einer Wahnwirklichkeit und der Realität, des Wissens um den Wahn) zum Als-ob-Modus gezählt werden.

Beispiel für den Als-ob-Modus: Eine Patientin beschreibt eine starke Unsicherheit darüber, wie ihre Freunde sie sehen. Wenn sie sich von ihnen missverstanden fühlte, verstricke sie sich ganz in ihren introspektiven Gedanken und ziehe sich in hyperreflexiver Selbsteinschätzung aus dem sozialen Umfeld zurück. Gleichzeitig habe sie das Gefühl, sich dem vermuteten Bild, das die Freunde von ihr haben, anpassen zu müssen. Die Tatsache, dass sie aber kein klares Bild davon habe, sei für sie sehr verwirrend und führe zu dem Gefühl der Unverbundenheit mit sich selbst. Mitunter komme es dann auch zu akustischen Halluzinationen mit feindseligen, ihr Verhalten kommentierenden Stimmen (Debbané et al. 2016a; Debbané et al. 2016b).

In der Psychotherapie äußert sich ein Als-ob-Modus z. B. in einem wortreichen Versuch, dem Gegenüber etwas Bedeutsames über sich mitzuteilen, so als ob es ein tiefes Gespräch wäre. Der dabei erlebte innere Zustand scheint für den Betroffenen im Gespräch keine Rolle zu spielen, weshalb es bei einer Pseudobezogenheit bleibt, z. B. beim Vortragen von vorbereiteten Schilderungen oder Darlegen von Diagnosen (Lempa et al. 2016).

3.2.4 Körper-Modus (Rückzug aus der kommunikativen Bezogenheit)

Wie können wir uns ein Mentalisieren des Körpers oder, im Falle des Misslingens, ein subjektives Erleben im prämentalisierenden Körper-Modus vorstellen? Im Kontext des zwischenmenschlichen Erlebens spielt der Körper-Modus eine besondere Rolle als Raum zwischen kommunizierenden und interagierenden Menschen – das sogenannte Inter-Körperliche. In seiner Theorie zur Entstehung von Einzelsymptomen der Schizophrenie, die die Mentalisierungsfähigkeit beeinträchtigen, bezog sich Frith (1992, 2004) ausschließlich auf kognitive Metarepräsentationen. Nach Gallese (2014) werden Intentionen und Emotionen jedoch gestalthaft-direkt, durch ihre »verkörperten« Aspekte wahrgenommen. Bei Menschen mit Psychosen ist sowohl die perzeptive als auch die reflexive Ebene der sozialen Kognition in Mitleidenschaft gezogen.

Schultz-Venrath (2021, 2024) widmete sich ausführlich der bisher eher vernachlässigten Rolle des Körpers im Mentalisierungsmodell. Das jeweilige Körpererleben angesichts der anderen sollte als Dreh- und Angelpunkt des subjektiven Erlebens aufgefasst werden. In Erweiterung der Überlegungen von Diez Grieser und Müller ist entwicklungspsychologisch von einem vierten prämentalistischen Modus auszugehen (Diez Grieser & Müller 2018), der den bisherigen drei Modi, wie sie von der britischen MBT-Gruppe bisher vertreten wurden, entwicklungspsychologisch vorangeht – der Körper-Modus.

Im **Körper-Modus** ist es dem Betreffenden vorübergehend oder anhaltend unmöglich, sich auf den anderen wirklich zu beziehen und in emotionalen Kontakt zu treten. Er muss sich des eigenen Körpers durch stereotype Bewegungen, intensives Kneten der Hände, exzessives Skin-Picking, übertriebene Beschäftigung mit dem Essen, Trinken etc. vergewissern, da andere Rückkopplungsmechanismen aufgrund »epistemischer Versteinerung« (Fonagy et al. 2015) nicht genutzt werden können. Der Körper-Modus äußert sich also auf vielfältigste Weise, wie z. B. im Daumenlutschen, Nägelkauen, Haare raufen, Bein- oder Handwippen, Selbstverletzungen, Essstörungen, Tätowierungen oder anderen körperbezogenen Äußerlichkeiten, die als unbewusste, meist regressive Selbstvergewisserungsstrategien aufgrund eines inneren Mangels anzusehen sind. Sie verweisen auf instabile oder nicht vorhandene Selbst- und Objektrepräsentanzen. Diese intensiv, oft zwanghaft über das Körpererleben verlaufenden Selbstvergewisserungsstrategien (anhand von Intero-, Extero- und Propriozeption) könnten auch die Funktion haben, eine Lücke zu füllen, die möglicherweise durch einen Mangel an sozialen Resonanzerfahrungen entstanden ist. Das Fehlen der Erfahrung des emotionalen Mitschwingens in Kommunikations- und Interaktionssituationen (als sozialer Rückkopplungsmechanismus) mit nahen Bezugspersonen behindert und verwirkt schließlich die Entwicklung eines stabilen Selbst und stabiler Objektbeziehungen – sich in einer Interaktion zum anderen hinwenden zu können, sich vom anderen neugierig machen, interessieren, berühren, »anverwandeln« lassen und gleichzeitig sich seiner Selbst gewiss zu sein.

Das Konzept des Körper-Modus erinnert an die erste Mentalisierungstheorie der französischen Psychosomatiker und Psychoanalytiker – der *Pariser Psychosomatischen Schule* (Bouchard & Lecours 2008; Fain et al. 1964; Marty et al. 1963). Ausgehend von Freuds triebtheoretischen Annahmen, fokussierte diese Arbeitsgruppe auf die Sprache und die Entkörperlichung von Affekten. Mentalisieren sei daher prozessual und eigentlich im Körper verankert, ein ständiges Metabolisieren von körperlichen Dysregulationen. Ein Scheitern äußere sich in psychosomatischen Symptomen, in einem Somatisieren im Sinne von »De-Mentalisieren« (Splinter 2021).

Das heutige Mentalisierungsmodell mit der Integration des Körper-

Modus knüpft an dieses psychosomatische Verständnis an. Kommt es zu Einbrüchen im Mentalisieren auf dem Niveau des Körper-Modus – im Sinne eines »De-Mentalisierens« –, fokussiert der Betreffende in seiner Wahrnehmung oder in Form von stereotypen Bewegungen intensiv, bisweilen auch zwanghaft auf den eigenen Körper, um sich seiner selbst zu vergewissern. Das epistemische Vertrauen ist hier nicht verfügbar, es dominiert im Gegenteil oft ein Zustand von epistemischer Versteinerung.

Die »britische« Arbeitsgruppe um Peter Fonagy, Mary Target und Anthony Bateman konzentrierte sich stärker auf das mentale und intentionale Geschehen und definierte Mentalisieren als die Fähigkeit, »interpersonales Verhalten unter dem Blickwinkel psychischer Zustände zu begreifen«, die dadurch »eine ausschlaggebende Determinante der Organisation des Selbst und der Regulation von Affekten darstellt und im Kontext von frühen Bindungsbeziehungen erworben wird« (Fonagy & Target 2006, S. 364). Für sie ist Mentalisieren ein »mentaler Prozess, durch den ein Individuum eigenen und fremden Verhaltensweisen implizit und explizit Bedeutungen zuschreibt, und zwar bezogen auf intentionale mentale Zustände wie persönliche Wünsche, Bedürfnisse, Gefühle, Überzeugungen und andere Beweggründe« (Bateman & Fonagy 2008, S. 24). Schultz-Venrath vereinte beide Sichtweisen und erweiterte sie um den Gruppenbezug, denn Mentalisieren des Körpers bedarf eines Gegenübers, einer Gruppe. Die implizite (unausgesprochene, selbstvergessene automatische) bzw. explizite (ausdrückliche, bewusst kontrollierte) Zuschreibung von Bedeutung erfolgt über wechselseitig gerichtete Wahrnehmungssensorien, die wiederum gemeinsam verfügbaren Gestaltprinzipien (»Common Ground«) folgen.[15]

In Gruppenpsychotherapien richten alle Teilnehmer ihre Aufmerksamkeit und ihre Ohren auf die jeweiligen Sprecher, deren abwechselnde Interaktionen (»Turn-Taking« samt Sprechpausen) durch mimische, gestische, lautmalerische, rhythmisch getaktete und körpersprachliche Hinweise strukturiert sind. Im günstigen Fall können sich alle in diesem sozialen Raum orientieren. Es liegt an der Kompetenz des Gruppenleiters, den Kern einer Aussage eines Teilnehmers von unwichtigen Details zu unterscheiden und dessen Richtung und

Intention sowie die jeweilige Stimmung und Atmosphäre im Raum zu erfassen. Verschiedene Modalitäten können automatisch zugeordnet werden, nämlich ob jemand einen Wunsch, ein Anliegen oder eine Forderung, eine Absicht, eine Vermutung, eine Unterstellung oder eine Frage äußert. Dazu ist das Instrumentarium der Gestaltwahrnehmung für die Unterscheidung von Figur und Hintergrund unerlässlich. Kurt Goldstein und Adhemar Gelb haben dies in ihren Arbeiten sehr detailliert beschrieben. Analytische Gruppenpsychotherapie nach Foulkes (1957) und seinen Schülern nutzt dieses Wissen. Sie fokussiert auf die Bewusstmachung der Kommunikations- und Interaktionsmuster, der Intensität der Bezogenheit und der daraus entstehenden Beziehungsgeflechte (»Matrix«), einschließlich der emotionalen Dynamik in der Gruppe. Die Mentalisierungsbasierte Gruppenpsychotherapie (MBT-G) sieht ihr Ziel nicht primär in der Bewusstmachung von Unbewusstem. Vielmehr geht es um die emotionale Ermöglichung von Kommunikation und Bezogenheit, des In-Kontakt- und schließlich Beziehung-Tretens und darum, gleichzeitig sich selbst (und sein Selbst) in Gegenwart der Gruppe zu erleben. Das Mentalisieren des Körpers bedarf eines Gegenübers, des *Gegenwartsmoments einer Gruppe*.

»De-Mentalisieren« im sogenannten Körper-Modus entspricht einem mangelnden Vermögen oder vorübergehenden Unvermögen, in emotionalen Kontakt zu treten. Selbstvergewisserungsstrategien müssen ins Körperliche verlegt werden, wenn soziale Rückkopplungsmechanismen wie Affektspiegelung und Resonanz (durch Gesten und emotionale Prosodie) nicht zur Verfügung stehen, nicht *re-präsentiert* (*»vergegenwärtigt«*) sind. Da mit dem Körper-Modus häufig eine epistemische Rigidität verbunden ist, können die sozialen Rückkopplungsmechanismen nicht in das Selbsterleben eingebaut werden. Der Betroffene bleibt im Körper-Modus verhaftet, wirkt alexithym und im Kontakt schwer oder nicht mehr zugänglich.

Z. B. schildert eine Betroffene, dass sie bestimmte Handbewegungen so interpretiere, als ob ein rhythmisches Bewegungsmuster entstünde, welches zeitlich vor und zurück verfolgt werden könne. Damit könne sie die Bewegungen ungeschehen machen.

So ist es hilfreich, den Körper-Modus auch als gegenüberliegenden

Pol zu offenem, neugierigem Kommunizieren mit bedeutsamen anderen zu betrachten, wo wir uns gleichzeitig als »leibhaftige« Individuen wahrnehmen und in Bezogenheit erleben können (*embodied mentalizing*). Der Körper-Modus beschreibt also nicht nur einen prämentalisierenden Erlebensmodus im Zustand heftiger, nicht-mentalisierter Affekte, sondern auch einen der Pole der Dimension »Körper-Modus versus kommunikative Bezogenheit«, entlang derer wir unter günstigen Umständen flexibel oszillieren können.

Die von Schultz-Venrath (2021, 2022b, 2024) ausführlich beschriebenen körperlichen Phänomene des Körper-Modus wurden im britischen Modell bisher eher dem teleologischen Modus zugeordnet. In der Tat könnte dieser Modus für das Verständnis von Psychose-Erkrankungen hilfreich sein, da bei psychotischen Störungen, besonders bei der Schizophrenie, die Inter-Körperlichkeit besonders beeinträchtigt ist. Insofern muss geklärt werden, auf welche Weise der Körper-Modus bei Psychosen und Schizophrenien in Erscheinung tritt: Ist es die Schwierigkeit, eine Distanz oder eine Metaebene in Bezug auf den eigenen Körper einzunehmen? Oder ist eine körperliche Einstimmung in der Begegnung mit anderen für den Betroffenen problematisch?

Das Mentalisieren des Körpers und die Haltung der kommunikativen Bezogenheit brauchen den Gegenwartsmoment angesichts bedeutsamer anderer – in der Familie und/oder in der Gruppe. Gelingt dies nicht, ist das subjektive Erleben geprägt vom sogenannten Körper-Modus, in dem es Betroffenen äußerst schwerfällt, sich in Bezug zu anderen zu setzen, in emotionalen Kontakt zu treten. Eine auf kommunikative Bezogenheit basierende Haltung einzunehmen, ist aufgrund des Verlusts der natürlichen Selbstverständlichkeit und des allgegenwärtigen Gefühls der »Entkörperung« nicht möglich. Selbstvergewisserungsstrategien sind vom Sozialen ins Somatische verlegt oder dort verblieben. Bei Psychose-Erkrankungen verändert sich das Körpererleben (Fuchs 2011). Was bisher selbstverständlich war, wird auf einmal angezweifelt, wirkt unvertraut oder fremd. »Implizites«, also unausgesprochen und automatisch Ablaufendes, wird zunehmend »explizit« und tritt damit in den Fokus der Aufmerksamkeit. Es kommt zu einer Explikation des Impliziten. Etwas bislang Selbstverständliches muss nun genau betrachtet und durchdacht werden. Diese vermehrte Selbstbeobachtung ist Folge einer zunehmenden körperlichen Selbstentfremdung. Intensivere Reflexionsprozesse sollen die verloren gegangene Kongruenz des Körper-Selbst kompensieren. Eine Negativspirale aus dieser gesteigerten Selbstzentrierung und Hyperreflexivität verschlimmert die Erkrankung. Unter Hyperreflexivität versteht man also ein leeres, fruchtloses Grübeln, bohrenden Zweifel oder zwanghafte Selbstbeobachtung, was zur »Explikation des Impliziten« führt und dieses wiederum zu weiterer Selbstbeobachtung und Selbstentfremdung.

Die von Fuchs genannten Phänomene beschreiben genau diesen Zustand (Fuchs 2011):

- Selbstentfremdung, besonders Entfremdung in Bezug auf den Körper,
- explizites bewusstes Durchschreiten und andauerndes Durchdenken von ansonsten automatisierten Bewegungs- und Handlungsabläufen – die »Explikation des Impliziten«,
- Zerdenken von Gesprächsabsichten oder erlebten Gesprächen in alle seine Elemente,
- Verlust des unmittelbaren »selbstvergessenen« oder selbstverständlichen Verstehens des Gesichtsausdrucks oder des Gesprochenen des Gegenübers,
- Verunmöglichung eines bewussten Kommunizierens und Sich-in-Bezug-Setzens.

Im *Körper-Modus* ist der Betroffene durch konkrete Gegebenheiten des Körpergeschehens mitunter sozial abgekehrt (Fuchs 2011). Das flexible Oszillieren zwischen Körper-Modus und kommunikativer Bezogenheit, d.h., Körperempfindungen gleichermaßen wie das Gegenüber im Gespräch wahrzunehmen, ist vorübergehend ausgesetzt. Mangelndes epistemisches Vertrauen ist die Folge. Bislang »implizites Wissen« (Powers et al. 2017), also das Erfassen von Ganzheiten und Sinneinheiten, wie beim Erkennen von Emotionen in Gesichtern, beruht auf Prozessen der Gestaltbildung, die nun nicht mehr zugänglich zu sein scheinen. Die Aufmerksamkeit ist zunehmend hin zur Körpermitte gerichtet (vom »Distalen« zum »Proximalen«) (Fuchs 2011), wodurch die Transparenz des leiblichen Mediums verloren gehe. Wer z.B. beim Tanzen auf die

Schritte oder beim Klavierspiel genau auf die einzelnen Finger achtet, kommt schnell aus dem Takt. Die Vertrautheit der Dinge im gewohnten Umgang kommt abhanden, Irritation und Entfremdung sind die Folge. Eine Beeinträchtigung im körperlichen Selbsterleben ist auch in der Negativsymptomatik zu beobachten, da Betroffene ihren Körper häufig wie ein lebloses (»deanimated«) Objekt erleben. Die Entkörperlichung (»disembodiment«), ein Abhandenkommen von körperlicher Selbstintimität, stellt eine Form der Depersonalisation dar (Froese & Krueger 2020). Im Zuge der Entfremdung vom eigenen Körper kann dieser nicht mehr als einheitliches Zentrum des Handelns und der Erfahrung empfunden werden. Die daraus resultierende Vulnerabilität bedingt schließlich eine Störung des phänomenalen Selbstbewusstseins. Begleitet ist diese Entwicklung von hyperreflexivem Selbstmonitorieren (»self-monitoring«), wodurch ein spontanes, flexibles In-der-Welt-Sein unmöglich wird. Es wird zunehmend schwierig, sich mit anderen verbunden zu fühlen und Gemeinsames zu erleben. Eine mögliche Folge ist die Steigerung der Aufmerksamkeit auf Details in der Ausführung von alltäglichen Handlungen (Fuchs 2010).

Diese Hyperreflexivität in der Psychose kann wohl als die tiefgreifendste Auflösung leiblicher Spontaneität verstanden werden (Fuchs 2011). Der Verlust des impliziten Könnens und Wissens (»Common Sense«), der grundlegenden Vertrautheit mit den anderen Menschen und mit der Welt, wie er in den frühen Stadien der schizophrenen Erkrankung auftritt, ist an das Medium des Körpers gebunden und wird in der phänomenologischen Krankheitslehre mit dem Begriff der »Entkörperung« (disembodiment) beschrieben (Fuchs 2005; Fuchs & Schlimme 2009). Es kommt also zu einer schleichenden Desintegration leiblicher Gewohnheiten und Handlungsabläufe. Das Selbstverständliche und Alltägliche erscheint dadurch immer fragwürdiger und problematischer.

- »Implizite Kopplungen (sensomotorische Syntheseleistungen) zerfallen, das macht bewusste Planung und Ausführung notwendig.
- Ein einheitlicher Handlungsbogen, in dem selbstverständlich und spontan der Körper zum Einsatz kommt, ist nicht mehr realisierbar.
- Ständige Selbstbeobachtung und Hyperreflexion.

- Gezielte Aufmerksamkeit und Willenstätigkeit sind für selbst geringfügige Handlungen notwendig.

Der Körper-Modus äußert sich also in einer übersteigerten Aufmerksamkeit und Fokussierung auf körperliche Vorgänge, wie z.B. auf ansonsten unwillkürliche Bewegungen. Gleichzeitig ist diese Selbstwahrnehmung (propriozeption) geprägt von epistemischer Unschärfe (»epistemic blurring«). Die Erkenntnisse, die wir üblicherweise aus der Selbstwahrnehmung ziehen, können wir mangels grundlegender Vertrautheit mit den anderen Menschen und mit der Welt nicht mehr überprüfen und schärfen.

Das akribische Beobachten und in der Folge paranoide Interpretieren einer ansonsten automatisch ablaufenden Bewegung, wie etwa der Augenbewegungen, sind Ausdruck des Körper-Modus und letztendlich durch eine heftige Auslöschungsangst bedingt. In der Mentalisierungsbasierten Therapie ist es wichtig, dieses Phänomen genauer zu verstehen, sich die Beobachtungen genau schildern zu lassen, dieses nachzuempfinden, mögliche Auslöser zu finden und schließlich mit den bestehenden Ängsten vor sozialer Auslöschung in Zusammenhang zu bringen.

Ähnliches gilt für die soziale Wahrnehmung. Im Alltag ist von entscheidender Bedeutung, sich im sozialen Raum orientieren zu können. Ich muss in Begegnungen rasch erfassen, welche Stimmungslage herrscht und wie man mir gewogen ist. Ist mein Gegenüber feindselig, abweisend, manipulativ oder freundlich und mir neugierig zugewandt? Dies scheint eine selbstverständliche Fähigkeit zu sein, ist aber erst aus sicheren Bindungserfahrungen in der Ursprungsfamilie und in den erlebten Gemeinschaften entstanden (z.B. Nachbarschaft, Freundeskreise, Mitschüler, Mitbürger am Wohnort etc.). Der frühe kommunikative und habituelle Umgang bildet den Boden, auf dem unsere kommunikative Bezogenheit möglich wird. Das Erkennen der Emotionen in der Stimme (affektive Prosodie) und das Erkennen von Emotionen in Gesichtern sind entscheidende Aspekte der sozialen Kognition und der sozialen Wahrnehmung, des subjektiven Erlebens in sozialen Kontexten an sich. Menschen mit einer Psychose-Erkrankung, aber auch schweren Formen der Depression erleben erhebliche Einschränkungen in der affektiven Prosodie (Alba-Ferrara 2011; Rossell et al. 2013). Dies wird besonders spürbar bei der Beobachtung von Müttern mit postpartaler Depression oder postpartaler Psychose, deren verringerte affektive Prosodie mit einem wenig affektansteckendem Kontakt mit ihrem Säugling einhergeht. In der Gruppenpsychotherapie ist immer wieder zu beobachten, wie es Betroffenen anfangs schwerfällt, im Hier und Jetzt des Gruppengeschehens emotionalen Kontakt und epistemisches Vertrauen zu entwickeln und aufrechtzuerhalten. Ein aktives Hereinholen und Ermutigen hilft diesen Gruppenteilnehmerinnen, ihre intensiven Ängste zu regulieren. Die Angst vor Auslöschung – im Sprechen und Hören der anderen nicht wirklich vorzukommen – und die Angst vor Verschmelzung – sich im Dialog nicht sicher verorten zu können – verhindern ein intensiveres In-Kontakt-Treten.

3.3 Die Dimensionen des Mentalisierens

> »Mein Körper hat, OHNE mein Zutun, eine ›Traumwelt‹, mit Bildern und Tönen, also visuellen und akustischen Halluzinationen für mich erstellt und mich gezwungen, indem er mir diese dann aufgedrängt hat, bei kleinsten Belastungen genau hin zu SEHEN und hin zu HÖREN. Stimmen hören, Träume zu durchleben, ist das, was ich in den letzten 20 Jahren am meisten machte und die letzten 12 Jahre auch machen musste, da mein Körper sehr streng ist mit mir« (Schmidt 2020, S. 18).

Luyten und Mitarbeiter verweisen auf vier Dimensionen des Mentalisierens als Polaritäten (Luyten et al. 2012), die auf neurowissenschaftlichen Untersuchungen fußen (Lieberman 2007; Luyten & Fonagy 2015; Van Overwalle 2009, 2011), wobei jede dieser Polaritäten einem neuronalen Schaltkreis/System entspricht. Im günstigen Fall dienen diese Polaritäten dazu, unsere Aufmerksamkeit und unsere Wahrnehmung, ähnlich dem Zoom- und Teleobjektiv in der Fotografie, auf etwas zu richten und dann »vergrößern« oder »heranziehen« zu können:

- **Implizites** (unausgesprochenes, automatisches) **versus explizites** (ausgesprochenes, kontrolliertes) Mentalisieren: Ich kann mich, ohne darüber nachzudenken (implizit), gut in einem bestimmten sozialen Umfeld mittels sozialer Wahrnehmung (z. B. Emotionen in Gesichtern oder der Stimme und meine Reaktion darauf wahrnehmen) und sozialer Kognition orientieren und bewegen und bei Bedarf bewusst und explizit darüber nachdenken und austauschen.
- Mentalisieren **des Selbst versus des anderen**: Ich kann meine Aufmerksamkeit und mein Wahrnehmen abwechselnd auf mich selbst und dann wieder auf mein Gegenüber lenken.
- **Auf innere Zustände versus äußere Gegebenheiten** fokussiertes Mentalisieren: Ich kann meine Aufmerksamkeit und meine Wahrnehmung abwechselnd auf mein Empfinden und dann wieder auf Äußeres (z. B. den Lärm um mich herum) lenken.
- **Kognitives versus affektives** Mentalisieren: Ich kann meine Aufmerksamkeit und meine Wahrnehmung abwechselnd auf meine Gedanken, Annahmen, Befürchtungen oder mein Befinden, meine Emotionen und körperlichen Empfindungen lenken.

Im günstigen Fall ist es einem Individuum möglich, flexibel zwischen den Polaritäten zu oszillieren, also abwechselnd auf Gedanken oder auf Gefühle zu fokussieren, auf sich selbst oder auf das Gegenüber, auf das innere Befinden oder äußere Umstände.

Wäre nach unseren bisherigen Ausführungen nicht eine weitere Dimension denkbar? Nämlich eine besondere Art der Aufmerksamkeit, die sich wechselweise auf mein Körpererleben und mein Erleben als Gesprächspartnerin in der sozialen Interaktion richtet – in *kommunikativer Bezogenheit*. Sie entspräche einem Offline- bzw. Online-Modus in der kommunikativen Bezugnahme. Gemeint ist hier das eigentliche Sprechen und Zuhören im Zusammenspiel mit der Körpersprache – im Sinne von rhythmisch-dynamisch strukturierten Handlungsdialogen –, also Kommunizieren *per se*. So ist man mal mehr in kommunikativer Bezogenheit und im Prozess eines Gesprächs fokussiert, um dann wieder mit sich zu sein, hier in der Gruppe sitzend, hungrig auf diesem harten Stuhl, aufgeregt und angespannt, das Herz klopft. Trotz alledem spricht man, um sich nicht ausgeschlossen zu fühlen. Und dann stimmt jemand mit ein und einem zu. Das Gespräch geht weiter. Was für eine Erleichterung! Unweigerlich ist man im kommunikativen Austausch auf ein Gegenüber angewiesen, folglich in der konkreten synchronen »leiblichen Praxis« von mehreren gleichzeitig (Felsberger 2017, 2022).

Sozial-emotionale Interaktionen zwischen Mutter und Kind, aber auch in therapeutischen Kontexten begünstigen eine Ausrichtung und Synchronisierung der neuronalen Aktivitäten der Beteiligten untereinander (Schore 1994), was neuere Studien zur neuronalen Synchronizität ebenso zu bestätigen scheinen wie Studien zur Sprachentwicklung (Pérez et al. 2017; Schaadt et al. 2022). Die rhythmische Abfolge von Äußerungen und Reaktionen hält den Dialog am Laufen, während Mimik, Gestik, Körperhaltung, Prosodie und Vegetativum synchronisiert werden (Buchholz 2014; Chartrand & Lakin 2013).

Kommunikative Bezogenheit entsteht, wenn alle vier Dimensionen des Mentalisierens integriert werden, weil es dann dem Betreffenden gelingt, intentional und emotional zugewandt auf ein Gespräch eingestellt zu sein und das Gegenüber als Gesprächspartner anzuerkennen. Der Philosoph Bertrand Russell beschrieb ein inniges Gespräch mit dem Schriftsteller Joseph Conrad so:

> »Bei unserem ersten Treffen unterhielten wir uns mit immer größerer Intimität. Wir schienen Schicht um Schicht des Oberflächlichen zu durchdringen, bis wir beide allmählich das zentrale Feuer erreichten. Es war ein Erlebnis, wie ich es noch nie erlebt habe. Wir schauten uns in die Augen, halb entsetzt, halb berauscht, dass wir uns gemeinsam in einer solchen Region befanden.« (Epstein 2006, S. 162–163).

Im *Körper-Modus* ist der Betroffene intentional auf die eigenen Körperteile oder -funktionen orientiert, auf konkrete Gegebenheiten des Körpergeschehens und nicht auf das Gespräch bezogen und dadurch sozial abgekehrt. Es herrscht eine konkretistische Haltung *(pensée opératoire)* vor, wodurch es schwerfällt, den anderen als tatsächlichen Gesprächspartner anzuerkennen. Mangelndes epistemisches Vertrauen ist die Folge.

3.4 Beeinträchtigungen des Mentalisierens bei Psychosen

Die Beeinträchtigungen des Mentalisierens bei Patienten mit Psychosen sind meist ausgeprägter und anhaltender als bei anderen strukturellen Störungen (Lempa et al. 2016). Bei Menschen mit Schizophrenie findet sich etwa ein Zusammenhang zwischen dysfunktionalem Mentalisieren und eingeschränktem psychosozialem Funktionsniveau (Brüne & Juckel 2010; Sprong et al. 2007). Misslungenes (dysfunktionales) Mentalisieren und epistemisches Misstrauen gehen meist mit einer unsicheren oder desorganisierten Bindungsentwicklung einher. Traumatisierende Lebensereignisse wie Gewalt- oder Missbrauchserfahrungen sowie gravierende Verlusterfahrungen können vorübergehende oder anhaltende Mentalisierungseinbrüche zur Folge haben, die sich in prämentalisierenden Modi äußern (Schultz-Venrath 2013).

Verschiedene Faktoren, wie z. B. eine genetische Vulnerabilität, Substanzmissbrauch, beeinträchtigte frühe Bindungserfahrungen etc., begünstigen Mentalisierungseinbrüche bei Menschen mit Psychosen (Brent et al. 2014b). Wahrscheinlich besteht ein Zusammenhang zwischen einer Dysregulation des Stress-Response-Systems, des mesolimbischen Dopamins und schädigenden Beziehungskontexten (Brent et al. 2014a).

Hochrisikopatientinnen weisen deutliche neurokognitive Beeinträchtigungen auf, besonders in Gedächtnis und Sprachkompetenz (Fusar-Poli et al. 2012). Solche kognitiven Marker könnten die Früherkennung von Psychosen und präventive Interventionen möglicherweise verbessern. Nicht selten beginnen schizophrene Psychosen mit kleinen Veränderungen und alltäglichen Befindlichkeitsstörungen, wie etwa Reizbarkeit, Schlafstörungen, gedrückter Stimmung, kognitiven Defiziten wie Konzentrations- und Aufmerksamkeitsproblemen oder starker Vergesslichkeit. Außerdem sind ein massiver Rückzug von Freunden und Familie, Kommunikationsverlust, ein Sich-kaum-noch-erreichen-Lassen häufig genannte Anzeichen.

3.4.1 Interpretieren von Gesichtsausdrücken, Körperhaltungen und Sprachprosodie

Sozial-kognitive Auffälligkeiten bei Patienten mit Psychosen äußern sich in Problemen beim Verständnis mimischer und gestischer sozialer Signale, besonders in Form der Emotionserkennung und kognitiver Verzerrungen. Das Erkennen und Interpretieren von Gesichtsausdrücken, Körperhaltungen und Sprachprosodie hinsichtlich beabsichtigter Handlungen und Interaktionen fällt Menschen mit Psychosen deutlich schwerer als psychisch Gesunden. Betroffene haben größere Mühe, sich eigene Gedanken, Gefühle, Stimmungen und Absichten zu vergegenwärtigen (»re-präsentieren«) und diese beim Gegenüber zu bemerken und zu ermessen. Mentalisieren heißt auch, sich mögliche innere Vorgänge von anderen Personen vergegenwärtigen zu können. Dies ist generell mit einer hohen Irrtumswahrscheinlichkeit behaftet und daher ständig an die Bezugnahme auf kontextuelle Faktoren gebunden, was im Falle einer psychischen Erkrankung erschwert ist. So beschreiben Lavelle und Mitarbeiterinnen eine inadäquate, »desintegrierte« nonverbale Kommunikation bei Menschen mit Psychosen (Lavelle et al. 2013). Die bewusste Wahrnehmung eigener mentaler Zustände via Introspektion ist auf einen Entwicklungsprozess zurückzuführen, der unter bestimmten Umständen auch scheitern kann. Normalerweise wird die Selbstregulationsfähigkeit, etwa die Fähigkeit zur Regulierung von Emotionen, zur Aufmerksamkeitskontrolle und zum Mentalisieren, im Kontext von Bindungsbeziehungen erworben. Das Gewahrsein des Selbst ist keine basale, direkte, wahrscheinlich vorverdrahtete mentale Fähigkeit, wie man früher dachte (Fonagy & Allison 2014).

> Ein Patient berichtet von seinen paranoiden Gedanken, reiht diese so dicht aneinander, dass es für mich als Gegenüber schwierig ist, meine Bemerkungen in den Gesprächsfluss einzuschieben. Wenn es mir dann doch gelingt, scheint der Patient mich nicht zu hören und spricht weiter, so als hätte ich nichts gesagt. Der Patient verfügt in diesem Augenblick nicht über Antennen für die gestischen und sprachmelodischen Hinweissignale, die für die kommunikative Orientierung notwendig sind (d. h., es fehlt ihm eine kommunikative Bezogenheit).

Einschränkungen der affektiven Prosodie bei schizophrenen Patienten bzw. eine Verminderung der affektiven und motorischen Resonanz bei Patienten mit Psychosen sind gut beschrieben (Alba-Ferrara 2011; Falkenberg et al. 2008; Haker & Rössler 2009; Rossell et al. 2013; Varcin et al. 2010). Andere belegen Einschränkungen im Bereich der Imitation (Park et al. 2008) oder der in der Interaktion mit anderen beobachteten unwillkürlichen Synchronizität (Kupper et al. 2015). Schizophrene Patienten weisen oft Sprachstörungen auf, die eigentlich als relativ unabhängig von ebenso auftretenden Denkstörungen zu betrachten sind (Radanovic et al. 2013). Bisher dachte man, dass die formalen Denkstörungen anhand der Sprachstörungen erkennbar bzw. die Sprachstörungen ein Nebenprodukt der Denkstörung seien. Inzwischen werden die Sprachstörungen bei Schizophrenie allerdings in einem anderen Licht gesehen, indem von sprachbezogener menschlich-spezifischer Krankheit oder Logopathie mit primären neurolinguistischen Abnormalitäten gesprochen wird, bei denen semantische, diskursive und sprachpragmatische Aspekte der Beeinträchtigung im Vordergrund stehen (Almeida & Radanovic 2021; Palaniyappan et al. 2023; Radanovic et al. 2013). Unter den linguistischen Aspekten sind Phonologie, Syntax, Prosodie und Pragmatik, also diejenigen Aspekte, die beim Sprechen in der sozialen Interaktion die Hauptrolle spielen, noch wenig erforscht. Wie beim Phänomen der Pidginisierung, wenn eine gebrauchte Fremd- oder Zweitsprache auf einem niedrigen Niveau fossilisiert (etwa bei negativen Erfahrungen im Zusammenhang mit der Migration), ist dies ein Zeichen oder eine Folge von psychologischer und sozialer Distanz, in der die gesamte soziale Interaktion fossilisiert oder versteinert (Schumann 1976).

So verwundert es nicht, dass die kognitive Dysfunktion in der Schizophrenie als Kommunikationsstörung konzeptualisiert und diese als Kern des klinischen Defizits beschrieben wird (Niznikiewicz et al. 2013). Eine Reihe von interagierenden sensorischen und kognitiven Prozessen sowie ein Verhaltensrepertoire ermöglichen es dem Menschen, in eine bedeutsame, relevante soziale Kommunikation zu treten. Zu diesem Verhaltensrepertoire gehören formale Sprachen, die in den phonetischen, prosodischen, grammatikalischen, syntaktischen und semantischen Aspekten verkörpert sind und gemeinsam mit nichtsprachlichem Verhalten emotionale Zustände und Haltungen vermitteln sowie die Interpretation des Verhaltens anderer ermöglichen.

Die Theorie der gestörten sozialen Kommunikation bietet eine neue Perspektive auf den Zusammenhang zwischen formaler Sprache und dem sozialen Kommunikationssystem (Gesten, emotionale Mimik, Prosodie, »theory of mind«, die Urheberschaft im Sinne von »sense of agency« und Intention) und belegt die zentrale Rolle der Dysfunktionalität der Sprache in der Psychose ebenso wie die daraus resultierende Schwierigkeit, mit der Umwelt zu interagieren. Dabei zeigen sich eine Beeinträchtigung und Schwächung in der intentionalen Interpretation der Realität und der Urheberschaft des subjektiven Selbst.

3.4.2 Unterscheidung zwischen Selbst und anderen

Es ist kein einfaches Unterfangen, im Gespräch bei sich zu bleiben und gleichzeitig beim anderen zu sein, zwischen eigenen Gefühlen und Gedanken und denen anderer zu unterscheiden, neugierig die Perspektive des anderen einzunehmen. Die Gefahr, in den Sog des Gegenübers hineingezogen zu werden und unser subjektives Selbsterleben zu verlieren, ist allgegenwärtig. Möglicherweise wirkt auf der neuronalen Ebene die Unterdrückung des Spiegelneuronennetzwerks durch das Mentalisierungsnetzwerk. Die für die Selbst-andere-Unterscheidung notwendige Unterdrückung funktioniert bei verschiedenen psychischen Störungen nicht, sei es im motorischen oder im kognitiven Bereich, wie etwa beim Tourette-Syndrom, bei Zwangsstörungen, bei Borderline- und narzisstischen Persönlichkeitsstörungen sowie bei Schizophrenien (Eddy 2022).

Das Spiegelneuronennetzwerk entwickelt sich sehr früh im Leben und ist wahrscheinlich für die verkörperte automatische Erfassung von Zuständen des Gegenübers, für Resonanz, emotionale Ansteckung und affektive Empathie zuständig. Es suspendiert dabei zumindest zeitweise die Selbst-andere-Unterscheidung oder ruft kompensatorische Reaktionen hervor. Das neuronale Mentalisierungsnetzwerk unterstützt ein eher bewusstes (sprachlich-kognitives) Reflektieren von inneren Zuständen. Vor allem der rechte temporale Parietallappen scheint für die Demarkation des Selbst (die Unterscheidung zwischen dem Selbst und dem anderen) wichtig zu sein, da er in die multisensorische Integration, in das Erleben des Körpergefühls *(sense of embodiment)* und die Imitationsunterdrückung *(imitation inhibition)* involviert ist (Eddy 2022).

In eine ähnliche Richtung weisen Untersuchungen zur »Rubber-Hand-Illusion« (Botvinick & Cohen 1998) bzw. Spiegelboxillusion. In diesen Experimenten wird die auf einem Tisch liegende rechte Hand der Versuchsperson durch einen Spiegel oder ein Tuch verdeckt. Für die Versuchsperson sichtbar ist nur eine künstliche Hand, beide werden synchron mit einem Pinsel im gleichen Rhythmus berührt. Nach kurzer Zeit stellt sich bei den meisten Versuchspersonen das Gefühl ein, die künstliche Hand sei Teil ihres Körpers. Dieses Phänomen – die propriozeptive Drift – tritt allerdings nur bei synchronem Streichen auf. Daraus wurde auf einen Zusammenhang zwischen Prozessen der Verortung im Raum und dem subjektiven Gefühl des Körperbesitzes (»body ownership«) geschlossen. Dagegen spricht allerdings, dass den beiden Effekten auch separate Mechanismen der multisensorischen Integration zugrunde liegen könnten und daher die Verwendung der propriozeptiven Drift zur Beurteilung des Gefühls der körperlichen Eigentümerschaft problematisch ist (Rohde et al. 2011).

Bei einem Rubber-Hand-Vergleich von Patienten mit Autismus-Spektrum-Störungen und mit Psychosen als zwei diametrale Körperempfindungsstörungen zeigte sich, dass eine Neigung zur »Rubber-Hand-Illusion« verstärkt im Kontext von verkörperter Kognition, bei einem schwachen Körpergefühl mit schwachen Grenzen zwischen Selbst und anderen, auftritt. Das Ausmaß der »Rubber-Hand-Illusion« war reduziert bei Patienten mit Autismus-Spektrum-Störungen, jedoch erhöht bei Menschen mit Psychose-Erkrankungen, affektiven Störungen, Essstörungen und Borderline-Persönlichkeitsstörungen (Crespi & Dinsdale 2019). Patienten mit Schizophrenie (mit Erstrangsymptomatik) wiesen Schwierigkeiten vor allem im Bereich »*body ownership*« und »*body agency*« auf, insbesondere bezüglich des subjektiven Handlungserlebens und des Gefühls, Urheber der eigenen Handlungen zu sein (Laurin et al. 2021).

Von allen Dimensionen des Mentalisierens scheint bei psychotischen Erkrankungen die Unterscheidung zwischen Selbst und anderen besonders betroffen zu sein. Anfang der 90er Jahre gaben die Untersuchungen von Frith (1992) Anlass zur Vermutung, dass es einen Zusammenhang gebe zwischen der Fähigkeit, Selbst- und Fremdrepräsentanzen zu bilden, und einer neuropsychologischen Vulnerabilität für die Entwicklung einer psychotischen Erkrankung. Blackwood und Mitarbeiter (Blackwood et al. 2001) wie auch Frith (2004) beschrieben Einschränkungen im Mentalisieren in ihren unterschiedlichen Ausprägungen, explizit in Form von »under-mentalizing« bei Autismus und starker Negativsymptomatik bei Psychose-Erkrankungen. »Poor mentalizing« führe zu fehlerhaften Zuschreibungen bezüglich innerer Zustände des Gegenübers. Die überschießende Zuschreibung von inneren Motiven (z. B. bösen Intentionen bei Wahnideen) entspreche einem Hypermentalisieren (»over-mentalizing«) (Blackwood et al. 2001). Verfolgungswahn und andere Formen von Wahnentwicklung könnte man auch als Ergebnis gestörter Informationsverarbeitung aufgrund selektiver Wahrnehmung vornehmlich bedrohungsbezogener Reize und Fehler im schlussfolgernden Denken oder einer beeinträchtigten Theory of Mind (ToM) oder als Attributionsfehler verstehen (Blackwood et al. 2001; Frith 2004). Erfolgreiches Mentalisieren bei Schizophrenie ist dagegen mit einer spezifischen Rekrutierung des ventromedialen präfrontalen Cortex und des Precuneus verbunden (Jáni et al. 2022).

Kircher und Leube (2007) untersuchten den Zusammenhang zwischen kognitiven Defiziten und psychosozialem Funktionsniveau bei Schizophrenen unter dem Blickwinkel der Störungen der Selbst- bzw. Fremdrepräsentation, d. h. der Unterscheidung von selbst- und fremdinitiierten Handlungen, Gedanken und Emotionen und deren richtiger Interpretation. Diese Unterscheidungs- und Interpretationsfähigkeit sind grundlegende kognitiv-emotionale Teilprozesse im Zuge des sozialen Verhaltens. Die Bildung der Repräsentation von eigenen und fremden Handlungen ereignet sich im selben neuronalen Verarbeitungsnetzwerk, dem Spiegelneuronensystem, und mithilfe der Efferenzkopiemechanismen. Letztere sind für die Unterscheidung von eigenen und fremden Zuständen und Handlungen verantwortlich. Die Spiegelneuronen ermöglichen uns, uns in Zustände und Intentionen anderer hineinzuversetzen. Allerdings ist dieses System auch anfällig für Verwechslungen und Vermischungen eigener und fremder Handlungen und Intentionen. Zur Kontrolle solcher Vermischungen und zur

Aufrechterhaltung der Ich-Grenzen verfügen wir über sogenannte *forward models* oder Reafferenzschleifen. Katatone und auch Wahnsymptome in der Schizophrenie können durch diese zwei empirisch gut abgesicherten neuronalen Mechanismen (Spiegelneurone und Reafferenzschleifen) genauer erklärt werden.

Die in Kapitel 2 genannten Untersuchungen der Forschergruppe um Ebisch und Gallese (2021) wiesen ebenfalls in diese Richtung. Neuere Konzeptualisierungen der Metakognition schließen auch Selbst- und Nicht-Selbst-Repräsentationen ein (Lysaker et al. 2011b), wodurch sich eine theoretische Überschneidung von mentalisierenden und metakognitiven Funktionen ergibt (Lysaker et al. 2007; Salvatore et al. 2012). Interventionen, die Selbst-andere-Unterscheidungen fördern, sind daher für die Behandlung von frühen Psychose-Phasen besonders geeignet, was dazu führt, die Möglichkeiten für Frühinterventionen bei Psychosen zu nutzen. Die bisherigen Ergebnisse lassen auf die besondere Bedeutung von psychotherapeutischen Maßnahmen generell und die Vorteile eines gezielt mentalisierungsfördernden Vorgehens schließen (Brüne & Juckel 2010; Macbeth 2008).

3.4.3 Beeinträchtigungen in der sozialen Kognition

Unter sozialer Kognition versteht man mehrere Fähigkeiten, die es uns ermöglichen, mit anderen Menschen zu interagieren. Zu diesen Fähigkeiten gehören die Verarbeitung sozialer Reize, das Ziehen von Schlussfolgerungen über den mentalen Zustand anderer und die Teilnahme an sozialen Interaktionen. In den letzten Jahren mehren sich die Hinweise auf Beeinträchtigungen der sozialen Kognition bei Patienten mit Schizophrenie. Offenbar lassen sich diese Beeinträchtigungen von allgemeinen neurokognitiven Beeinträchtigungen wie Aufmerksamkeit, Gedächtnis und exekutiven Funktionen trennen. Forschungsergebnisse der Arbeitsgruppen um Brüne und Juckel (2010) sowie Weijers (Weijers et al. 2023) deuten darauf hin, dass eine mentalisierungsfördernde Psychotherapie den tiefgreifenden Auswirkungen der psychotischen Pathogenese entgegenzuwirken vermag und eine förderliche Auswirkung auf das zwischenmenschliche und soziale Funktionsniveau hat. Soziale Funktionsstörungen gehen mit einer schlechten Prognose bezüglich der beruflichen Laufbahn (Bell et al. 2009), einer geringen Lebensqualität (Penn et al. 1997) und einem erhöhten Risiko eines Rückfalls in eine psychotische Episode einher (Couture et al. 2006; Häfner & An der Heiden 1999). Höhere Werte in der MAS-A (Metacognition Assessment Scale-Abbreviated), die das Verstehen des Einzelnen für sein eigenes Erleben sowie das Verstehen des anderen zu messen in der Lage ist, spiegeln die Fähigkeit wider, auf psychische Herausforderungen effektiv reagieren zu können (Bröcker et al. 2017; Lysaker et al. 2010; Lysaker & Lysaker 2010). Darüber hinaus kann eine »Dezentrierung« des Betroffenen ermessen werden, worunter die Fähigkeit verstanden wird, einem anderen von ihm unabhängige Motive zuzuschreiben, sowie das Vermögen, Repräsentationen mentaler Zustände im Falle von Problemlösung zu verarbeiten und zu nutzen (Macbeth 2008). Spezifischere Therapien, wie z. B. metakognitives Training, sollten dahingehend konzipiert werden, auf die Negativsymptomatik einzuwirken und die damit verbundenen Schwierigkeiten im Berufsleben meistern zu können (Daoud et al. 2022).

Eine methodische Schwierigkeit liegt darin, dass sich die meisten Studien auf individuelle Mechanismen und Beobachtungsperspektiven zentrierten und nur wenige von ihnen schizophrene Patienten in interaktiven Situationen untersuchten. Billeke und Aboitiz (2013) versuchten deshalb, mit einem interaktiven Paradigma und der Spieltheorie die dynamischen Aspekte sozialer Phänomene zu erfassen, und gingen davon aus, dass »Social Skills« das Resultat dynamisch verwobener Systeme sind, die für das Verstehen von sozialer Kognition sowohl bei Gesunden als auch bei psychischen Erkrankungen wie der Schizophrenie bedeutsam sind. Sie entwarfen die Theorie eines sogenannten »social loop« (sozialer Kreislauf), der auf der Ebene neuronaler globaler Repräsentanzen und »subspaces« erst die Interaktion mit anderen ermögliche. Dieses Modell umfasse die interaktive Natur unserer sozialen Kognition, da der »social loop« rege mit sensorischen und allgemeinen kognitiven Systemen kommuniziere. Bei schizophrenen Patienten komme es zu Veränderungen sowohl der untergeordneten Systeme als auch des globalen sozialen Systems. Diese Beeinträchtigungen verursachten inadäquate sensorische Vorhersagen und Verhaltensweisen, die zu einem Entkoppeln des »social loop« und somit der sozialen Performanz (Funktionsfähigkeit) führten (Billeke & Aboitiz 2013).

In Spielsituationen (»Ultimatum Game«) mit einem menschlichen Gegenüber konnten Betroffene das Verhalten von anderen Personen schlechter vorhersagen als im Spiel mit einem Computer als Gegner, während bei gesunden Kontrollpersonen das Ergebnis genau umgekehrt war. Aufgrund dessen gelangte man zu der Schlussfolgerung, dass bei Patienten mit Schizophrenie die Attribution von Absichten beeinträchtigt sei. Diese Beeinträchtigung führe zu unangepassten Erwartungen an das Verhalten sozialer und nicht-sozialer Akteure im Zuge einer laufenden Interaktion. Hinweise für diese Annahme lieferten die Muster der sozialen Interaktion sowie die zugrunde liegende oszillatorische Alpha-Gehirnaktivität im Mentalisierungsnetzwerk. Die Autoren empfahlen dies in der Entwicklung von therapeutischen Maßnahmen zu berücksichtigen, um die soziale Funktionsfähigkeit von Betroffenen zu verbessern (Billeke et al. 2015).

Bei einer Psychose ist die Fähigkeit, an einer Kommunikation teilzunehmen, erschüttert. Dieser Mangel ist nicht nur ein Symptom oder eine Folge von kognitiven Einschränkungen. Sensorische, inter-körperliche und kognitive Fähigkeiten, die in sozialen Interaktionen erworben und erhalten werden, sind in der Psychose suspendiert. Soziales Wissen und die Fähigkeit, sich spontan auf das emotionale Leben und Verhalten anderer einzustellen, z. B. durch den körperlichen Prozess der gesprochenen Kommunikation, sind unzugänglich (Sass & Parnas 2003; Stanghellini 2004).

Kurt Goldstein hatte schon in den 40er Jahren im Rahmen seiner neurowissenschaftlichen Studien und gestaltpsychologischen Überlegungen versucht, den Verlust der Abstraktionsfähigkeit zu ergründen. Der Verlust der abstrakten Haltung bei Beschränkung auf die konkrete Haltung bedeute eine »katastrophale Situation« für den Organismus, da es sich um den Verlust der Integration von sensorischer Erfahrung, kognitiven und emotionalen Zuständen, Motivation und motorischen Handlungen handle. Dies äußere sich besonders deutlich in der sprachlichen Praxis. In seiner Arbeit *Language and Language Disturbances* (Sprachen und Sprachstörungen) (Goldstein 1948) untersuchte er Patienten mit Aphasie und Schizophrenie und kam zur Definition der »abstrakten Haltung«:

»Die abstrakte Haltung ist grundlegend für folgende Möglichkeiten:

1. Freiwillig (willentlich) eine innere Bereitschaft (mental set) einnehmen, die Initiative ergreifen, sogar auf Verlangen eine Ausführung beginnen.
2. Willentlich von einem Aspekt einer Situation, eines Umstandes zu einem anderen wechseln, eine Wahl treffen.
3. Verschiedene Aspekte einer Situation, eines Umstandes gleichzeitig im Auge behalten; auf zwei Reize reagieren, die nicht unbedingt zusammengehören.
4. Das Wesentliche eines gegebenen Ganzen erfassen, ein gegebenes Ganzes in Teile zerlegen, diese willentlich isolieren und zu einem Ganzen zusammenfügen.
5. Abstrakte und gemeinsame Eigenschaften, ideelle Vorausplanung, eine Haltung gegenüber dem ›bloß Möglichen‹ einnehmen und symbolisch denken oder handeln.
6. Das Ego von der äußeren Welt lösen« (Goldstein 1948, S. 6).

Das Vermögen, eine solche abstrakte Haltung einzunehmen, entspricht in etwa dem, was wir heute Mentalisierungsfähigkeit nennen, und es erinnert an die Dimensionen des Mentalisierens. Dabei geht es darum, intentional (absichtsvoll) eine innere Bereitschaft an den Tag zu legen, neugierig zwischen den Dimensionen zu oszillieren und wechselweise zu fokussieren (Selbst – andere, eher innere – eher äußere Faktoren, mehr affektive – mehr kognitive Aspekte und explizites – implizites Erfassen). Kann die Aufmerksamkeit zwischen Figur (Vordergrund, Wichtiges) und Hintergrund hin und her wechseln, wird es möglich, Relevantes von nicht so Relevantem unterscheiden zu können. Goldstein bezog seine Kriterien aber vor allem auf die sprachlichen Äußerungen, womit Menschen mit Schizophrenie mit großen Schwierigkeiten zu kämpfen haben.

3.4.4 Verlust der narrativen Kohärenz

Zwischen Bindung, Mentalisieren und dem Verlust der narrativen Kohärenz in der Psychose besteht offenbar ein Zusammenhang. MacBeth (2008) untersuchte die Funktion von Bindung und Mentalisieren bei einer »First-Episode psychosis« (FEP) und unterstrich den interpersonalen Aspekt des Mentalisierens und den engen Zusammenhang zur Bindungsorganisation. Das Mentalisierungskonzept schließt in Ergänzung zur kognitiven Konzeption des Theory-of-Mind-Defizits in der Psychose (Frith 1992) die beziehungs- und affektregulativen Aspekte der interpretativen Funktion mit ein. Die Arbeitsgruppe um Lysaker (Lysaker et al. 2007) sah einen Zusammenhang zwischen dem Verlust an narrativer Kohärenz und einem verminderten Mentalisierungs- und Selbstreflexionsvermögen in Verbindung mit einer Psychose. Die Beeinträchtigungen im Selbstreflexionsvermögen führten zu verminderten kognitiven und sozialen Funktionen, Gedächtnisstörungen, desorganisiertem Denken, größerem Misstrauen und vermehrt auch zu Halluzinationen. Andere betonten Defizite im autobiographischen Gedächtnis und Mentalisierungsdefizite sowohl bei Persönlichkeitsstörungen als auch bei Schizophrenien (Dimaggio et al. 2012). Fokus der Mentalisierungsbasierten Psychotherapie sollte daher sein, eigenes Erleben in eine Erzählung zu bringen. Dies unterstütze den Patienten darin, den Verlauf von Gedanken, Gefühlen und Verhalten in der interpersonalen Interaktion zu erkennen (Dimaggio et al. 2013; Dimaggio et al. 2012).

Bei Menschen mit Psychosen ist die Möglichkeit, mit anderen im Gespräch flüssig zu interagieren, häufiger sehr eingeschränkt. Das mangelnde Vermögen des Selbsterlebens (»disembodiment«) reduziert auch das Vermögen, sich spontan in einer Kommunikation einzubringen. Die Negativsymptomatik in der Psychose ist Ausdruck einer Beeinträchtigung im körperlichen Selbsterleben. Betroffene erleben ihren Körper dann wie ein lebloses Objekt und sind dadurch in der Interaktion beeinträchtigt (Froese 2020). Sie können in sozialen Situationen nicht mehr flüssig mitschwingen (im gemeinsamen Gestikulieren, Lachen usw.) und nicht mehr intuitiv Stimmungen und Intentionen anderer erfassen. Die Feinabstimmung der Resonanz gerät in eine Krise (»attunement crisis«) (Stanghellini 2004), und es kommt zu einer Konfusion in der Unterscheidung zwischen Selbst und anderen.

Der Zusammenbruch der Möglichkeiten, sich in der Psychose in soziale Kontexte einzubinden und an die Perspektiven und Narrative anderer anzuknüpfen, begünstige Einbrüche der reflexiven Kompetenz und letztendlich des globalen Kohärenzgefühls. Psychosen haben als

Selbst-Störung eine körperliche und damit unweigerlich auch eine soziale Dimension, der in der Behandlung unbedingt Rechnung getragen werden muss.

Ein mentalisierungsbasiertes Vorgehen in der Gruppenpsychotherapie bietet eine sehr bedeutsame Möglichkeit, der Entwicklung in der Psychose entgegenzuwirken. Dadurch könnte auch der Beeinträchtigung der Unterscheidung zwischen Selbst und dem anderen entgegengearbeitet werden, da die Entwicklung der Selbst- und Nicht-Selbstrepräsentanzen einem gemeinsamen verkörperlichten interpersonalen Verhalten entspringt (Zahavi 2005, 2009). Veränderungen auf der Ebene des narrativen Selbst, die atypische Verwendung von Pronomina, die Besonderheiten in der Planung sowie in der semantischen Kohäsion der Narrative und letztlich deren Gesprächsfluss, wurden an Schizophrenie-Betroffenen gut belegt (Benítez-Burraco et al. 2022). Diese Arbeitsgruppe vermutete, dass diese Besonderheiten in Zusammenhang mit Dysfunktionen im cortico-striatalen Netzwerk stehen, das für Kreuzmodalitäten in Kognition und Sprache zuständig zu sein scheint.

Interventionen, die auf die Förderung von Selbst-andere-Unterscheidung zielen, sind daher für die Behandlung von frühen Psychose-Phasen besonders geeignet. Die besondere Bedeutung psychotherapeutischer Maßnahmen generell und eines mentalisierungsbasierten Vorgehens im Speziellen wird zunehmend sichtbar. So konnten frühe intensive klinische Interventionen die psychotische Symptomatik verbessern und die Heilungschancen maximieren (Johannessen et al. 2013; Macbeth 2008; Malla & Payne 2005).

3.4.5 Störung im Selbsterleben und Welterleben – Die verzerrte Intersubjektivität

Mit einer Psychose-Erkrankung geht meist eine im hohen Maße irritierende Veränderung im Welt- und Selbsterleben einher, die eine verzerrte Intersubjektivität abbilden. Mit zwei psychometrischen Verfahren, der EASE – »Examination of Anomalous Self Experience« (Parnas 2005; Sass et al. 2017) – und mit der daran angelehnten EAWE – »Examination of Anomalous World Experience« – können diese Schwierigkeiten erfasst werden (Sass et al. 2017), denen maßgeblich das Basissymptomkonzept von Huber (1966, 1983; Huber & Gross 1989) und die dazugehörige Bonner Skala für die Beurteilung von Basissymptomen (BSABS) zugrunde liegen (Gross et al. 1987). Die phänomenologischen Interviews liegen mittlerweile auch in deutscher Übersetzung vor (Fuchs et al. 2022). Das EASE-Interview kann nicht als ausschließliches Diagnoseinstrument verwendet werden, denn es konzentriert sich nur auf die Beeinträchtigungen im Selbsterleben. Veränderungen in fünf Domänen des Selbsterlebens (siehe dazu Kapitel 2.3) werden angenommen:

1. Kognition und Bewusstseinsstrom
2. Verringertes grundlegendes Selbstgefühl/Selbstgewahrsein und Präsenz
3. Verändertes Körpererleben
4. Abgrenzung/Transitivismus
5. Existentielle Re-Orientierung

Das EAWE-Interview hingegen fokussiert mit 75 Items auf die Domänen »Raum und Objekte«, »Zeit und Ereignisse«, »Sprache«, »Atmosphäre« und »existenzielle Orientierung« (Sass et al. 2017).

Ein Beispiel für verzerrtes Raumerleben:

> »Die Luft ist immer noch da, die Luft zwischen den Dingen im Raum, aber die Dinge selbst sind nicht mehr da« (Fuchs et al. 2022, S. 257; Sass 1992, S. 257).

Ein Beispiel für die Verzerrung der momentanen Erfahrung von Zeit und Bewegung:

> »Die Mundbewegungen und das Sprechen anderer sind nicht synchronisiert: das eine ist schneller und das andere langsamer« (Fuchs et al. 2022; Stanghellini et al. 2016, S. 269).

Die bereits als charakteristisch beschriebene Symptomatik in der Schizophrenie hängt mit einem allgegenwärtigen Gefühl der »Entkörperung« (disembodiment) zusammen. Froese und Krueger (2020) sprechen in diesem Zusammenhang von Dissozialität, von einem Verlust des »socially extended mind« (Gallagher 2013).

Übersetzen könnte man dieses Konzept mit »sozialem Kontexterleben«, wobei hier »Kontext« vom lateinischen Verb *contexere*, »verknüpfen, verflechten«, abzuleiten ist. Durch unsere, bis in die basalen Wahrnehmungsprozesse reichende soziale Verflochtenheit können kognitive und affektive Prozesse automatisch co-reguliert werden. Gesprächspartner gestalten ihr Interaktionsgeschehen gemeinsam, sind sich dessen meist bewusst oder können sich dies relativ einfach ins Bewusstsein rufen. Menschen mit Schizophrenien erleben die Selbst-andere-Grenzen oftmals als zu fließend und zu intrusiv, ja geradezu verschmelzend. Dieses ungesicherte Selbsterleben trägt zu einem Sich-verlieren oder zu einer Desorientierung im »socially extended mind« bei. Ein Betroffener verliert sich im sozialen Kontexterleben (»soziales Verflochtenheitserleben«), indem er sich im Wahrnehmungsgeschehen nicht mehr räumlich und zeitlich verorten und von anderen unterscheiden kann.

Froese und Krueger (2020) begründen dies mit ihrem Konzept der »echten Intersubjektivität«, das weit über die Idee eines vorausgesetzten aufeinander bezogenen und gerichteten Selbsterlebens, also der bloßen Vorstellung einer gegenseitigen Abhängigkeit (Interdependenz), hinaus geht. Die normalen sozialen Prozesse der interpersonalen Anordnung und gegenseitigen Inkorporation fallen bei Psychosen einer erhöhten Sensitivität und Vulnerabilität zum Opfer. Die abnormale Selbst-andere-Fluidität sollte nicht als Halluzination bar jeder Realität gesehen werden. Da die Bedeutung der sozialen Interaktion für die soziale Kognition tendenziell eher gering geschätzt wird, werden Informationsquellen oder Trigger für kognitive Prozesse auf die individuellen Gehirne reduziert (Gallotti & Frith 2013). Die neueren theoretischen Entwicklungen innerhalb der Kognitionswissenschaften gehen davon aus, dass der Interaktionsprozess viel mehr ist als ein Teil der Kognition, und sprechen von »4E Cognition – embodied, embedded, extended and enactive« (De Jaegher et al. 2010; Di Paolo et al. 2018; Fuchs 2018; Gallagher 2013; Krueger 2013; Newen et al. 2018). Als fünfte Dimension des Erlebens wurde jüngst »emotionally enacted« hinzugefügt (Moskalewicz & Fuchs 2023).

Das Konzept der »echten Intersubjektivität« (Froese 2018) als Teil eines »socially extended mind« (Gallagher 2013; Krueger 2011; Krueger 2013) steht in engem Zusammenhang mit kollektiver geteilter Aufmerksamkeit und kollektivem geteiltem (Sprach-)Handeln im Rahmen eines Gegenwartsmoments. In der Entwicklungspsychologie hat dies seine Entsprechung in dem Begriff der geteilten Aufmerksamkeit in der Interaktion von Kind und Bezugsperson. Das Erleben von »Ich sehe, dass du siehst, dass ich sehe …« ist von enormer Wichtigkeit für die gesamte psychische Entwicklung und für die Kognition im Besonderen. Soziale Interaktion spielt aber nicht nur in der Kindheit, sondern zeitlebens eine zentrale Rolle für Entwicklung und Aufrechterhaltung der sozialen Kognition.

Echte Intersubjektivität kann man verstehen als geteiltes sozialinteraktives Erleben, d. h. co-regulierte Echtzeitinteraktion zwischen zwei oder mehr Personen. Insofern unterscheidet sie sich deutlich von transzendentalen Interpretationen von Intersubjektivität. Dieser Denkansatz wirft ein besseres Licht auf Erkrankungen, die Störungen der sozialen Kognition beinhalten. Denn traditionelle Ansätze sehen darin oft nur eine Dysfunktion der sozialen Wahrnehmung, quasi aus der Distanz oder der Sicht des »Theory of Mind«-Konzepts. So gelingt es z. B. Menschen mit Schizophrenie sehr wohl, anspruchsvolle Mind-Reading-Strategien anzuwenden, ohne aber sicher auf ein adäquates soziales Common-Sense-Verstehen zurückgreifen zu können (Froese et al. 2013). Emotionen in Gesichtern könnten demnach zwar gelesen, aber nicht im sozialen Kontexterleben abgesichert werden; dies ist vergleichbar mit einem auf sozialer oder gruppaler Ebene stattfindenden »Ich sehe, dass ihr seht, dass ich sehe …«.

Fehlendes soziales Kontexterleben spielt wahrscheinlich auch eine Rolle bei den spezifischen Wahrnehmungsauffälligkeiten bei Menschen mit Schizophrenie (Dima et al. 2009). Die Ergebnisse aus Experimenten zum »Hollow-Mask-Illusion-Phänomen« von Dima und ihren Mitarbeitern[16] (Gregory 1973) legen nahe, dass Versuchspersonen mit Schizophrenie genauer wahrnehmen, da sie im Einschätzen von entweder konvexen oder konkaven Gesichtsmasken keine Vorhersagen aufgrund bisheriger Erfahrungen treffen. Sie verlassen sich mehr auf das sensorische Signal (Bottom-up-Verarbeitung). Versuchspersonen ohne Schizophrenie treffen Vorhersagen entsprechend ihrer Erfahrung (Top-down-Verarbeitung), entwickeln ein Modell aus ihrem Vorwissen und nehmen dadurch nicht so präzise wahr. Gesunde Personen integrieren also neue Informationen in das, was sie schon wissen, vermutlich gemäß der »Bayes'schen Erschließung der Wirklichkeit«[17] (Adams et al. 2018; Mathys et al. 2011). Dadurch kombinieren sie eine gewisse Wahrscheinlichkeit mit dem, was sie unscharf wissen. Wenn wir davon ausgehen, dass vieles um uns herum ein gemeinsam geteiltes Weltwissen darstellt (Common Sense), resultiert eine vermehrte Bottom-up-Verarbeitung möglicherweise auch aus verringertem Kontakt und Bezogenheit.

Da die soziale Dysfunktion in der Schizophrenie aus einer Störung der verkörperten Interaktion erwächst, lässt sich die Welt für das wahrnehmende Erleben nur schwer erschließen (Fuchs 2005; Stanghellini 2004). Ein zunehmendes Abhandenkommen des wichtigen Gerüsts, das unser Wahrnehmungs- und Erkenntnisvermögen innerhalb des sozialen Kontexterlebens darstellt, könnte damit in Zusammenhang stehen. In der Folge wirkt sich dies störend auf die soziale Wahrnehmung und die soziale Kognition, die Affektregulierung und sogar auf das Denken aus (Krueger & Aiken 2016; Ratcliffe 2017).

Die Orientierung in der Interaktion und Kommunikation gelingt üblicherweise mittels Gestaltwahrnehmung entlang rhythmisch-prosodischer Merkmale der gesprochenen Sprache, dem Turn-Taking, den Sprechpausen und den erkennbaren Sprechabsichten, die immer von neuem eine gemeinsame Errungenschaft sind. Menschen mit Psychose-Erkrankungen wird zugeschrieben, dass sie sich aus dem Sozialleben, aus der »Sozialität«, zurückziehen, was mit dem Begriff »Negativsymptomatik« bezeichnet wird. Betroffene berichten aber von einem Erleben, das geradezu das Gegenteil von Dissozialität vermittelt. Sie sprechen von unscharfer Abgrenzung, Intrusion und Verschmelzung (Lysaker et al. 2005), was eher auf ein Sichverlieren im »socially extended mind«, im sozialen Kontexterleben, hindeutet.

Parnas (2005) verwies auf Aussagen von an Schizophrenie Erkrankten, die sich auf sehr ängstigende Weise mit ihrem Gesprächspartner wie vermischt, durchdrungen fühlten und nicht mehr unterscheiden konnten, wessen Gedanken und Gefühle wo ihren Ursprung nahmen.

Wenn das Gefühl eines Selbst, das von anderen Personen als unabhängig und getrennt erlebt wird, zusammenbricht oder sich verflüssigt, erlebten diese Menschen physisch, psychisch und auf der Ebene der Identität eine ungewöhnliche Empathie, Offenheit, Verschmelzung oder Konfusion zwischen dem Selbst und dem anderen (Sass et al. 2017). Dieser bisher eher vernachlässigte Aspekt in der Symptomatik von Psychose-Erkrankungen wird auch in der psychotherapeutischen Arbeit noch zu wenig mitbedacht und könnte unter anderem die Vorbehalte gegenüber Gruppenpsychotherapien sowohl von Patienten wie Therapeuten begründen.

Das Konzept der »echten Intersubjektivität« (Froese & Krueger 2020) stützt sich auf die Annahme, dass Neugeborene eine sehr eingeschränkte Fähigkeit zur Selbstregulierung ihrer Aufmerksamkeit, ihrer Emotionen und ihres Verhaltens mitbringen und daher besonders abhängig von ihren Betreuungspersonen und deren Affektregulationskompetenz sind. Dies wird z. B. in einer ersten Form der sozialen Interaktion sichtbar, dem Stillen. Die Ressourcen, die aus diesen sozialen und physischen Gegebenheiten erwachsen, sind grundlegend für die Selbstregulation während unseres gesamten Lebens, was der Begriff »Kompetenz« unterstreichen soll. Durch gegenseitige Berührungen, rhythmisches Wiegen, den Singsang von gemeinsamen Vokalisierungen (früher »Ammensprache«), das Singen und Hören von Wiegenliedern wird das körperliche Gerüst bereitgestellt, das wiederum hilft, die Aufmerksamkeit und das entsprechende antwortende Verhalten zu organisieren. Man kann diese Interaktionen als frühe Momente echter Intersubjektivität verstehen, wo neue kognitive und selbstregulierende Prozesse in einem System der affektiven Kopplung in der Dyade, aber auch auf Gruppenebene der gegenseitigen Einstimmung aufkommen.

Bereits Erik Erikson lokalisierte Repräsentanzen von sich und anderen in einem intersubjektiven Raum (Wallerstein & Goldberger 1998). Daniel Stern (1985) bestätigte im Zuge seiner Beobachtungen die besondere Bedeutung des »affect attunement« und brachte dies in Zusammenhang mit »intersubjectivity«, »interaffectivity« und »interintentionality«. Babys würden somit nicht nur von anderen, sondern auch *durch* andere lernen (Tomasello 1999). Sie könnten in einem ins Soziale erweiterten Erleben zeitweise Erfahrungen mit Aufmerksamkeitsfokussierung, affektiver Stabilität und Verhaltensorganisation machen (Tronick 2005). Dies geschehe durch affektive Identifizierung. Die Synchronisation visueller und akustischer Gesten, wie der Ausdruck in Gesicht, Körperhaltung, Bewegung, Intonationsmuster und Sprechrhythmen, wirkt wie ein soziales (inter-körperliches) Gerüst. Sie reguliert die Entwicklung und den Charakter der eigenen körperlichen Reaktion und führt so zu affektiver Konvergenz und einem erhöhten Gefühl der Bezogenheit (Bernieri & Rosenthal 1991; Wiltermuth & Heath 2009). Durch affektive Synchronizität werden emotionale Zustände geteilt (Janata et al. 2012; Phillips-Silver & Keller 2012; Trevarthen & Malloch 2002). Dies passiere bei gemeinsamer Bewegung, beim gemeinsamen Musizieren oder Musikhören (Keller & Appel 2010), aber auch beim gemeinsamen Gehen und während eines Gesprächs, bei welchem Posen, Gesichtsausdrücke und Gesten synchronisiert werden (Chartrand & Bargh 1999; Hatfield et al. 1993; Krueger & Michael 2012; Lakin & Chartrand 2003). Trevarthen und Aitken (2001) betonten in ihrem Überblick über die primäre Intersubjektivität im Säuglingsalter, wie grundlegend diese für die frühe Gehirnentwicklung ist und wie gravierend dadurch die Auswirkungen von frühkindlichem Trauma sind.

Die affektive Dynamik von intensiven gruppalen Ereignissen (sei es kollektive Begeisterung oder kollektive Rage) verläuft entlang von derartigen Kopplungsprozessen, wobei responsive Bewegungen und affektive Reaktionen der beteiligten Personen in Bruchteilen von Sekunden ein zirkuläres Wechselspiel formen (Froese & Fuchs 2012). Die Gelegenheit und die Fähigkeit zur aktiven Teilhabe an diesem Wechselspiel sind Voraussetzung für geteiltes Erleben und prosoziales Verhalten. Nur durch diese zwischenkörperliche Feedbackschleifen können wir Gefühle der Verbundenheit und Zugehörigkeit entwickeln und in Kooperation mit anderen unsere affektive Regulation bewerkstelligen (Lakin & Chartrand 2003; Van Baaren et al. 2004). In der Psychose sind die Gelegenheit und die Fähigkeit zur aktiven sozialen Teilhabe massiv gefährdet oder beeinträchtigt, was zusammen mit der sozialen Interaktion auch die soziale Kognition und die soziale Kompetenz zum Erliegen bringt.

So ist es zuerst das Erleben von körperlicher und sozialer Entfremdung, das in der Folge zu gravierenden kognitiven Störungen und schließlich zu positiven Symptomen, wie z.B. Halluzinationen, führt und nicht umgekehrt, wie häufig angenommen wird (Ratcliffe 2017). Heute spricht man von partizipierender Sinnstiftung (Flakne 2022), die für ein funktionierendes Selbsterleben Voraussetzung ist und Prozesse wie die gegenseitige Inkorporation, Inter-Körperlichkeit und Reziprozität umfasst. Menschen mit Psychose-Erkrankungen sind hier in hohem Maße beeinträchtigt. Denn die soziale Wahrnehmung funktioniert nur unter der Voraussetzung des Gelingens einer verkörperlichten sozialen Interaktion. Fühlt sich ein Individuum nicht in seinem Körper verankert (Entkörperlichung), geht dies einher mit einer Vulnerabilität für Verschmelzungserleben und dem Eindruck, in das Erleben des Gegenübers mitgerissen zu werden. Beispielsweise zeigt sich dies bei bestimmten positiven Symptomen. Gleichzeitig zu der beschriebenen sozialen Dysfunktion und »Dissozialität« erleben Betroffene eine höchst unangenehme Selbst-andere-Fluidität. Das bereits erwähnte Erfassungsinstrument, nämlich das EAWE-Interview (EAWE: Examination of Anomalous World Experience) (Sass et al. 2017), nennt in diesem Zusammenhang folgende Phänomene (Froese & Krueger 2020):

- Hyperattunement,
- ungewöhnlicher Einfluss über andere,
- eine pathologische Offenheit,
- das Erleben, kontrolliert zu werden,
- verschwimmende oder flüssige psychische Grenzen,
- universelles Verschmelzen mit anderen,
- unsichere persönliche Identität/Haltungen,
- unsichere physische Grenzen,
- das Erleben, imitiert zu werden.

Betroffene laufen Gefahr, die Orientierung im inter-körperlichen sozialen Kontexterleben zu verlieren. So gesehen ist kritisch zu hinterfragen, ob eine Störung in der Selbst-andere-Unterscheidung nur als Halluzination aufgefasst werden sollte.

Froese und Krueger (2020) fragten sich, wie der Gesprächspartner feststellen könne, dass das Gegenüber gerade in seinem »Sog« abhandenkomme. Vielleicht wäre dies daran erkennbar, dass dieser Gesprächspartner in die Bewegungsmuster des Gegenübers gezogen wird und dadurch eine signifikante Synchronie in der nonverbalen Kommunikation entsteht. Untersuchungen zeigen eine deutliche Abnahme an Bewegungssynchronie bei antipsychotischer Medikation. Möglicherweise könnte hierin aber ein Rückzug sichtbar werden, weil bereits Konfusion aufgetreten ist und das Selbstgefühl geschützt werden muss.

Wie stark der beschriebene Sog wirken kann, wurde auch anhand des sogenannten »Rubber-Hand-Illusion-Experiments« sichtbar: Die Neigung, der »Rubber-Hand-Illusion« zu unterliegen, tritt verstärkt bei einem schwachen Körpergefühl und schwachen Grenzen zwischen Selbst und anderen auf (Crespi & Dinsdale 2019). Die Ergebnisse ermöglichen Rückschlüsse darauf, wie stark wir uns unseres Selbst in Abgrenzung zum anderen gewahr sind oder wie leicht wir uns im »Sog« eines anderen verlieren können.

Eine mögliche Erklärung für die Verschlechterung der sozialen Skills und letztlich der charakteristischen unfreiwilligen sozialen Abkopplung liegt im Vermeidungsverhalten in der sonst fließenden sozialen Interaktion. Hypopermeable Selbst-andere-Grenzen können ein Grund hierfür sein. Betroffene gestikulieren weniger beim Sprechen, außer in den Momenten, wenn sie gerade aus dem Kontakt gehen (Lavelle et al. 2013). Verbleiben sie weiterhin in der Interaktion, dann passiert dies eher desynchronisiert, um dem gegenseitigen Sog zu entrinnen. Für den Gesprächspartner entsteht in der Interaktion das Gefühl, dass der Betroffene und er selbst weniger präsent werden. Beim Gesprächspartner stellt sich dadurch ein seltsames Gefühl ein, das dem »Präcox-Gefühl« in den beschriebenen Kommunikationssituationen mit Schizophrenen nahekommt. Interessanterweise gelang es in einer experimentellen Versuchsanordnung mit Videoaufnahmen von einem Gegenüber nicht, diesen Effekt der Desynchronisation zu erzeugen (Raffard et al. 2018; Simonsen et al. 2019). Diese Beobachtungen machen deutlich, dass die Selbst-andere-Ambiguität eigentlich ein normaler Teil jeder sozialen Interaktion ist. Menschen mit Psychose-Erkrankungen haben in diesem Bereich allerdings eine besondere Vulnerabilität.

Eine neue Patientin in einer Therapiegruppe für Menschen mit Psychose-Erfahrungen drückt ihr Empfinden so aus:

> »Wenn ich mit anderen Leuten zusammen bin, so auch hier in der Gruppe, muss ich immer auf der Hut sein. Da kommt meine Paranoia. Wenn ich hier spreche, könnten sich meine Worte dann gegen mich wenden. Ich weiß, das klingt seltsam, aber so empfinde ich es. Dann könnte ich wieder gemobbt werden, die anderen nutzen dann meine Worte für ihre Beschimpfungen. Das passiert mir oft. Daher kann ich mich nicht ganz öffnen und über meine Gefühle und mein Befinden sprechen. Nur bis zu einem bestimmten Grad. Aber ich muss vieles verbergen. Sonst kann es, wie gesagt, gegen mich verwendet werden.«

Ein Patient, mit dem die Psychotherapie coronabedingt über Telefon stattfand, meinte:

> »Wenn wir telefonieren, weiß ich nicht, was mit meiner Stimme passiert, wo sie hingerät. Wenn wir über Video sprechen, weiß ich nicht, wer mich sehen kann.«

Welches therapeutische Vorgehen könnte also den Betroffenen helfen, in ihrer ungewöhnlichen Erfahrung der erhöhten Sensibilität und Vulnerabilität gegenüber der Selbst-andere-Ambiguität nicht auf Rückzug und Vermeidung zu setzen? Kann man lernen, mit dieser Ambiguität als zentralem Bestandteil der menschlichen Inter-Körperlichkeit und der Intersubjektivität (Kyselo 2016) besser zu Rande zu kommen und damit zu leben? Eine therapeutische Förderung von körperlichen und Wahrnehmungsaspekten der Selbst- und Affektregulierung scheint hier ein nutzbringendes Vorgehen zu sein. »Auch wenn sie noch nicht zum Mainstream gehören, so gibt es doch bereits therapeutische Ansätze, die dem Einzelnen helfen können, die körperlichen, wahrnehmungsbezogenen und affektiven Fähigkeiten zu entwickeln, die notwendig sind, um Aspekte der Selbst-andere-Ambiguitäten zu verhandeln, die echte Intersubjektivität ausmachen« (Froese & Krueger 2020, S. 20)*. Ebenso empfiehlt Maiese (2015) sogenannte »bottom up«-Behandlungsmethoden, die Elemente von Yoga, Musik- und Tanz-/Bewegungstherapie ent-

* Übersetzung USV.

halten. Hier setzt auch die Mentalisierungsbasierte Gruppenpsychotherapie an, denn auch sie adressiert und fördert den Affektausdruck und die interpersonale Koordination. In einen Gruppenprozess involviert zu werden, kann das Gefühl von körperlich vermittelter Selbstermächtigung (Agency) fördern. Es bietet die Möglichkeit für Attunement, d. h., sich im sozialen Kontext und der physischen Umgebung zu öffnen, und emotional mitzuschwingen. Betroffene können im Laufe des Prozesses an epistemischem Vertrauen gewinnen und sich effektiver und genauer ausdrücken. Sie lernen zunehmend, ihre Emotionen zu teilen und zu regulieren (Galbusera et al. 2018).

In musikgestützten Therapien kann man üben, wie Fluktuationen in der Selbstermächtigung (»Agency«) und die Kontrolle der Selbst-andere-Ambiguität sozial verhandelt werden können. Musikalisch generierte auditorische und rhythmische Signale stellen Hinweisreize für die Aufmerksamkeit dar und bieten dem Erleben ein Gerüst im Sinne von Gestaltprinzipien (z. B. Ähnlichkeit, Prägnanz usw.). Dynamische Veränderungen von Aspekten wie Intonation und Rhythmus regulieren sozusagen die Aufmerksamkeit, verleiten zu körperlichen und affektiven Reaktionen und unterstreichen bzw. punktuieren das Timing. Auch die Kontrolle über den Prozess kann geübt werden. Musik ist das Gerüst, das selektive Aufmerksamkeit entstehen lässt und damit das Gefühl einer verkörperten Intersubjektivität (Inter-Körperlichkeit) (Krueger 2014; Maiese 2016). In gewissem Sinne bietet auch emotional involviertes Sprechen in der Gruppentherapie diese Möglichkeit, da die musikalischen oder prosodischen Aspekte der Sprache wie Satzmelodie und -betonung, Rhythmus, Sprechpausen und Turn-Taking eine vergleichbare Funktion erfüllen. Soziale Interaktion dient also beileibe nicht nur dem Informationsaustausch, dem Training unserer sozialen Kompetenz oder dem Erleben von Gemeinschaft und Zugehörigkeit. Sie ist ein höchst komplexes Geschehen der Inter-Körperlichkeit und Intersubjektivität, was uns überhaupt erst ein Erleben von Präsenz, In-der-Welt-Sein und Selbstermächtigung (Agency) ermöglicht.

Zusammenfassend kann man sagen, dass die Erste-Person-Perspektive in der psychischen Entwicklung durch soziale Interaktion erworben wird. Daher kann man davon ausgehen, dass die ausgeprägte Perspektivität der Erfahrung in der Psychose intakt bleibt, aber die zusätzlichen Fähigkeiten dafür gestört werden (Fuchs 2013).

> »Allgemeiner ausgedrückt, stellt dies die Wissenschaft des Selbstbewusstseins auf den Kopf: Anstatt von der Annahme auszugehen, dass das Selbstbewusstsein aus einem einzigen Gehirn hervorgeht, und dann zu versuchen, das Problem anderer Gehirne zu überwinden, gehen wir von echter Intersubjektivität aus, die aus dem sozial erweiterten Geist hervorgeht, und untersuchen dann, wie ein stabiles Selbstgefühl aus einer solch unklaren Selbst-Andere-Abgrenzung entstehen kann« (Froese & Krueger 2020, S. 23).

3.5 Kommunikative Bezogenheit und epistemisches Vertrauen als Voraussetzung für Mentalisieren

> »Er [mein Körper] hat mir gegeben, was ich im Leben, also bei dir, Tante Gesellschaft, nicht sehen und fühlen konnte in Zeiten, in denen es nötig gewesen wäre« (Schmidt 2020, S. 18).

Der Zustand der kommunikativen Bezogenheit umfasst Phänomene wie die »gemeinsame Aufmerksamkeit« für das, was sich im kommunikativen Geschehen für die Personen in ihrer wichtigen Rolle als Gesprächspartner ereignet. Dies bedarf der besonderen Fähigkeit, sich auf gemeinsam wahrgenommene äußere Objekte und mentale Inhalte im Prozess des kommunikativen Austausches zu konzentrieren.

Epistemisches Vertrauen bezeichnet im Wesentlichen das Vertrauen in soziales Wissen, in die Authentizität und Relevanz von Informationen, die von vertrauenswürdigen oder respektvoll angesehenen Quellen mitgeteilt werden. Nur dieses Wissen können wir verinnerlichen und assimilieren und dadurch unsere zukünftigen Interaktionen mit unserer sozialen Welt gewährleisten und fortentwickeln (Sperber et al. 2010). Dazu müssen wir die Fähigkeit entwickeln, vertrauenswürdige Wissensquellen von solchen, denen kein oder nur bedingt Vertrauen entgegengebracht werden sollte, zu unterscheiden. Die grundsätzlich schützende Ungewissheit, ob eine Wissensquelle als vertrauensvoll eingeschätzt werden kann oder es sich um Fehlinformationen handelt, wird als epistemische Wachsamkeit bezeichnet. Wird das epistemische Vertrauen beschädigt, können neue Verhaltens- und Reaktionsweisen sowie neue Beziehungsangebote kaum exploriert werden. Neue Informationen über das Beziehungsgeschehen werden in der Folge nicht als persönlich relevant oder sinnvoll erachtet, soziales Wissen wird somit nicht mehr aktualisiert. Diese Situation wird als Missverstandenwerden (epistemische Ungerechtigkeit) oder sogar als subjektives Gefühl des »Feststeckens« in epistemischer Isolation erlebt, d. h. die Überzeugung, dass mich niemand verstehen kann (Fonagy & Nolte 2023).

Die Bedeutung kommunikativer Bezogenheit für das subjektive Erleben kann nicht hoch genug eingeschätzt werden. Seit der »dialogischen Wende« innerhalb der Sozialwissenschaften geht man davon aus, dass das Selbsterleben und das Erleben des Gegenübers, also wie ich mich selbst erlebe und wie ich vom anderen erlebt werde und umgekehrt, ineinander verwoben sind. Marková (2016) sieht in dieser Interdependenz eine unumstößliche Grundannahme, ein »irreduzibles Axiom«. Werden die Interaktion und die Bezogenheit in den Vordergrund gestellt, liegt der Fokus auf einem Verständnis von Sprache als Dialog und nicht als Zeichensystem. Kommunikation wird vornehmlich als Prozess, als gemeinsamer performativer Akt, als partizipative Sinnstiftung (Flakne 2022) und nicht nur als Übermittlung von Information oder die Darstellung eines »mentalen« Inhalts verstanden. Ich stehe mit dem anderen in einer ethischen Beziehung, die im täglichen Leben wurzelt. Dieser Umstand bildet die gemeinsame Grundlage für das Verständnis der sozialen Realität in Bezug auf gemeinsame Werte und Absichten und bereitet damit den Boden für epistemisches Vertrauen oder eben epistemisches Misstrauen. Epistemisches Vertrauen ist die Fähigkeit und Bereitschaft, voneinander zu lernen und geteiltes Wissen und Erfahrungen über sich selbst in das eigene Erleben einzubauen. Epistemisches Misstrauen ist hingegen ein Mangel an dieser Fähigkeit und Bereitschaft anzuerkennen, dass wir in einer vorübergehend geteilten sozialen Welt leben. Häufig hat epistemisches Misstrauen mit Ausschlusserfahrungen zu tun. Die Stigmatisierung von Menschen mit schweren psychischen Erkrankungen verhindert ihre Teilhabe an der Gemeinschaft, weshalb sie in ihrem Wunsch nach Bezogenheit abgelehnt werden. Es ist nicht nur eine mangelnde Fähigkeit im Individuum, sondern auch auf die mangelnde Bereitschaft der Gemeinschaft zurückzuführen, Wissen und Erfahrungen zu teilen. Wer wird in die gemeinsame Kommunikation eingeschlossen, wer wird ausgeschlossen, was wird mitgeteilt und was wird verheimlicht? Epistemische Vigilanz, also Wachsamkeit und Zweifel, hat durchaus ihre Berechtigung. Epistemisches Vertrauen wird, so es einmal etabliert ist, implizit vorausgesetzt und reicht von mikrosozialen bis zu makrosozialen Formen. Es zeigt sich in kommunikativen Konventionen und Gepflogenheiten um das vertrauensvolle Sichöffnen im Gespräch, aber auch in Geheimhaltung und Verschleierung von Persönlichem (Marková 2016).

Wahrnehmen und Erleben unseres Selbst und der Welt bedürfen in ganz grundlegender Weise der Anwesenheit bedeutungsvoller anderer. Die spezifischen Schwierigkeiten von Menschen mit Psychose-Erkrankungen lassen Ausmaß und Relevanz inter-körperlicher Bezogenheit ermessen, die sich in Gruppenkontexten entwickeln und aufrechterhalten.

Innerhalb des Konzepts des Mentalisierens sind es vor allem Störungen in der frühen sozialen Kommunikation, von denen angenommen wird, dass sie zu einer späteren Vulnerabilität für psychische Erkrankungen führen (Fonagy et al. 2015). Eine unsichere Bindung und das Unvermögen zu mentalisieren fußen oft auf mangelndem Vertrauen gegenüber der Relevanz und Verallgemeinerbarkeit von intentionaler Kommunikation (Fonagy et al. 2017). Entscheidend ist die Fähigkeit, das allgemeine Vertrauen in zwischenmenschlich übermittelte Informationen aufrechtzuerhalten und gleichzeitig in der Lage zu sein, angesichts einer möglichen Täuschung angemessene Wachsamkeit zu üben (Sperber et al. 2010). Aus Sicht eines Kontinuums kann ein Individuum epistemisch hypervigilant, also misstrauisch (Sperber et al. 2010) oder versteinert sein (Fonagy & Allison 2014). Wegen der Starre im Verhalten können Informationen aus der Außenwelt nicht integriert werden. Jemand kann aber auch epistemisch naiv sein (Sperber et al. 2010), was mit Leichtgläubigkeit einhergeht (Campbell et al. 2021). Daher ist der erstmalige Aufbau oder die Wiederherstellung epistemischen Vertrauens der Kern jedes Erstgesprächs und jeder wirksamen Psychotherapie.

Es ist eine Herausforderung, zwischen epistemischem Vertrauen und Misstrauen zu navigieren, die notwendige Wachsamkeit und das Misstrauen angesichts von möglicher Täuschung, Geheimhaltung und Nicht-Offenbarung zuzulassen und dabei ausreichend Offenheit, aber auch Grenzen zu wahren. Epistemische Prozesse – Glaubensbildungsprozesse, wie wir zu Überzeugungen und Erkenntnissen über uns selbst und die Welt kommen – sind im hohen Maße von zwischenmenschlichen Beziehungen abhängig: Nur wenn wir unsere Mitmenschen als glaubhaft, epistemisch kompetent und wohlmeinend erleben, können wir uns in unseren Erkenntnisprozessen vertrauensvoll von anderen leiten lassen. So bilden sich Überzeugungen, die in eine bestimmte Konsenswelt eingebettet sind. Die Bildung von Überzeugungen und deren Inhalte entsteht vor einem als selbstverständlich erlebten Hintergrund gemeinsamen Wissens und gemeinsamer Praxis; sie sind durch die jeweils charakteristische menschliche Erfahrung in der Beziehung geprägt. Die Art und Weise der Wahrnehmung unserer Umgebung ist zu einem Großteil zwischenmenschlich reguliert, also dadurch, wie wir unsere Beziehungen zu bestimmten Individuen und zu Menschen im Allgemeinen erleben. Je nachdem, mit wem wir zusammen sind, lässt dies uns die jeweilige Umgebung als angenehm oder eher unangenehm erfahren. Im Falle von tiefgreifender und anhaltender sozialer Deprivation (der Entbehrung von sozialen Kontakten) kann sogar die Fähigkeit verloren gehen, den eigenen Körper von der Umgebung zu unterscheiden. Die Vorstellung kann dann von der Wahrnehmung und der Wachzustand nicht mehr vom Traum unterschieden werden. Ausgeprägte Veränderungen in der Struktur des Erlebens und Denkens sind immer mit Veränderungen in der Gesamtform des zwischenmenschlichen Erlebens verbunden. Dies trifft auch auf isolierte Organismen zu, Vorhersagen zu treffen, Fehler zu erkennen und diese unter Berücksichtigung der Rolle intersubjektiver Regulationsprozesse zu kompensieren (Ratcliffe 2015). Die Welt ist im Wesentlichen eine öffentliche, konsensuale. Daher ändert sich nicht nur der Inhalt der eigenen Überzeugungen, sondern auch die Art und Weise, in der man glaubt.[18]

Interpersonelle Prozesse spielen eine wichtige Rolle für die Struktur wie für die Entwicklung wahnhaften Erlebens. Traumata und Missbrauch in der Kindheit erhöhen das Risiko für die Entwicklung einer Psychose deutlich (Martin et al. 2023; Morrison et al. 2003; Read et al.

2005). Neuere Studien verweisen auf einen Zusammenhang zwischen dem Selbstwertgefühl und psychotischen Erfahrungen im Alltag, der stärker bei Personen ausgeprägt ist, die mehreren Arten von Kindheitstraumata ausgesetzt waren. So kann die Intensität psychotischer Erlebnisse im Alltag möglicherweise durch eine Verbesserung des Selbstwertgefühls verringert werden (Daemen et al. 2023).

Eine sichere Bindung in der frühen Entwicklung fördert affektives Vertrauen in andere, was das spätere zwischenmenschliche Erleben prägt, wie man zur Welt in Beziehung tritt. Aversive Kindheitserfahrungen korrelieren mit epistemischem Misstrauen oder Leichtgläubigkeit (Campbell et al. 2021). In der Folge kommt es zu epistemischen Verzerrungen im Erwachsenenalter, die sich in Intoleranz gegenüber Mehrdeutigkeit, in einem unflexiblen und dogmatischen Denken äußern. Der Betreffende kann andere nicht als zuverlässige Informationsquellen betrachten und fällt dann seine Urteile tendenziell auf der Grundlage unzureichender Informationen (Fonagy & Allison 2014). So fördern nonverbale Signale wie Zeigegesten (»ostensive cueing«) der primären Bindungsperson die Glaubwürdigkeit, um die Weitergabe von allgemeinen Informationen über die soziale Welt zu erleichtern (Csibra & Gergely 2009).

Bestimmte ungünstige epistemische Dispositionen können für unangenehme soziale Erfahrungen und schließlich für Psychosen anfällig machen. So könne eine endogene »wahnhafte Atmosphäre« auch unabhängig von zwischenmenschlichen Beziehungen entstehen, wobei die Salienzdysregulation (im Sinne einer Stimulusreaktionsregulation) ihrerseits dann zu Störungen der Intersubjektivität führe (Morrison et al. 2003). Die Reaktion der anderen Personen spielt dennoch eine entscheidende Rolle dahingehend, wie es der betreffenden Person weiter ergeht, ob es im Zusammenhang mit den wahnhaften Erfahrungen zu einer tiefen und durchdringenden Entfremdung von anderen Menschen kommt (Ratcliffe 2015).

Phänomene wie Interaktion, Koordination, körperliche Resonanz und wechselseitige Inkorporation sind für Fuchs (2017b, 2022) Aspekte der Zwischenleiblichkeit. Interaffektivität sei ein grundlegender Faktor der sozialen Wahrnehmung, die in der frühkindlichen Entwicklung ohne innere Modelle, Repräsentationen, Simulationen, Mentalisieren oder Theorien von anderen (im Sinne einer *theory of mind*) auskomme, womit Fuchs ein Vertreter des prosozialen Selbst ohne Berücksichtigung der Bindungstheorie ist. Es entwickle sich früh eine Art praktischer Sinn, eine »Musikalität« für die Rhythmen und Muster des Dialogs, für die Intentionen und Gefühle anderer. Zwischenleibliche bzw. inter-körperliche Resonanz wird durch die Intonation und Prosodie der Sprache und durch den Austausch von Blicken, dem mimischen und gestischen Ausdruck erzeugt. Dadurch werde eine präreflexive Form der Empathie ermöglicht (Fuchs 2017a, 2017b, 2018).

Die nonverbale Kommunikation ist als inter-körperlicher Prozess von großer Bedeutung, wobei Gefühl und körperlicher Ausdruck hier unauflöslich miteinander verkoppelt sind, der Körper ist »Resonanzkörper« der Gefühle. Das Unbewusste sei nicht in den verborgenen Kammern einer psychischen (geistigen) Innenwelt zu suchen, von wo aus es durch kundige Ausgrabungsarbeit und Deutung von Symbolen entschlüsselt werden könne. Es zeige sich uns hingegen in der »Zwischenleiblichkeit« des szenischen Dialogs zwischen den am therapeutischen Prozess beteiligten Personen, in deren Haltung, Ausdruck und Tonfall. Fuchs (2022, S. 69) spricht von einem horizontalen oder resonanten Unbewussten im Gegensatz zur Vorstellung eines vertikalen Unbewussten im Inneren oder »in der Tiefe der Psyche des Patienten«, das noch einer dualistischen Weltsicht entspringe. Das resonante Unbewusste bestehe nicht aus verdrängten Bildern oder Ereignissen. Vielmehr seien es leibliche Interaktionsformen, Beziehungsmuster mit impliziten Beziehungserwartungen, die sich zu charakteristischen Erwartungs- und Reaktionsmustern im Laufe des Lebens entwickelten, ähnlich Sterns »implizitem Beziehungswissen« und »Schemata-des-Daseins-mit« (»schemes-of-being-with«) (Stern 1985 [1992]). Sie seien unbewusst und machen sich in Form »inter-körperlicher Übertragung und Gegenübertragung« bemerkbar. Verdrängung zeige sich hier in Form von impliziter Vermeidung, die zunehmend ins Leibgedächtnis übergeht, also habitualisiert. Bestimmte an traumatisierende Erfahrungen erinnernde Beziehungssituationen würden dann durch ein betontes Lächeln oder eine devote Stimme umgangen, ausgespart oder überkompensiert. Spezifische körperliche Haltungsformen, wie etwa eine fixierte Muskelspannung im Rücken oder im Kieferbereich, eine mangelnde Bauchatmung, könnten als Formen der Körperabwehr betrachtet werden. Durch solche Verspannungen, Haltungsfixierungen oder eine angespannte Atmung würden intensive Gefühlsregungen und deren leibliche Übertragung zwischen den beteiligten Personen verhindert. Die Schwingungsfähigkeit der Stimme verkörpert diesen praktischen Sinn wie ein eigenes gemeinsames Sinnesorgan (Fuchs 2003, 2019, 2022).

In Gruppenkontexten drückt sich das horizontale oder resonante Unbewusste dadurch aus, dass jemand angesprochen wird und ein anderer nicht, dass jemandem zugehört wird und einem anderen nicht. Jemand wird im Gruppengespräch übergangen und »ausgespart«, in einem feindseligen Tonfall angesprochen. Das inter-körperliche Geschehen im Sprechen und Zuhören wird möglicherweise noch immer unterschätzt. Wenn über Kommunikation und Sprache gesprochen wird, wird hartnäckig noch immer an den Austausch von Information mittels eines Systems von Zeichen gedacht. Dieses Verständnis bleibt jedoch eine Abstraktion, denn eigentlich wird Sprache erst im Vollzug von raum-zeitlich situierten Sprechpraktiken aktuell und wirksam. Das akustische oder vokale Ereignis des Sprechens in der Kommunikation eröffnet und konstituiert die Dimension des grundsätzlichen Bezugs auf den anderen, sei es in Zustimmung oder Ablehnung, in neugieriger Offenheit oder Zurückweisung. »In der Stimme artikulieren sich ein Begehren, eine Bedürftigkeit, aber auch Macht und Ohnmacht gegenüber dem anderen. Stimmgebundene Kommunikation lässt eine Situation existentialer Offenheit und Ausgesetztheit entstehen« (Krämer 2003, S. 11). Mit Beginn unseres Lebens ist das alltägliche Sich-in-Bezug-aufeinander-Bewegen, Sprechen und Hören in Gruppen, ein Erleben von Gegenwart (Präsenz) in der ersten Person. Für Psychose-Erkrankte ist dieses Unterfangen keine Selbstverständlichkeit und wird im Alltag immer wieder zu einer beträchtlichen Herausforderung.

> Frau A, die an paranoider Schizophrenie leidet, berichtet in der Gruppentherapie begeistert, dass sie es gestern wagte, zu einer öffentlich angebotenen Gesprächsrunde zu gehen, wo ganz normale Leute über alltägliche Fragen und Themen diskutierten. Sie habe ganz normal mitreden können und sich als Gleiche unter Gleichen gefühlt. Das Gefühl sei einfach großartig gewesen.

3.6 Exkurs: Sprechen und Hören als Orte der Inter-Körperlichkeit und Intersubjektivität

> »Er [mein Körper] hat mich gezwungen, aber mich auch gelassen – auseinandersetzen ›lassen‹ mit Themen, Personen und Dingen, die ich in der ›gemeinsamen‹ Realität, also der Bühne, auf der wir alle nach gleichen Regeln spielen, nicht hätte sehen, hören, riechen, fühlen, schmecken können, ohne meine Nerven zu überfordern wegen einer Gabe, die ich wirklich habe: ich bin Wahrnehmungsfähigkeit« (Schmidt 2020, S. 18).

In der stimmlichen Interaktion nehmen alle Beteiligten dasselbe emotionale Ereignis zur selben Zeit wahr, das sich im Dazwischen und in den beteiligten Körpern simultan ereignet. Ich höre meine eigene Stimme just in dem Moment, in dem sie vom Zuhörer gehört wird (Liberman 1996). Meinen eigenen Blick kann ich hingegen nicht sehen. Daher sind die Inter-Körperlichkeit und Intersubjektivität an das Stimmliche, die Vokalität (von lateinisch »*vox*« – Laut, Ton, Schall, Stimme), geknüpft. Genau genommen ist das am akustischen Ereignis einer stimmlichen Äußerung beteiligte Spiegelneuronensystem (*mirror neuron system* – MNS) nicht intersubjektiv, sondern inter-körperlich (»inter-embodied«), da es auf einer resonanzbasierten deiktischen Hier-und-jetzt-Abstimmung ganz eigener Art beruht (Stamenov & Gallese 2002). Die Stimme ist körperlich und zugleich Ausdruck einer Bezogenheit, verkörpert sie doch die hörbare Spur der beteiligten Personen in ihren Beziehungen. Sie ermöglicht das Erleben von Anwesenheit und Gegenwart, birgt dadurch aber auch die jeweiligen Machtstrukturen in der gemeinsamen Sprachpraxis in sich. In der Gebärdensprachgemeinschaft gilt Vergleichbares vermutlich für die von allen Gesprächspartnern gleichzeitig miterlebten Gebärden. Die Stimme (im Sprechen und Hören) ist Ereignis und Organ zugleich, nämlich der inneren und äußeren Wahrnehmung emotionaler Zustände, aber auch von Beziehungs- und Machtdynamiken. Sie kann als Teil des Ich betrachtet werden, auch wenn sich Freuds berühmt gewordene Formulierung »Das Ich ist in erster Linie ein körperliches [...]« (Freud 1923, S. 254) vor allem auf dessen Oberfläche bezieht, über welche die Außen- und Innenwahrnehmung gleichzeitig stattfinde. Die menschliche Stimme ist eine Erweiterung des Körpers auf der akustischen Ebene, auf der sich die »Einstimmung« ereignet. Marc Richirs phänomenologische Überlegungen zur Affektivität weisen in eine ähnliche Richtung (Richir 2000).

In der Vokalität, in der Stimmlichkeit, steckt eine Ansteckungsfähigkeit, und sie ist das Bindegewebe des intersubjektiven Raumes, eine »vokale Matrix« (Felsberger 2017). Damasio (2010) geht ähnlich wie Freud davon aus, dass der Kern des Selbst in den Urgefühlen zu finden ist. Er bezieht sich auf Freud, der das Ich als die Vorstellung und das Gefühl unseres eigenen Körpers verstand. Freud dachte auch, dass wir das Seelenleben einer anderen Person erkennen könnten, indem wir den körperlichen Zustand einer anderen Person imitieren. Ahmen wir also den Zustand unseres Gegenübers nach, um uns in ihn hineinversetzen zu können? Braucht es tatsächlich den Umweg über das Imitieren? Nehmen wir an, dass Sprechen ein Aspekt des Körperlichen ist, dann braucht es diesen zeitlichen Aufwand nicht. Wenn wir Stamenovs und Galleses Verständnis von Sprache aufgrund einer resonanzbasierten deiktischen Einstimmung als inter-körperliches Geschehen akzeptieren, kommen wir sowohl Freuds Konzeption des Ich, aber auch Merleau-Pontys Konzept der »intercorporéité« (Merleau-Ponty 1964) näher. Sprache ist nicht nur eine symbolisch vermittelte Form der Kommunikation, sondern fungiert durch ihre analoge Vokalität als die tiefste Ebene der interkorporalen Kommunikation: »Zum Tango gehören immer zwei!« Dies erlaubt uns, Sprechen mit dem Tanz zu verbinden, wie es Flakne (2019) mit den Begriffen der partizipativen Sinnstiftung und Kontaktimprovisation als Ermöglichung inter-körperlicher Sinngebung zu erfassen versuchte. So sind Propriozeption und Exterozeption, die enaktive körperliche Empfänglichkeit für sensorische und kinästhetische Prozesse anderer, etwa beim Mind-Reading und bei der Perspektivenübernahme beteiligt und fördern Mentalisieren. Dieser Prozess erfolgt in der Regel nicht erst umständlich über zeitaufwendige Denkprozesse. Zwischenmenschliche Anziehung, Ablehnung, Gruppenbildung und Antigruppen-Bildung manifestieren sich vor allem in Prozessen und Mustern des Sprechens. Synchronisierte oder divergente Rhythmen, akkommodierte oder dissonante Tonhöhen, Konvergenz und Divergenz sind personen- oder gruppenbasierte akkommodative Strategien, abhängig von der Motivation und den interpersonellen oder intergruppalen Bedürfnissen der Teilnehmer (Gallois et al. 2005). Anhand der »Communication Accommodation Theory« (CAT) soll dies konzeptualisiert werden (Giles et al. 1987; Soliz & Giles 2014). Ogdens autistisch-berührende Position bezieht sich teilweise auf dieses Phänomen (Ogden 2006), wenn er schreibt, »sie (die autistisch-berührende Position) ist ein sensorisch dominierter Modus, bei dem sich ein Selbstgefühl in seinen allerersten Anfängen durch den Rhythmus der Sinneswahrnehmung (Tustin 1984) bildet, insbesondere durch Sinneseindrücke der Hautoberfläche (Bick 1968)« (Ogden 2006, S. 31). Allerdings kann dieser Vorgang keineswegs als autistisch angesehen werden, vielmehr konstituiert er eine wesentliche Phase der Selbstentwicklung im Sinne einer gemeinsamen Sinngestaltung. Dieser Vorgang ereignet sich nicht nur über Sinneseindrücke der Hautoberfläche, sondern auch auf sprachlicher Ebene durch die Sinneseindrücke, die am Sprechen und Hören beteiligt sind, genauer auf der Ebene musikalischer Attribute, wie z. B. synchroner oder divergenter Sprechrhythmen. Dies rückt mittlerweile zunehmend auch in den Fokus psycholinguistischer und konversationsanalytischer Forschung. Prosodische (klanglich-rhythmische) Phänomene in der Sprache können mit dem Erleben von Verstanden- oder Nicht-verstanden-Werden oder auch mit Machtverhältnissen in Zusammenhang gebracht werden. Man fühlt sich wahrgenommen und verstanden, wenn man »die gleiche Sprache« spricht, »auf einer Wellenlänge« oder »im Gleichklang« ist, sozusagen in einem »unisono«. Andererseits hat jemand »wenig Taktgefühl«, »gibt den Takt vor« und »den Ton an« und »tönt abweisend«, »taktlos«. Es kommt zu »Unstimmigkeiten«, oder es wird einem gar »der Marsch geblasen«. Der »Ton macht die Musik«, und jemandes Stimme kann »unter die Haut gehen«. Im Laufe einer Interaktion kann eine adäquate Synchronizität positive Gefühle, wie etwa Verbundenheit, Rapport und Sympathie, induzieren. Solche Resonanzprozesse schaffen eine gemeinsame soziale Realität, damit aber auch Urteilsverzerrungen (Foroni & Semin 2011), Einengung und eine Verringerung divergenten Denkens oder Schwierigkeiten beim Erkennen von Lüge und Betrug (Chartrand & Lakin 2013; Stel et al. 2009; Stel & Vonk 2010; Tschacher et al. 2014).

Eine angeborene Musikalität ermöglicht uns, so Linde Wotton (2015), in der Interaktion mit anderen »im Takt und im Einklang« zu sein und so zu einer gemeinsamen Bedeutung der Erfahrung zu gelangen. Der Psychoakustiker Stephen Malloch (1999) prägte den Begriff der »kommunikativen Musikalität« für die Qualität der menschlichen Interaktionen. Er untersuchte, wie der interpersonalen Zeit durch Ausdruck und Kommunikation, durch gezielte gestische Narrative von Stimme und Körper sowohl in Mutter-Kind- als auch in psychotherapeutischen Interaktionen Gestalt verliehen wird (Malloch 2017; Malloch & Trevarthen 2009). Der Sprechrhythmus der beteiligten Sprecher synchronisiert sich während der sozialen Interaktion (Kawasaki et al. 2013); im EEG findet sich während des Sprechens und Zuhörens eine »interbrain synchronization«, einschließlich der Synchronisation der stimmlichen Klänge (Pérez et al. 2019). Es kommt auf diese Weise zu stimmlich-lautlicher »Accomodation« (Ruch et al. 2018).

Fonagy und Bateman (2007) definieren Mentalisieren auch als eine offene und neugierige Bereitschaft des Sich-anstecken-Lassens, Sich-überraschen-Lassens, Sich-beeinflussen-Lassens, Sich-bereichern-Lassens in der Begegnung mit dem anderen. Sie bringen diese Bereitschaft mit der Entwicklung des Selbst in Zusammenhang, nämlich des »Selbst als Urheber/Agens«, und sehen ihren Ursprung in der frühen sprachlichen Entwicklung. Die sprachliche Begegnung, die verbale und nonverbale Kommunikation, ist Ausdruck dessen, was Merleau-Ponty mit »Intercorporéité« bezeichnet hatte. Das gemeinsame stimmliche Ereignis ist Teil des ins Soziale erweiterten Erlebens von Inter-Körperlichkeit (Intercorporéité), der sogenannten »echten Intersubjektivität«. Der kommunikative Prozess ist eine Co-Kreation und ermöglicht, gemeinsame Bedeutung zu konstruieren, in der Zeit synchron und im Einklang mit anderen zu sein und ein gemeinsames Gefühl für das Vergehen der Zeit zu entwickeln, was von Wotton als »intersubjektive Zeit« bezeichnet wurde (Wotton 2017).

Wir gewinnen Präsenz durch unsere Stimme, die in den klanglichen Grund eines bedeutsamen Gruppengesprächs eintaucht. Nicht jedes beliebige Gruppengespräch bietet diese Möglichkeit. Gruppengesprächssituationen, die geprägt sind von einem bedeutungsvollen Austausch, gemeinsam geteilter Aufmerksamkeit und gemeinsam geteilter Intention, wie z. B. der intensive Austausch zwischen Eltern und

Kind in kindgerichteter Sprache, aber auch eine intensive Phase in der Gruppenpsychotherapie, können so ein »Attunement-Erleben« darstellen. Dieses Eintauchen in Präsenz ist eine Erfahrung, die »bedeutet, physisch und virtuell ein Teil der Erfahrung selbst zu werden« (Ermi & Mäyrä 2005, S. 3).

Aus musikpsychologischer Perspektive werde Klang in die Umgebung gebracht, wo es kognitiv sinnvoll sei, ihn zu lokalisieren (Windsor 2018). Er schaffe damit für die Wahrnehmenden ein Umfeld, das ihnen die Möglichkeit gebe, sich die Umwelt zu erschließen. »Präsenz ergibt sich hauptsächlich aus der Wahrnehmung von Klang [...]. Unsere Verortung von Klang in der Umgebung ist ›ein Mittel, um in die Welt hinauszugehen‹, um sich selbst von anderen zu unterscheiden und so Präsenz und die Fähigkeit zu erlangen, in diesem Raum zu handeln« (Grimshaw 2017, S. 294).[19] Musik kann als eine ästhetische Form von Zeitorganisation beschrieben werden, ihr Erleben macht klingende Zeitgestalten in ihrem Zusammenhang (musikalische Kohärenz) erfahrbar (Trautsch 2017). Die Vokalität der Sprache, das Sprechen und Hören, kann meines Erachtens als eine konkrete Form der Zeitorganisation betrachtet werden. Es geht in beiden Wahrnehmungsmodi um die gemeinsame Erfahrung nicht nur in der Zeit, sondern auch von Zeit, von Augenblicklichkeit. Musik biete eine nur prozessual zu erschließende Konstellation von Klangereignissen und deren zeitlicher Struktur (ihre Ausdehnung und Binnenprozesse). Indem Musik sowohl körperliche, perzeptive als auch emotionale und kognitive Prozesse für die Hörenden koordiniert und aufeinander bezieht, macht sie diese und damit auch die Zeitlichkeit des Selbst explizit erfahrbar. In einer gelungenen musikalischen Erfahrung werden verschiedene Arten und Weisen, Zeit wahrzunehmen, ästhetisch koordiniert. Komplexe Schichten von Zeitgestalten würden so zugleich die zeitlichen Prozesse des körperlichen Erlebens, der Wahrnehmung, der Gefühle und Gedanken koordinieren (Trautsch 2017). Auch in der gesprochenen Sprache müssen rhythmisch-prosodische Zeitgestalten für uns gemeinsam erfahrbar sein, damit wir ein Erleben von Kohärenz, Gleichzeitigkeit und Gegenwart erlangen. Somit entstehen in den beteiligten Sprechern diesbezüglich Kohärenzerwartungen, die als Ereignisse von geteilter Aufmerksamkeit und geteilter Intention verstanden werden können.

In der Psychose ist dieses inter-körperliche Erleben nicht zugänglich, was z. B. in der Beeinträchtigung des gemeinsamen Gesprächsflusses spürbar wird.

> Ein Patient berichtet von seinen paranoiden Gedanken, reiht diese so dicht aneinander, dass es für mich als Gegenüber schwierig ist, meine Bemerkungen in den Gesprächsfluss einzuschieben. Wenn es mir dann doch gelingt, scheint der Patient mich nicht zu hören und spricht weiter, so als hätte ich nichts gesagt. Es fühlt sich für mich an, als hätte ich meinen Einsatz verpasst oder als würden wir unser Duett in zwei verschiedenen Räumen spielen und daher rhythmisch nicht im Takt sein.

Im Gegensatz zur Musik, in der Zeitgestalten ästhetisch lustvoll wahrnehmbar sind, kann die bewusste Wahrnehmung von Zeit als Vergehen oder anhaltender Dauer in der Depression (z. B. einer Stockung der gelebten Zeit) sehr leidvoll erlebt werden. In der Psychose kann es in verschiedener Weise zu Störungen der basalen Ebene der gelebten Zeit kommen, wie z. B. der Fragmentierung des Bewusstseinsstroms (Fuchs 2013; Minkowski 1933; Stanghellini et al. 2016). Schon lange beschäftigt sich die phänomenologische Krankheitslehre mit dem Phänomen des abnormen Zeiterlebens bei Schizophrenie, ist doch die Zeitlichkeit das Fundament jeder Erfahrung. Für das Gefühl der Kohärenz und Kontinuität des Selbst sowie der persönlichen Identität ist ihre Integrität von grundlegender Bedeutung. Nur weil unser Bewusstsein nicht im »Jetzt« gefangen ist, können wir ein Objekt als einheitlich und identisch wahrnehmen. Jetzt-Momente haben eine gewisse »Breite« zwischen Vergangenem und Zukünftigem. Stanghellini und Mitarbeiter beschrieben die dreifache intentionale Struktur des Zeitbewusstseins. Ein ursprünglicher Eindruck ist mit der Erinnerung an das gerade Vergangene und der Vorwegnahme des gerade Kommenden verbunden (Thompson 2007; Zahavi 2003). Die Integrität des Zeitbewusstseins (Stanghellini et al. 2016) vermittelt uns das Gefühl, dass wir von uns selbst ein einheitliches, durch die Zeit hindurch permanentes Erfahrungssubjekt verinnerlicht haben. Der sogenannte Bewusstseinsstrom unseres Erlebens ist eine Folge der Kontinuität des inneren Zeitbewusstseins, der innersten Struktur unserer Wahrnehmungsakte. Unser Bewusstsein ist innerlich auf sich selbst bezogen und selbstwirksam, wir erfahren Gegenwart aufgrund eines einheitlichen präreflexiven (d. h. impliziten und stillschweigenden) Wirkens von ursprünglichem Eindruck, Retention und Protention. In einer Studie zum abnormen Zeiterleben bei Schizophrenie-Patienten im Vergleich zu Patienten mit einer schweren Depression (Stanghellini et al. 2016) wurde die Fragmentierung des Zeiterlebnisses, nämlich die Beeinträchtigung der automatischen und präreflexiven Synthese von ursprünglichem Eindruck-Retention-Protention, untersucht, und zwar anhand von vier Unterkategorien, der Störung des Zeitflusses, dem Erleben von Déjà-vu/vécu sowie Vorahnungen über sich selbst und Vorahnungen über die Außenwelt. Bei Patienten mit schweren Depressionen zeigte sich keine »Entschränkung« der Zeiterfahrung, vielmehr kam es bei diesen Personen eher zur Zeitlosigkeit, einem Gefühl, dass der Zeit die Dauer und nicht die Verschränkung von Gegenwärtigem, Vergangenem und Zukünftigem fehle. Möglicherweise stehen diese Kernmerkmale des schizophrenen Phänotyps, d. h. die der Zeiterfahrung, in Verbindung mit Selbst-Störungen und anderen schizophrenen Symptomen, wie etwa Wahnvorstellungen und verbal-akustischen Halluzinationen.

Moskalewicz und Fuchs (2023) verweisen im Zusammenhang mit dem Phänomen des gestörten Raum- und Zeiterlebens bei Psychosen auf die Schriften von Erwin W. Straus, einem deutschen Neurologen, Psychiater, Psychologen und Philosophen, der 1938 aufgrund seiner jüdischen Herkunft vor den Nazis in die USA fliehen musste. In seinem unveröffentlichten Werk »Psychotic disorders of Space and Time« befasst er sich eingehend mit dem Verhältnis zwischen dem Ich und der Welt und übt dabei scharfe Kritik am cartesianischen Denken, in dem Bewusstsein zu einem Ding in der Welt werde (res cogitans).

Die Wahrnehmung von räumlicher Tiefe (im Sinne von Erreichbarkeit) ist bei verschiedenen psychischen Erkrankungen beeinträchtigt oder abhandengekommen. Der Raum wird dadurch nichtssagend (bedeutungslos), flach und fern. Psychotische Störungen würden, so Straus, auf eine primäre Einheit von Streben, Zeitlichkeit und Räumlichkeit hinweisen. Dabei spricht Straus in seinen Schriften schon früh von einem präreflexiv abgestimmten Welterleben und einem vorkognitiven Empfinden und nimmt damit die Bedeutung des Konzepts eines verkörperlichten Erlebens vorweg. Die Welt sei nicht gesichtslos, Raum und Zeit seien nicht abstrakt, sondern vielmehr gelebt und implizit verbunden. So beschreibt er eine Begebenheit eines psychotischen Patienten:

»Mit der physiognomischen Zerstückelung des Raumes ändern sich Leistung und Bewegungswahrnehmung entsprechend. Bei einem Baseballspiel war A. Br. nicht in der Lage, richtig auf ein Tor zu zielen. Wenn er einen Ball im Licht betrachtete, hatte er einen Eindruck von Diskontinuität, der mit dem von Zeitlupe vergleichbar war […] Das ›Dort‹ wird in unverbundener Ferne erlebt. Die Patienten können nicht über sich selbst hinausgehen; sie können ein Ziel nicht antizipieren« (Straus 1963, S. 17).

Das Erleben erweist sich als räumlich-zeitlich strukturiert und vor allem intrinsisch mit dem Gefühlsleben (Affektivität), mit der Verkörperung und dem Handeln verwoben. Straus betonte die Physiognomie als Grundlage der primären Raumerfahrung sowie die Variabilität der Erscheinungen durch Aktivität und Bewegung (vielleicht im Sinne von Heraklits Vorstellung eines ständigen Werdens und Wandels – griechisch *panta rhei*, d. h. »Alles fließt«).

So verstand Straus die psychotische Depression als Wechsel von Zeitlichkeit und Verkörperung in ihrer zwischenmenschlichen Einbettung, ein Verständnis, das zwar damals noch nicht vollständig entwickelt war, aber aus heutiger Sicht sehr modern ist (Fuchs 2020). Er ging von einem vitalen, biologisch begründeten zeitlichen Werden aus, wobei das Zeiterleben, immer vermittelt durch persönliches Erleben, entweder wächst oder auch Störungen unterliegen kann, etwa wenn es abnimmt oder schließlich unbeweglich wird. Während in der Neurose die Möglichkeit einer Zukunft trotz Einschränkungen noch erhalten zu sein scheint, ist in der Psychose deren Möglichkeit abhandengekommen (Moskalewicz 2016; Moskalewicz & Messas 2022; Straus 1967).

Das Zeiterleben spielt in der Kommunikation eine besondere Rolle. Buchholz (2019b), der sich als Psychoanalytiker intensiv der Konversationsanalyse widmete, weist auf die Bedeutung der »Enchronie« (Enfield 2022) im Gesprächsprozess hin, auf das Sequenzielle (den Ablauf), das Timing und das Reparieren von Nicht-Verstandenem oder Missverständnissen.

> »Enchronie – sequenzielle Pfade von gleichzeitigen ko-relevanten Handlungen, die in partikularen Elementen aufeinander verweisen und aufgrund derer Gesprächsteilnehmer nächste Handlungen erwarten oder erwartbar machen und sich dabei Motive zusprechen, die Interpretationen sind, aufgrund derer sie nächste Schritte planen und ausführen« (Buchholz 2019b, S. 81).

Im Dialog (»Hindurchsprechen« von διάλογος *diá-logos*: διά *diá* »durch, hindurch« und λόγος *lógos* »Rede«) durchdringt die Stimme akustisch den Zuhörer und gleichzeitig – *synchron* – auch den Sprecher selbst. Das dialogische stimmliche Ereignis hat damit eine phatische – eine kontakthaltende, soziale Bindungsfunktion sowie eine pathische –, affektansteckende Funktion. Es verkörpert einen sozialen Rückkopplungsmechanismus, der über unser Erleben in der Gemeinschaft mit anderen viel grundlegender entscheidet als bisher angenommen (Felsberger 2017; Krämer 2003, 2006).

> »Worauf es uns bei dieser appellativen und affektiven Intersubjektivität nun ankommt, ist, dass diese ›pathische Kommunikation‹ zutiefst verwoben ist mit der Körperlichkeit der Kommunizierenden. Wenn die Stimme hierfür so signifikant ist, dann gerade insofern sie – unter anderem – die Spur des Körpers in der Sprache ist, eines Körpers allerdings, der ein Stück weit immer auch als ein ›sozialer Körper‹ zu begreifen ist« (Krämer 2006, S. 275).

Auch Ogden (2004) schreibt der Stimme eine zentrale Rolle im Beziehungsgeschehen zu. Für ihn ist die Stimme kein Datenträger, der zur bloßen Mitteilung von Informationen notwendig ist. »Stimme ist eine Handlung, kein Potential« (Ogden 2004, S. 67). Die Stimme selbst ist die Aktualität – in ihr ist das Geschehen und nicht neben ihr.

> »Es ist irreführend zu sagen, die Stimme sei ›ein Ausdruck des Selbst‹, denn dies erweckt den Anschein, ›innen‹ befände sich ein Selbst, das durch das Individuum spreche (so wie ein Bauchredner durch eine Puppe spricht) und sich so eine hörbare Form gebe. Meines Erachtens ist es eher so, dass Stimme ein Erleben dessen ist, wie das Selbst im Akt des Sprechens ... zu sein beginnt« (Ogden 2004, S. 68).

Ogden empfiehlt in diesem Sinne, die »lebendigen« Momente einer Therapiesitzung in den Nuancen der Sprache, den Gesten und Handlungen wahrzunehmen und damit die intersubjektive Konstruktion zu erfassen, die die Beteiligten in der therapeutischen Beziehung Moment für Moment erschaffen.

Die sprachliche Co-Konstruktion ist in elementarer Weise an die *face-to-face*-Situation gebunden und an den in der mündlichen Sprache *face-to-face* erfolgenden Austausch zwischen co-präsenten Beteiligten (Deppermann & Günthner 2015). Denn nur hier sind eine wechselseitige Wahrnehmung und deren Reflexivität und Zirkularität gegeben – die Wahrnehmungswahrnehmung. Der amerikanische Philosoph, Soziologe und Psychologe George Herbert Mead erkannte die Bedeutung der zweifachen Rollen- oder Perspektivenübernahme schon vor etwa 100 Jahren (Mead 1962 [1934]).

Ich nehme wahr, dass du wahrnimmst, dass ich wahrnehme. Ich sehe, dass du siehst, dass ich dich anschaue. Heute nennen wir diesen Umstand geteilte Aufmerksamkeit. Identität entsteht durch Interaktionen mit anderen Individuen; nur durch die Orientierung innerhalb der sozialen Gruppe kann das Individuum sich als solches wahrnehmen (Mead 1962 [1934]). Interaktion heißt also nicht nur, dass Beteiligte aufeinander reagieren, sondern sie ist ein Geschehen der geteilten Aufmerksamkeit, der geteilten Intention im gemeinsamen Ringen um gegenseitige Wahrnehmung (vgl. »active community of perception«, griechisch *Sunaistheeseoos*) (Aristoteles). Wir nehmen wahr, dass wir als Gesprächspartner wahrgenommen werden, und hören, wie wir vom Gegenüber gehört werden, während wir zueinander sprechen. Anwesenheit ist ein in der Interaktion erst hervorgebrachter Effekt, keine nur äußerliche körperliche Bedingung (Deppermann & Günthner 2015).

> »Anwesenheit wird im Medium der Wahrnehmungswahrnehmung interaktiv erzeugt, sie ist ein *interactional achievement* strictu sensu. Ein weiterer Grund für die Bindung an die Mündlichkeit: Nur in gesprochener Sprache gibt es eine Gleichzeitigkeit von Produktion und Rezeption, bei der die Sprechenden zugleich Hörende und die Hörenden zugleich auch Sprechende sein können, die ihre Produktion/Rezeption, ihr ›recipient design‹ oder ›repair‹ fortlaufend und aktualisierend dem jeweils fälligen Stand der Dinge anpassen. Auch im Sinne dieses fortlaufend-dynamischen Abgleichs lässt sich das Geschehen als ko-konstruierte gemeinsame Hervorbringung begreifen« (Deppermann & Günthner 2015, S. 119).

Dadurch wird nicht nur das Erleben von sozialem Eingebundensein in allen Abstufungen bis hin zum Ausgeschlossensein vermittelt, sondern auch das basale Selbsterleben (»Ipseität«). Denn nur der Dialog verleiht einer Äußerung ihre individuelle Physiognomie. Der Klang meiner Stimme muss von mir gehört werden und muss vom Ohr des Zuhörers zu mir zurückkehren, damit meine Gedanken Form und Halt finden (Bachtin 1979; Trabant 1988).

Michail Bachtin bezieht sich hier auf die tatsächlichen Äußerungen als Sprechhandlungen. Mit Physiognomie ist das stimmlich-lautliche, mithin das leibliche oder besser inter-körperliche Korrelat der Sprache gemeint. Die akustische Spur einer Äußerung erlaubt es dem Sprecher, seine Klangerzeugung, die in externen Schleifen an jemanden intendiert, also gerichtet ist, als seine eigene zu erkennen – als etwas Äußeres, etwas »Fremdes« als das Eigene. Und da die Außenschleife den Zuhörer miteinschließt, markiert dies den Übergang von der vokalen Geste zum bedeutsamen Symbol (Bogner 2004). Waldenfels (2011) spricht vom relationalen Charakter des »leiblichen Selbst« und sieht das Auge (den Blick) und die Stimme als Vermittler im Prozess der Konstruktion des Selbst über den anderen.

Die gegenseitige kommunikative Bezogenheit ist grundlegend und eine wichtige Voraussetzung für das Selbsterleben und Welterleben. Garrod und Pickering (2004) betonten die gegenseitige Beobachtung der Teilnehmer, die es braucht, um eine umsichtige Konversation entstehen zu lassen; ein positiver Affekt stelle sich ein und der Dialog fühle sich durch das geteilte Handeln und Erleben leichter an. Das liege daran, dass eine »zweite Ebene« entstehe, wenn Menschen etwas miteinander tun – ein »doing together to do together«. Das geteilte Handeln und Erleben würden gemeinsam beobachtet und zeigten den anderen, dass es um geteiltes Tun und das Dazuzugehören gehe (Garrod & Pickering 2004, S. 8). Linguistisches Alignment (gemeinsame sprachliche Ausrichtung) verweise im Voraus auf affektive Affiliation (emotionale Einbindung), denn Verbindung sei die gemeinsame Intention und das gemeinsame Ziel (Garrod & Pickering 2004).

Flakne (2007) griff Merleau-Pontys Konzept des Körpersubjekts und der »Intercorporéité« auf und dachte diese zwischenkörperliche intersubjektive Interaktion weiter als Chora-graphie (Chora, griechisch für »Raum«), eine gegenseitige Kennzeichnung und Konstituierung von Raum zwischen zwei oder mehr Körpern. Es sind in den inter-körperlichen dynamischen Raum geschriebene Praktiken, vergleichbar mit einem Tanz.

> »Wenn wir miteinander sprechen, ist zwischen uns eine Sphäre, dadurch haben dann meine Stimmen keinen Platz«, beschreibt eine von Schizophrenie Betroffene den Umstand, dass ihre kommentierenden Stimmen während unserer Therapiegespräche verschwinden.

Der japanische Phänomenologe Yasuhiko Murakami (2013) spricht in ähnlicher Weise von »affection of contact«. Eine kommunikative Situation beginne mit einem Blickkontakt, mit der Stimme oder einer Berührung, die sich an mich richte und eine affektive Dynamik in Gang setze, bevor das Gesicht oder der restliche Körper wahrgenommen werde. Rydén Gramner und Wiggins (2020) untersuchten mit einem multimodalen konversationsanalytischen Ansatz diskurspsychologisch, wie ein verkörperter Affekt in der sozialen Interaktion umgesetzt und innerhalb der Interaktion koordiniert wird. Die Autorinnen sprechen von verkörperter affektiver Haltung und stellten fest, dass sich Affekte in Form von verkörperten mimischen und Handgesten äußern, wodurch die Darstellung der Emotionen auf beiden Seiten der Interaktion (auf der Subjekt- und Objektseite) gesteuert werde.

Die »sprachliche Umgebung« ist in ein größeres sprachliches Umfeld eingebettet, das wiederum bestimmte Färbungen umfasst, die entweder Akzeptanz und Sicherheit vermitteln oder als stark verunsichernd bis völlig ablehnend erlebt werden. Selten sind wir uns der hochwirksamen Dynamiken des sozialen Unbewussten gewahr, die diese Nuancen und Färbungen auf der semantischen, aber auch prosodischen und sprach-pragmatischen Ebene beinhalten (wer wann wen wie anspricht bzw. hört oder nicht hört). Gesellschaftliche Einschluss-, Marginalisierungs- und Ausschlussprozesse finden auch auf dieser Ebene statt. Mit bestimmten Personengruppen, wie z. B. Menschen, die Teil einer unwillkommenen Minderheit sind oder Menschen mit schweren psychischen Erkrankungen, wird auf eine Weise kommuniziert, dass die Betreffenden die darin enthaltene mangelnde Wertschätzung im wahrsten Sinne des Wortes unmittelbar emotional zu spüren bekommen.

Unter Berücksichtigung all der beschriebenen Faktoren und Prozesse erscheint es wenig schlüssig, dass diese Abhängigkeit vom sprachlichen Gegenüber und der sprachlichen Umgebung ab einem gewissen Zeitpunkt endet. Die affektansteckende und kontakthaltende Funktion der Sprache – quasi als »inter-körperliches Organ« – bleibt bestehen, da wir zeitlebens und sogar transgenerational von der sprachlichen Einbindung und Bezogenheit abhängig sind. Diese Form des Bindungserlebens in Bezug auf die uns umgebenden Gemeinschaften – die »Gruppenbindung« (Felsberger 2017) – ist vergleichbar mit der Bindung an primäre Bezugspersonen und kann ebenso versichernd wie auch desorganisierend sein. Wir sind vom gemeinschaftlichen Funktionieren unserer Sprachpraktiken lebenslang – »auf Gedeih und Verderb« – abhängig. Wenn das Sprechen und Hören in den ersten Monaten für unsere soziale und kognitive Entwicklung so relevant und bedeutsam ist, folgt daraus, dass dies auch in späteren Lebensphasen von zentraler Bedeutung ist. Die Entwicklung des Selbstgefühls (Ipseität) einschließlich des Körper-Selbst (das Gefühl meines Körpers als Teil meines Selbst) ist eine performative, also im gegenwärtigen gemeinsamen Tun erfolgende Errungenschaft.

Von den ersten Lebenstagen an haben die Eltern-Kind-Interaktionen eine Art von »looping effect«. Mead (1934) verstand den Prozess des

Sprechens und Zuhörens als sozialen Rückkopplungsprozess und betonte dabei die große Bedeutung der akustischen und vokalen Dimension für das Wahrnehmen und Erleben von sich selbst sowie des Gegenübers. Erst bedeutsame inter-körperliche und interaffektive Ereignisse ermöglichen eine kohärente Kommunikation und Interaktion in einer sozialen Bezugsgruppe, in der näheren Gemeinschaft sowie in der Gesellschaft. Dies trägt wiederum wesentlich zur Entwicklung einer einigermaßen sicheren Bindung und letztlich der Mentalisierungsfähigkeit und des epistemischen Vertrauens bei. Mead (1962 [1934]) charakterisierte das Selbst als einen Wirbel in einem sozialen Strom, das erst existiere, sobald es in Beziehung zu anderen trete, weshalb er auch von einem sozialen Selbst sprach.

Ausschlusserfahrungen in der unmittelbaren sprachlichen Umgebung, wie z. B. Migration und Flucht, sind Risikofaktoren für die Entstehung einer Psychose (Selten 2017; Selten et al. 2001; Tarricone et al. 2022; Tost & Meyer-Lindenberg 2012; van Os et al. 2010; Veling 2008). Menschen, die durch traumatisierende Lebensereignisse, Marginalisierung oder Ausschluss in Isolation leben, können nicht ausreichend am gemeinsamen sozialen Erlebensraum teilhaben. Einschränkungen oder Verzerrungen in der Wahrnehmung von affektiver Prosodie (die Emotion in der Stimme) bei Menschen mit Schizophrenie können die Folge sein (Alba-Ferrara 2011; Rossell et al. 2013). Ob die affektive Prosodie beim Gegenüber ebenso betroffen ist, wurde bislang nicht untersucht. Möglicherweise leiden diese Patienten an den Konsequenzen einer faktischen »Dis-Soziation«, an einem Herausfallen aus dem sprachlich-sozialen Kontext und dem Erleben geteilter Intention.

Psychische Erkrankungen stellen ein multipersonales Phänomen dar (Köhncke & Mies 2012). Langanhaltende Kommunikationssperren (Mies 1992), wie etwa die Marginalisierung oder der Ausschluss von einzelnen Personen und Untergruppen, fördern psychische Erkrankungen. Ohlmeier (1976) wies als einer der Ersten auf die »Gruppeneigenschaften des psychischen Apparats« hin und betonte dabei deren Relevanz für psychotische Störungen. Schizophrenie-Erkrankte entstammen häufiger Familiengruppen, die ernstlich in ihrer Kommunikation beeinträchtigt waren bzw. einen »Bruch« in der Kommunikation zwischen den Elternteilen aufwiesen (Lidz et al. 1969; Wynne et al. 1969), während gleichzeitig eine Art von »Familienideologie«, eine scheinbare Harmonie oder Pseudogemeinschaft, aufrechterhalten werde. Beeinträchtigend sei etwa das Versagen der Eltern bei der Wahrung von Grenzen zwischen den Generationen, wodurch schließlich auch die außerfamiliäre Sozialisation des Kindes behindert würde.

Ohlmeier vermutete das Vorhandensein einer intrapsychischen Fähigkeit für die »Gruppeneigenschaften des psychischen Apparates«, die die Kommunikation mit anderen Individuen erst ermögliche. Diese Fähigkeit werde während der frühkindlichen Entwicklungsphasen erworben, und zwar in für jeden Menschen spezifischen Ausprägungen entsprechend der jeweiligen Familiensituation. Es entwickle sich ein spezifisches »Gruppenintrojekt«, eine bestimmte Ausprägung der »Gruppenfähigkeit«. Dies bedeutet sowohl für psychodynamisch und mentalisierungsbasierte Einzel- wie für Gruppentherapeuten, sich immer wieder klarzumachen, wer spricht hier zu wem, worüber, warum jetzt, um im gewöhnlichen Gespräch die Inszenierung der zwischenmenschlichen Beziehungen zu entdecken. In sozialen Kontexten können Menschen ihre jeweilige Gruppenfähigkeit unterschiedlich gut reaktivieren. Wenn eine Familienkommunikation einen »sonderbar amorphen oder fragmentierten Charakter« aufweise, könne sich dies in einem schizophrenen Erleben eines betroffenen Familienmitglieds später abbilden (Wynne et al. 1969).

Dies äußert sich in Beziehungsstörungen, die als dysfunktionale Verhaltensmuster nicht in intrapsychischen Problemen verortet, sondern als Funktion von Dynamiken in Gruppenbeziehungen betrachtet werden sollten (Friedman 2014). Das duale Konzept von primärer »innerer« Psychodynamik und sekundärer »äußerer« Gruppendynamik wurde in den letzten Jahren gründlich hinterfragt. S. H. Foulkes hatte schon in der ersten Hälfte des letzten Jahrhunderts eine Krankheitslehre vor Augen, die psychische Störungen als Störungen im Beziehungsnetzwerk der Betroffenen auffasste. Zwar manifestierten sich diese im Individuum, beteiligt seien aber immer mehrere Personen. Friedman (2004, 2018) versteht Beziehungsstörung noch umfassender, weil er sein Konzept sowohl auf familiäre als auch auf extrafamiliäre Beziehungsmuster anwendet. Er beschreibt vier Formen von Beziehungsstörungen, nämlich:

1. die defizitäre,
2. die zurückweisend ausschließende,
3. die selbstlose
4. und die ausgrenzend marginalisierende Beziehungsstörung.

So würden sich diese Muster in vielfältigen, mitunter pathogenen Erscheinungsformen im Hier und Jetzt von Gruppen, aber auch innerhalb der Gesellschaft manifestieren und eine zentrale Bedeutung für deren Dynamik haben. Die Frage der Zugehörigkeit oder des Ausschlusses stehe direkt oder indirekt bei allen Beziehungsstörungen im Zentrum (Friedman 2019).

Die Vermutung liegt nahe, dass Psychosen, die den Menschen in seinen grundlegenden körperlich-sprachlichen Verankerungen aushebeln, sowohl Ausdruck von Störungen und Blockaden im engeren als auch des gesellschaftlichen Beziehungsgefüges sind. Im Rahmen von Psychose-Erkrankungen kommt die kommunikative Bezogenheit abhanden, ein Prozess, der sich im relationalen Dazwischen abspielt und nicht nur im Betroffenen festzumachen ist. Das Berührt- und Affiziertwerden durch den Kontakt im Gespräch kann durch Erkrankungen stark beeinträchtigt werden, es kann Menschen aber auch vorenthalten oder entzogen werden (Murakami 2013). Da die kommunikative Bezogenheit den wichtigsten Anteil am sozialen Feedbackmechanismus ausmacht, ist eine fehlende sprachliche Resonanz immer ein relationaler Prozess und ein Ausdruck von sozialer Gewalt, sozusagen ein »Anti-Gruppen-Phänomen« (Nitsun 1996).

Machtausübung auf gesellschaftspolitischer Ebene manifestiert sich in feinen Unterschieden und Veränderungen in der Konvergenz, Divergenz, Kohäsion oder Inkohäsion in den Sprachhandlungen (Felsberger 2023). Extremstes Ausschlussbeispiel ist der laut der Sprachwissenschaftlerin Katharina Brizic (2006) durch politische Willkür und Machtausübung herbeigeführte »Tod« von Sprachen, wie er z. B. im Rahmen von Umerziehungsprogrammen von indigenen oder marginalisierten Bevölkerungsgruppen oder im Zuge von Kolonialisierungen stattfindet. Bei der versuchten Auslöschung von Minderheiten durch Unterwanderung und schließlich Ausmerzung ihrer Sprache, Sprachgemeinschaft und Sprachkultur handelt es sich mehr oder weniger um »symbolische Gewalt« (Scholz 2011), andere prägten dafür den Begriff der »Black Holes«, der im negativen Sinne als Sog einer Affektansteckung wirke (Doron 2017). Das Kontakterhaltende geschehe nur innerhalb der Gruppe (»In-group«), nicht aber gruppenübergreifend. Eine Gruppe erzeugt emotionalen oder angstbesetzten Zusammenhalt durch die Ausgrenzung von anderen. Der mit einer sprachlichen Ausklammerung einhergehende »Sprachtod« (Brizic 2006) verunmöglicht den für Identität und Selbsterleben existentiell notwendigen Kontakt zur sozialen Umgebung. Es kommt zur »Dis-Soziation«, einem Herausfallen aus dem sprachlichen Kontext, ein Ausgeklammert- oder Ausgeblendetwerden von der Teilhabe an einer ganzen Sprachgemeinschaft im Sinne eines »social blanking out«.[20]

Chaika (1982) forderte, den Begriff »Denkstörung« (thought disorder) durch den der »Sprechstörung« (speech disorder) zu ersetzen, auch wenn die Desorganisation und Verarmung des verbalen Verhaltens noch immer die am schlechtesten verstandenen Dimensionen der Schizophrenien sind. Die Art der Dysfunktion des Sprachnetzwerks müsste in ein pathophysiologisches Modell der Schizophrenien einfließen, nachdem eine Entkopplung von Verbindungen auf Zell- und Systemebene beobachtet wurde (Palaniyappan et al. 2023). Es herrsche ein Ungleichgewicht zwischen Erregung und Hemmung in kortikalen Mikroschaltkreisen. Anhand der neurochemischen, neurophysiologischen und neurokognitiven Bausteine verknüpften die Autoren dieses Ungleichgewicht mit der Ausprägung des in der Schizophrenie charakteristischen Sprachverhaltens, einer Kombination aus sprachlicher Desorganisation und Sprachverarmung. Dies stelle einen vielversprechenden prognostischen Faktor dar.

3.7 Mentalisieren und dessen Verankerung im Körper

> »Es entsteht Hoffnung! – Und ich hoffe und glaube auch, dass eine Umbenennung etwas Entscheidendes vereinfacht: nämlich die Bereitschaft von Leuten wie mir, Vertrauen und Compliance aktiv zu leben und umsetzen zu können. Dann wäre es nur ein Schritt im Leben und eher weniger ein Schnitt.« (Schmidt 2020, S. 20).

Ein gesundes subjektives Erleben bedarf der sozialen Teilhabe. Ein integriertes und vom mentalisierenden Modus geprägtes subjektives Erleben ist an die Voraussetzung von kommunikativer Bezogenheit geknüpft und dadurch zutiefst im Körper verankert. Dazu braucht es die Gruppe. Anhaltende Einsamkeit beeinflusst Entzündungs- und Immunreaktionen des Körpers und kann sogar zum Tod führen. Evolutionär sind wir durch den schmerzlichen Zustand des Einsamkeitsgefühls – ähnlich dem Hungergefühl – ausgestattet, dieses Unbehagen zu beseitigen. Als soziale Wesen verfügen Menschen über die Motivation, zwischenmenschliche Beziehungen zu knüpfen und zu erhalten. Wenn das Zugehörigkeitsbedürfnis anhaltend ungestillt bleibt, kommt es zunehmend zu Unbehagen, zu psychischem Stress und letztendlich zu gravierenden gesundheitlichen Folgen. Neue positive soziale Beziehungen aufzubauen, erfordert eine schnelle Einschätzung der Vertrauenswürdigkeit des Gegenübers (Lieberz et al. 2021). Diese Fähigkeit wird durch eine länger andauernde Einsamkeit beeinträchtigt. Möglicherweise ist dieser Umstand sogar für eine gesteigerte Hypersensitivität gegenüber sozialen Bedrohungen und für selbstzentriertes Verhalten verantwortlich. Anhaltende Einsamkeit ist ein Risiko für die psychische und körperliche Gesundheit mit psychischen und kognitiven Folgeerkrankungen. Unter anderem ist der Mechanismus der Vertrauensbildung bei beeinträchtigten sozialen Interaktionen im Falle von Einsamkeit besonders wirksam (Lieberz et al. 2021). Lieberz' Arbeitsgruppe konnte in einem multimodalen Ansatz mit verhaltensbezogenen, psychophysiologischen, hormonellen und Neuroimaging-Messungen nachweisen, dass gesunde Versuchspersonen mit hohen Einsamkeitswerten eine verminderte oxytocinerge und affektive Reaktion auf ein positives Gespräch aufwiesen, was mit einem verminderten zwischenmenschlichen Vertrauen und größerer sozialer Distanz im Vergleich zu Kontrollpersonen einherging. Die »einsamen« Versuchspersonen wurden gegenüber den Kontrollpersonen als weniger vertrauenswürdig eingestuft und als solche eher identifiziert. Während der Phase der Vertrauenseinschätzung ließen sich bei den einsamen Personen auf neuronaler Ebene eine abgeschwächte limbische und striatale Aktivierung und eine abgestumpfte funktionelle Konnektivität zwischen der anterioren Insula und der okzipitoparietalen Region nachweisen, was mit einer verminderten affektiven Reaktion auf positive soziale Interaktionen korrelierte. Diese Personen wiesen aber keine einsamkeitsassoziierten psychologischen Symptome auf, sondern dysfunktionale soziale Interaktionen und ein kontaktvermeidendes Verhalten, sie zeigten eine geringere Motivation, in Beziehung zu treten. Ähnliche Phänomene könnten angesichts der zunehmenden Vereinsamung während der SARS-CoV2-Pandemie von Bedeutung gewesen sein. Vereinsamung könnte auch den Beginn einer Psychose, einhergehend mit sozialem Rückzug oder Ausgrenzung, begründen.

Die Beeinträchtigungen des Mentalisierens bei Patienten mit Psychosen sind meist ausgeprägter und anhaltender als bei anderen strukturellen Störungen (Lempa et al. 2016). Die durch jahrelangen sozialen Ausschluss oder Isolation begünstigte Beeinträchtigung im empathischen Mitschwingen und der geteilten Intentionalität sowie der Selbst-/Nicht-Selbst-Unterscheidung (bzw. der Selbst-andere-Grenzen) stellt eine große Belastung für die Betroffenen dar. Affektansteckung im Kontakt mit anderen Personen wird meist als verwirrend und ängstigend erlebt. Ein instabiles Gefühl der Selbstpräsenz, Selbstintimität oder Ipseität ist mitunter auch Teil der Entwicklung einer schizophrenen »Dis-Sozialität«, eines Entkoppelns aus dem sozialen Erleben z. B. (Stanghellini & Ballerini 2011).

So erleben Betroffene einen Verlust in ihrer Verkörperung in einem Ausmaß, dass bestimmte manuelle Tätigkeiten auftreten, was mit dem Entkoppeln vom sozialen Erleben und mit einer allgemeinen Irritation einhergeht. Z. B. beobachtet eine Patientin die Bewegung ihrer rechten Hand beim Schneiden von Gemüse ganz genau. Ein anderer Patient verfolgt die Bahn der Bewegung eines Fußes, während er im Gespräch mit dem Gegenüber ist. Würde beim Tanzen auf jede einzelne Bewegung der Füße oder beim Klavierspiel genau auf die einzelnen Finger geachtet, käme man schnell aus dem Takt und könnte den gesamten Handlungsbogen nicht mehr verfolgen. Die Vertrautheit eingespielter Bewegungsmuster kommt abhanden, Irritation und Entfremdung sind die Folge.

Sozial-kognitive Auffälligkeiten äußern sich bei Patienten mit Psychose-Erkrankungen in Problemen beim Verständnis mimischer und gestischer sozialer Signale, besonders in der Emotionserkennung, in kognitiven Verzerrungen, wie etwa vorschnellen Urteilen, in erhöhter Urteilssicherheit und in einem external-personalen Attributionsstil (Tendenz zu überstürzten Urteilen bei mangelnder »Beweisaufnahme«). Die mangelnde Fähigkeit zur Dezentrierung (z. B. die Rolle des distanzierten Beobachters einzunehmen) oder zum Perspektivenwechsel und mangelndes soziales Wissen werden aber gerade durch die Erfahrung von jahrelangem sozialem Ausschluss oder Isolation verstärkt, wenn nicht gar mitverursacht (Lempa et al. 2016).

Dies entspricht einer affektiven Instabilität, die durch Hypo- und Hypervertrautheit (Leichtgläubigkeit im Mentalisierungsmodell) mit extremen Gegensätzen in der Identifikation mit dem eigenen Körper und durch eine Hyperautomatie gekennzeichnet ist (De Haan & Fuchs 2010). Aufgrund des Verlusts der Selbstdistanz geht die Erste-Person-Perspektive verloren. Dieser Verlust führt zu einer unangenehmen Offenheit der Welt gegenüber mit einer besonderen Vulnerabilität in der Inter-Körperlichkeit, wodurch eine lebensnotwendige Balance zwischen individueller Unabhängigkeit (Unterscheidung) und Offenheit (Teilhabe) nicht mehr aufrechterhalten werden kann. Es droht stets ein Kollaps in Richtung Offenheit, der die Grenzen verschwinden lässt und unweigerlich zu einer Immersion (Eintauchen, Verschmelzen) mit den anderen führt (Kyselo 2016). Mit Beginn des psychotischen Geschehens sind umfassende Veränderungen im Selbst-, Körper- und Weltgefühl zu beobachten, die den Wahnvorstellungen vorausgehen, was sich unter anderem an der Entfremdung vom Common-Sense-Erleben – dem Erleben von kollektiv geteilten Grundannahmen – zeigt (Sass & Byrom 2015).[21]

Zwei meiner Patientinnen schilderten, wie sie sich in der Gruppe erlebten:

> Eine Gruppenteilnehmerin beschreibt ihre Sehnsucht dazuzugehören, einer Gruppe von Menschen anzugehören. In Phasen ihres Rückzugs und des Nicht-Dazugehörens zweifelt sie mitunter daran, überhaupt ein Mensch zu sein. Das Eintauchen in einen Gruppenkontext ist allerdings mit ebenso heftigen Ängsten verbunden. Da höre sie zu und sei dann so stark beim anderen, dass sie sich selbst

nicht mehr wahrnehmen und spüren könne. So gehe es ihr auch hier in der Gruppe. Sie zweifle dann daran, dass ihr Gruppen guttäten, andererseits merke sie, dass die Teilnahme an unserer Gruppe sie wieder ermutige, auch an anderen Gruppen draußen teilhaben zu wollen.
Ein anderer Teilnehmer stimmt ihr zu. Es gehe ihm da ähnlich, wenn er sich der Gruppe offenbare, seine Gefühle oder Gedanken äußere, fürchte er, diese nicht unter seiner Kontrolle zu haben. Er wisse dann nicht mehr, was damit passiere, wo sie hingehen würden. Die anderen könnten diese auch gegen ihn verwenden. Dies hätte er anfangs auch hier in der Gruppe so erlebt, es habe sich aber mittlerweile verändert.

Die Gruppe bietet, wie schon zuvor bekräftigt, einen *face-to-face*-Austausch zwischen co-präsenten Beteiligten und damit eine wechselseitige Wahrnehmung mit Reflexivität und Zirkularität. Sich als Mitglied einer Gruppe, als Gesprächspartner zu erleben, ermöglicht es uns wahrzunehmen, dass wir wahrnehmen und eben nicht fantasieren, und Wahrnehmung von der Fantasie zu unterscheiden (Ratcliffe 2015).

Die deutsche Version des Mentalisierungsmodells basiert sowohl in der Einzel- wie Gruppentherapie auf dem Erleben von Inter-Körperlichkeit im Sinne einer emotional-körperlichen Rückversicherung mit all seinen Risiken, wobei wir davon ausgehen, dass dies in der Gruppe am ehesten gelingt. Das Wagnis des Sich-anstecken-, Sich-überraschen-, Sich-bereichern- und Sich-erhellen-Lassens in der Begegnung mit dem anderen stärkt das epistemische Vertrauen und Erleben des Selbst in kleinen Schritten. Mentalisierte Affektivität ist das Ziel Mentalisierungsbasierter Einzel- und Gruppentherapie und hilft den Teilnehmerinnen, sich der eigenen Affekte in Gegenwart der anderen bewusst zu werden, den Affektzustand in diesem Moment gleichzeitig aufrechterhalten und in der Folge das So-in-der-Gruppe-Sein aushalten zu können.

Mentalisieren wird inzwischen als imaginative Fähigkeit definiert, sich in Bezug auf Gedanken, Gefühle, Überzeugungen, Wünsche und körperliche Wahrnehmungen von sich selbst und anderen (z. B. in der Gruppe) intentional auszutauschen. Dadurch versteht ein Individuum implizit und/oder explizit die Handlungen von sich selbst und anderen als sinnhaft (Schultz-Venrath 2021, 2022c).

Die imaginative Fähigkeit ist jedoch notwendigerweise in ein komplexes kommunikatives Vermögen eingebettet, sich der Körperempfindungen, verschiedenen Sinneswahrnehmungen, Bedürfnisse, Gefühle, Gedanken, Überzeugungen und Befürchtungen von sich selbst, bezüglich des Gegenübers und der gemeinsamen Beziehung (des »Dazwischens«) gewahr zu sein, sich darüber intentional auszutauschen und/oder sich reziprok oder auch abgrenzend zu verhalten. Dadurch erspürt und versteht ein Individuum im günstigen Fall implizit die Haltung, Absichten und Handlungen von sich selbst und anderen als sinnhaft und kann seine Präsenz mit anderen erleben.

Ein integriertes Körpererleben, die Fähigkeit, den Körper zu Mentalisieren, das Erleben von Kontakt und »Inter-Körperlichkeit«, entwickelt sich in einem Prozess entlang von partizipierender Sinnstiftung (Flakne 2022) – in einem spontanen In-Kontakt-Treten in frühen Gruppenkontexten, der Familie, in der Kindergartengruppe und später z. B. in der Gruppenpsychotherapie. Daraus kann langsam epistemisches Vertrauen erwachsen. Merleau-Ponty (2003) verband mit dem gelebten Körper nicht nur den sichtbaren und empfundenen Körper, sondern auch die gewachsene Bereitschaft und das Vermögen zu sehen und zu empfinden, zu handeln, zu begehren und zu kommunizieren. Fuchs (2016) entwickelte dazu die Konzepte der verkörperten Affektivität und der verkörperten Interaffektivität. Emotionen begreift er dabei als umfassende Phänomene eines gemeinsamen interkorporellen Raumes, die die (verkörperten) Subjekte und die Situationen mit ihren affektiven Handlungsangeboten in zirkulären Interaktionen verbinden. Emotionen entsprechen also nicht nur inneren mentalen Zuständen, die im Individuum (noch weniger nur in dessen Gehirn) residieren. Grundlage für ein intuitives empathisches Verständnis bildet die verkörperte Interaffektivität, die in jeder Begegnung von Angesicht zu Angesicht durch Prozesse der körperlichen Resonanz, der koordinierten Interaktion und der »gegenseitigen Inkorporation« stattfinde.

Die britische Definition von Mentalisieren als zwischenmenschlichem Verhalten mit der neugierigen Bereitschaft, sich in der Begegnung mit dem/den anderen anstecken, überraschen, beeinflussen und/oder bereichern zu lassen (Fonagy & Bateman 2007), könnte durch die Polarität »Körper-Modus versus kommunikative Bezogenheit« erweitert werden.

Das sogenannte Leibgedächtnis nimmt hierbei einen wichtigen Stellenwert ein, nämlich als die Gesamtheit der leiblichen Bereitschaften in Form einer Gewohnheitsstruktur (Fuchs 2000). Ein implizites leibliches Kennen oder Können entstehe im Laufe des Lebens sozusagen aus Handlungs- und Interaktionsformen, aus eingespielten Bewegungsabläufen und wiederkehrenden Wahrnehmungsgestalten. Das Leibgedächtnis könne man sich so vorstellen, dass es die Vergangenheit vielmehr als gegenwärtig wirksame in sich enthält, anstatt diese zu vergegenwärtigen. Wie ein unsichtbares Netz legten sich die Erfahrungen des Leibes über unsere (soziale) Umgebung und bildeten und formten die Beziehungen zu den Menschen und Dingen. Die neuere Gedächtnisforschung weist auf die immense Bedeutung des impliziten Gedächtnisses hin, das sowohl für unsere gewohnten Verhaltens- und Handlungsweisen als auch für unsere unbewussten Vermeidungen von Handlungen verantwortlich sei (Fuchs 2000; Schacter 1999). Die gemeinsamen Handlungs- und Interaktionsformen und deren inhärente Machtstrukturen, vor allem aber die rhythmisch-dynamisch strukturierten Handlungsdialoge gestatten das Erleben von Gegenwart im Hier und Jetzt der Gruppe (Trautmann-Voigt 2003).

Die früheren und augenblicklichen Erfahrungen des Körpers sind nicht »unsichtbar« und nicht nur als seelische Repräsentanzen in einem inneren Apparat »deponiert«, sondern ermöglichen Präsenz (und Re-präsenz) in geteilten Handlungs-, Interaktions- und Kommunikationsmustern. Sprechen und Hören sind nicht nur seelisch-geistige Vorgänge, sondern auch ein durch und durch körperliches Geschehen. Neben den anatomischen Strukturen der Sprechorgane (Zunge, Gaumen, Kehlkopf, Stimmbänder, Zwerchfell usw.) wird zum Sprechen ein Gegenüber benötigt, denn wir können zwar Selbstgespräche führen, aber unsere Sprache entsteht erst im Gegenüber und braucht die regelmäßige Intentionalität, weshalb Vygotsky von einem intermentalen Funktionieren ausgeht, das sich zum intramentalen Funktionieren entwickelt (Vygotsky 1934 [1962], 1978).

> »Jede Funktion in der kulturellen Entwicklung des Kindes erscheint zweimal oder auf zwei Ebenen. Jede Funktion in der kulturellen Entwicklung des Kindes erscheint zweimal oder auf zwei Ebenen. Zuerst erscheint sie auf der sozialen Ebene und dann auf der psychologischen Ebene. Zuerst erscheint sie zwischen den Menschen als eine interpsychische Kategorie und danach im einzelnen Kind als eine intrapsychische Kategorie. Dies gilt auch für die willentliche Aufmerksamkeit, das logische Gedächtnis, die Begriffsbildung und die Willensentwicklung. Man kann diese Position als ein Gesetz im Sinne des Wortes betrachten, aber es versteht sich von selbst, dass die Verinnerlichung den Prozess selbst transformiert und seine Struktur und Funktionen verändert, soziale Beziehungen oder Beziehungen zwischen Menschen liegen genetisch allen höheren Funktionen und ihren Beziehungen zugrunde« (Vygotsky 1978, S. 163).

Die Strukturen und die Klänge des Sprechens sind Teil unserer Sozialisation und bedürfen eines ständigen Eingebundenseins. Sie *verkörpern* das Eingebundensein, aber auch das Ausgeschlossensein aus einer Gemeinschaft. Sprechen und Hören wiederum sind Teil der gelebten Intersubjektivität. Die klangvolle Sprache, die die Kehle verlässt und zum anderen gelangt und für beide gleichzeitig hörbar wird, repräsentiert etwas Verborgenes, was zu entschlüsseln ist. Sie ist im wittgensteinschen Sinne gemeinsame Handlung – Sprachspiel –, die das Erleben von Präsenz (Gegenwartsmomente) ermöglicht. Welt- und Selbsterleben geschehen vornehmlich im Sprechen und Hören (Gebärden und Sehen im Fall von Gehörlosigkeit). Findet dieses Geschehen nicht oder nur selten statt, dass andere ihr Sprechen nicht an mich richten und mich nicht involvieren, kann inter-körperliches Erleben abhandenkommen und damit auch das Gewahrsein des Selbst, des eigenen Körpers. Dies tritt sowohl in Psychosen als auch bei schweren psychosomatischen Erkrankungen auf. »Ich höre Stimmen, ich fühle mich fremdbe*stimmt*«, sagt ein Patient mit paranoider Schizophrenie. Übrig bleibt der distanziert und mitunter als feindlich erlebte Körper.

Psychose-Betroffene können dann nicht mehr darauf vertrauen, dass soziale, interpersonal vermittelte Informationen (z. B. eine mich betreffende Rückmeldung meines Gegenübers) aus einer vertrauenswürdigen Quelle stammen und bezüglich anderer sozialer Kontexte generalisiert werden können. Es kommt zu epistemischem Misstrauen und im Extremfall zur epistemischen Versteinerung. Die Information wird zwar als Einzelereignis erinnert, aber nicht in das prozedurale und semantische System inkorporiert, welches das menschliche Verhalten steuert. Die Person erscheint wenig interessiert, abgestumpft oder im Behandlungskontext als »therapieresistent« oder »unbehandelbar«.

Neben dem beeinträchtigten epistemischen Vertrauen auf beiden Seiten bricht auch das Mentalisierungsvermögen ein. Plötzlich zweifelt nicht nur der von der Erkrankung Betroffene, sondern auch das Gegenüber an der Vertrauenswürdigkeit des im Kontakt mit dem Betroffenen Entgegengebrachten. So entwickeln sich Blockaden in der Kommunikation, die Ausgrenzungsdynamiken nach sich ziehen. Andererseits ist bei den meisten Menschen ein epistemischer »Hunger« zu vermuten, d. h. ein dringendes Verlangen danach, die eigene Erfahrung validiert zu bekommen. Die geteilte Wahrnehmung, die geteilte soziale Aufmerksamkeit und die soziale Rückversicherung erhöhen das Gefühl der Zugehörigkeit und der »Gruppenbindung« im Sinne einer sicheren Selbstvergewisserung im jeweiligen sozialen Kontext. Das Fehlen von geteilter (sozialer) Aufmerksamkeit und Wahrnehmung sowie verlässlicher sozialer Rückversicherung führt zur Schwächung oder gar zum Verlust des Zugehörigkeitsgefühls und ist unseres Erachtens maßgeblich an der Entwicklung einer psychischen Erkrankung beteiligt.

KAPITEL 4

Mentalisierungsbasierte Psychosen-Psychotherapie (MBT-P)

Die Mentalisierungsbasierte Psychotherapie für Psychosen aus dem schizophrenen Formenkreis ist eine adaptierte Form der ursprünglich für die Borderline-Persönlichkeitsstörung entwickelten MBT. Eine interessierte, transparente und aktive Haltung charakterisiert hier die therapeutische Beziehung. In der therapeutischen Arbeit wird an der Aufrechterhaltung oder Wiederherstellung der Mentalisierungsfähigkeit gearbeitet. Die Interventionen sollen dabei an die jeweilige Mentalisierungsfähigkeit in Abhängigkeit des Stressniveaus angepasst werden. Komplexe, schwerverständliche Formulierungen und tiefgründige Interpretationen von frühen Bindungserfahrungen sollten vermieden werden. Der aktive Therapeut formuliert einfach und klar und bezieht seine Interventionen weniger auf vorgebrachte Inhalte, sondern auf die mentalen Prozesse, vor allem die Affekte des Patienten im »Hier und Jetzt«. Damit bietet der Therapeut mit seiner Mentalisierungsfähigkeit dem Patienten ein Modell, woran sich dieser orientieren kann (Richter et al. 2020).

Mentalisierungsbasierte Psychosen-Psychotherapie (MBT-P) fokussiert wie alle MBT-Modelle auf die intersubjektive Perspektive und das implizite und intuitive Inter-Körperliche sowie die spezifischen Erschwernisse, die eine bestimmte psychische Erkrankung in diesen Bereichen bedingen. Die Aufmerksamkeit richtet sich auf das, was in der Interaktion der beteiligten Personen und dabei intuitiv im Körpererleben, in den Gefühlen und Gedanken auftaucht. Korrigierende Beziehungserfahrungen auf dieser basalen Ebene gelingen besonders gut in gemeinsam erlebten und gemeinsam verstandenen Gegenwartsmomenten in der Gruppe. Das Mehr-Personen-Setting bietet vielfältige und breit gefächerte Erfahrungen der Resonanz und Perspektivenübernahme und ermöglicht das Mentalisieren des Körpers. Die Mentalisierungsbasierte Gruppenpsychotherapie bei Psychosen (MBT-G-P) nutzt Phänomene wie Ausdruck von eigenen Empfindungen, das Erleben von Präsenz, Resonanz, Synchronizität und Nähe. Diese können im Prozess des Gruppengeschehens bewusster wahrgenommen, erlebt und verstanden werden.

Auch die MBT-P im Einzelsetting baut auf eine für die MBT typische neugierig offene Therapeutenhaltung. Die MBT-Therapeutin versucht zunächst, empathisch validierend und gemeinsam mit der Patientin das Hier und Jetzt im Beziehungsgeschehen zu explorieren.

4.1 Voraussetzungen und Merkmale von MBT-P

4.1.1 Einbeziehen des Mentalisierungsvermögens und des augenblicklichen Mentalisierens

Zu Beginn der psychotherapeutischen Behandlung ist eine Einschätzung des Mentalisierungsvermögens sinnvoll, um dann in der Therapie die einzelnen Interventionen auch darauf abstimmen zu können. Bislang sind schon einige Instrumente zur Bewertung der Mentalisierung entwickelt worden. Das am häufigsten eingesetzte ist die Reflective Functioning Scale (RFS). Sie wird auf der Grundlage des Adult Attachment Interview bewertet und weist gute psychometrische Eigenschaften auf. So variieren die Inter-Rater-Reliabilitäten der RFS in verschiedenen Studien von gut bis ausgezeichnet (Fonagy et al. 1996; Fonagy et al. 1991). Weitere Methoden sind der aus acht Items bestehende Selbstauskunftsfragebogen »Reflective Functioning Questionnaire« (RFQ) (Badoud et al. 2015; Fonagy et al. 2016; Ha et al. 2013) und der Mentalisierungsfragebogen (MZQ) (Hausberg et al. 2012). Wie schon erwähnt, misst der MAS-A (Metacognition Assessment Scale-Abbreviated) (Bröcker et al. 2017; Lysaker et al. 2010) das Verstehen des Einzelnen für sein eigenes Erleben sowie das Verstehen des anderen. Ein neu entwickeltes multidimensionales Instrument stellt die »Mentalization Imbalances Scale« (MIS) (Gagliardini et al. 2018) dar. Dieses Bewertungsinstrument kann in der klinischen Praxis helfen, die spezifischen Dimensionen des Mentalisierens zu erkennen. Zeigt sich beispielsweise ein erhebliches Ungleichgewicht in Bezug auf eine bestimmte Dimension des Mentalisierens, kann es nutzbringend sein, die therapeutische Arbeit auf die gegenüberliegende Seite dieser Dimension des Mentalisierens zu lenken. Fokussiert ein Betroffener z.B. zu stark auf den mentalen Zustand des Selbst, hilft es, den Patienten dabei zu unterstützen, seine Aufmerksamkeit auf mögliche mentale Zustände beim anderen zu richten. Dies ermöglicht, die therapeutischen Interventionen auf die beim Patienten manifestierten Ungleichgewichte abzustimmen und Veränderungen in verschiedenen Facetten des Mentalisierens während des gesamten therapeutischen Prozesses im Blick zu haben.

Außerhalb des stationären Settings sind diese hauptsächlich in der Forschung eingesetzten Instrumente oftmals in ihrer Durchführung zu aufwendig. Dennoch ist es wichtig, die Einschränkungen oder Einbrüche im Mentalisieren wahrzunehmen und in ihrer Intensität einzuschätzen. Dabei ist es hilfreich, sich entlang Beschreibungen der Modi und der Dimensionen des Mentalisierens zu bewegen (siehe Kapitel 3.3). Außerdem handelt es sich im Wesentlichen, wie schon zuvor ausgeführt, um folgende Beeinträchtigungen, die in den diagnostischen Vorgesprächen beobachtet und bewertet werden können:

- die soziale **Wahrnehmung und Kognition**,
- erschwertes Schlussfolgern bezüglich des Wahrgenommenen (**reduzierte Theory-of-Mind-Leistungen**),
- Schwierigkeiten beim Erleben des **»Selbst als Urheber«**,
- Schwierigkeiten bei der **Selbst-andere-Unterscheidung**,
- Schwierigkeiten beim **Perspektivenwechsel** und in Verbindung damit,
- Schwierigkeiten beim **Von-sich-absehen-Können** (self-inhibition),
- Störungen des **autobiographischen Gedächtnisses** und der **narrativen Kohärenz**.

4.1.2 Prozess- und affektfokussiertes Vorgehen

In der MBT generell und besonders in der MBT-P liegt der Fokus auf den Prozessen des Miteinandersprechens und Zuhörens und darauf, wie sich die Patienten darin erleben. Fokussiert werden *nicht* in erster Linie die Inhalte der Gespräche und das, was möglicherweise *dahinter* verborgen ist, *nicht* des Gesprochenen an sich. Erarbeitet wird die Ermöglichung von Teilhabe. Denn es ist von existentieller Bedeutung, sich als Gegenüber von jemandem, als Gesprächspartner wahrzunehmen, also seine Stimme als eine Wahrgenommene zu erleben – als der Gemeinte angesichts der anderen – als »being meant« (Buchholz 2019a). Somit ermöglicht und unterstützt eine mentalisierungsfördernde Gruppenerfahrung einen Prozess der Demokratisierung (griechisch *demos* »Volk« und *kratos* »Macht«, aber auch »Kraft« oder »Stärke«). Die Teilnehmenden können erfahren, wie dieses »Gemeintsein« – als relevanter Gesprächspartner wahrgenommen zu werden – ihr Selbsterleben maßgeblich beeinflusst. Umgekehrt sind wiederholte Erfahrungen des Ausschlusses, der Marginalisierung, der Ohnmacht und des Belehrtwerdens (»Selbst«-Entmächtigung) für einen Gesundungsprozess in jedem Fall kontraproduktiv.

Inhaltlich an bestimmten Überzeugungen oder an Coping-Strategien zu arbeiten, ist zwar hilfreich und nutzbringend, aber die Frage, welche Schlüsse eine Patientin aus dem in der Therapiesituation Wahrgenommenen ziehen kann, bleibt offen. Daher sollte genauer untersucht werden, wie subjektiv die Patientin ihre Gedanken erleben kann, welcher Sinn sich ihr daraus erschließt und wie sich dies auf ihr Gefühl der Handlungskompetenz (›sense of agency‹) auswirkt? Werden diese Fragen in der Psychotherapie nicht dezidiert ins Blickfeld genommen, gerät das therapeutische Bündnis schnell in Gefahr (Lysaker et al. 2011a; Roberts et al. 2015).

Lysaker und Mitarbeiterinnen plädieren dafür, explizit auf das intersubjektive Erleben in der Psychotherapie zu fokussieren (Lysaker et al. 2013, 2012), wenn das Vermögen zur Selbstreflexion beeinträchtigt ist. Die Förderung intersubjektiver Prozesse hilft diesen Patientinnen, komplexere Vorstellungen über sich selbst zu bilden und dadurch das Entstehen von Wahnvorstellungen abzuwehren.

Die Behandlung von Schizophrenie und anderen psychotischen Störungen sollte also unbedingt zunächst auf die Förderung der Mentalisierungsfähigkeit abzielen. Die Einschränkungen in der sozialen Kognition und der sozialen Kompetenz als individuelles Manko zu verstehen und als Lösung in Skills-Gruppen anzutrainieren, greift entschieden zu kurz, auch wenn die erlernten Skills durchaus hilfreich sein können.

In einer Mentalisierungsbasierten Psychotherapie sollte den Betroffenen Zeit und Raum gegeben werden, Vertrauen zu fassen, sich als relevantes Gegenüber zu erleben, um dann die Wünsche, Gedanken und Überzeugungen anderer Menschen sowie die eigenen zu differenzieren, sie besser zu verstehen und in der Folge in ihr »Selbst«-Erleben einbauen zu können. Menschen mit Psychose-Erfahrungen können das eigene Verhalten oder das Verhalten anderer Menschen durch Zuschreibungen mentaler Zustände sehr wohl interpretieren, allerdings oft in übermäßigem und quälendem Ausmaß. Gedanken werden dann zwar als Ursache von Handlungen verstanden, aber trotz mangelnder »Beweise« rasch zum Anlass für ängstigende Schlussfolgerungen. Nach Debbané und Mitarbeitern zeigen Menschen mit nicht-affektiven psychotischen Störungen (Debbané et al. 2016b) besondere Schwierigkeiten mit dem Mentalisieren des Körpers (embodied mentalizing), d.h., es fällt ihnen schwer, sensorisch-affektive Signale (Gefühle und Empfindungen) aus dem Körper bewusst wahrzunehmen, zu identifizieren und darüber zu reflektieren. Dies führt mitunter zu einer vorschnellen Sicherheit im Beurteilen des Realitätsgehalts von Annahmen. Daher sollte die MBT-P unbedingt den Affektfokus auf einer sehr körperbezogenen Ebene betonen, also das Mentalisieren des Körpers ins Zentrum rücken.

4.1.3 Die Berücksichtigung der Bindungsbeziehung

Das Mentalisierungsvermögen ist in belastenden und ängstigenden Situationen eingeschränkt, verzerrt oder gar ausgehebelt. Diese Einschränkungen sind z.B. auch bei Angststörungen, Depressionen, Essstörungen, Somatisierungsstörungen oder Borderline-Persönlichkeitsstörungen zu beobachten. Dabei verändern sich das Bindungs- und Explorationsverhalten. Ist der Angstpegel hoch, ist das Bindungssystem aktiv, ein neugieriges Explorieren wird dadurch verhindert. Wird das Bindungsmuster aktiviert, deaktiviert dies die Mentalisierungsfähigkeit und das epistemische Vertrauen, wodurch soziale Lernprozesse zunehmend ins Stocken geraten.

Es gibt also einen deutlichen Zusammenhang zwischen Bindung, Mentalisieren und der Art und Weise, ob und wie ein Patient den Beginn seiner Erkrankung und die Schritte, die er in Richtung Behandlung setzt, reflektiert (Gumley et al. 2008; Macbeth 2008). Eigentlich wäre es demnach nicht die psychotische Symptomatik selbst, sondern eine Entwicklungsperspektive, die für die emotionale Anpassung an das psychotische Erleben von Bedeutung ist. Die Autorinnen um Gumley empfehlen daher, die »Entwicklung und Formulierung eines Verständnisses der individuellen Reaktionen auf die Psychose und ihrer Folgen; Identifizierung der entwicklungsbedingten und zwischenmenschlichen Wurzeln der Anpassung; Untersuchung der zugrunde liegenden Prozesse der kognitiven und affektiven Regulierung, die in der reflexiven Funktionsweise zum Ausdruck kommen; und die Umsetzung der Kernaufgaben der psychotherapeutischen Veränderung« (Gumley et al. 2008, S. 132).

Psychose-Erkrankungen entstehen ähnlich wie Borderline-Persönlichkeitsstörungen häufig im Kontext eines desorganisierten Bindungsstils in der Familie. So kommt es, dass schon der Kontext von Bindungsbeziehungen, wie in einer Psychotherapie im späteren Verlauf des Lebens, bindungsbezogene Ängste erhöht. Dadurch wird allerdings erst recht das Mentalisieren stark beeinträchtigt oder verunmöglicht (Bateman & Fonagy 2010).

Aufgrund der deutlich erhöhten Auslöschungsangst empfehlen Davidsen und Rosenbaum einen besonders raschen Beginn der klinischen Interventionen (Davidsen & Rosenbaum 2012). Die therapeutische Beziehung kann allerdings vom Patienten als bedrohlich erlebt werden und in der Folge mentalisierungshemmend wirken. Gerade hier werden die intersubjektive Dimension psychotischer Erkrankungen und die Notwendigkeit der Psychosen-Psychotherapie, auf die Förderung der Mentalisierungsfähigkeit zu fokussieren, deutlich.

Der klinische Alltag sieht häufig anders aus. In stationären Versorgungseinheiten wird der Fokus meist darauf gelegt, die Patienten zu befähigen, mit ihren Symptomen umzugehen. Die interpersonalen

Probleme werden als Nebenprodukt des psychotischen Zustands betrachtet und dementsprechend auch in den Therapievorschlägen vernachlässigt. Verhaltenstherapeutische Behandlungsmaßnahmen (z. B. Fertigkeitentraining) sind sicher hilfreich und nutzbringend, lassen aber die auf die Beziehung gerichtete mentalisierende Ebene außer Acht. Die Vulnerabilität der Informationsverarbeitung, die Verarbeitungsdefizite in affektiv aufgeladenen Situationen, reduzierte affektive Diskriminationsfähigkeit, unangemessene Interpretation in sozialen Situationen, Beeinträchtigung im Erschließen von Emotionen und Handlungsintentionen – an diesen sozial-emotionalen Verarbeitungsstörungen ansetzende Interventionen sind bis in die 1990er Jahre nur spärlich vorhanden gewesen (Kanas 2001).

Wenn nun in der Psychotherapie der Bindungsbeziehung keine Bedeutung beigemessen wird, wiederholt sich für die Betroffenen erst recht eine leidvolle Erfahrung. Erneuter Rückzug kann die Folge sein, und das psychosoziale Funktionsniveau droht sich weiter zu verschlechtern. Es bedarf also neuer Interventionsmöglichkeiten, die auf eine Verbesserung des psychosozialen Funktionsniveaus und Erlebens abzielen. In den letzten 15 Jahren wurden diesbezüglich schon einige gezielte Methoden entwickelt, z. B. das »Integrierte psychologische Therapieprogramm« (IPT) von Roder und Mitarbeiter (Roder et al. 2011, 2006), das »Social Cognitive Interaction and Treatment Program« von Roberts und Mitarbeitern (Roberts & Penn 2009; Roberts et al. 2006, 2015), das »metakognitive Training« für Schizophrenie-Patienten (MKT, MCT+) von Moritz und Woodward oder die »Metacognitive Interpersonal Therapy« (MIT) von Dimaggio und Lysaker (2010). Letztere legen den Fokus ähnlich wie die MBT auf die Patienten-Therapeuten-Beziehung und das Verstehen von sich und anderen im Hier und Jetzt (Brüne & Juckel 2010).

Möglichst früh mit psychotherapeutischen Interventionen zu beginnen, scheint außerdem die Prognose für psychotische Patienten entscheidend zu verbessern. MacBeth und Mitarbeiter vermuten, dass Elemente der Mentalisierungsbasierten Therapie gerade in einer frühen Phase als äußerst nützliches psychotherapeutisches Werkzeug dienen könnten (MacBeth & Gumley 2008).

4.1.4 Frühzeitiger Beginn der Mentalisierungsbasierten Psychosen-Psychotherapie

Patienten mit Psychosen weisen häufiger, ähnlich den Patienten mit Borderline-Persönlichkeitsstörungen, einen desorganisierten Bindungsstil auf, der das Mentalisieren im Kontext von Bindungsbeziehungen verhindert (Bateman & Fonagy 2010). Es ist daher sinnvoll, die therapeutische Förderung der Mentalisierungsfähigkeit in der Psychosen-Behandlung von Beginn an einzusetzen.

Die Verschlechterung des psychosozialen Funktionsniveaus setzt rasch, anfangs von der Umgebung eher unbemerkt, eine Eskalation in Gang. Aufgrund dieser Dynamik ist es ratsam, die psychotherapeutischen Interventionen möglichst frühzeitig anzusetzen. Am Beginn der Behandlung soll auf die Förderung einer neugierigen Offenheit auf die eigene Innenwelt und die der anderen fokussiert werden. So kann die Patientin verstehen, wie ihre erhöhten Bindungsbedürfnisse in zwischenmenschlichen Situationen das reflektierende Denken über sich und andere beeinträchtigen können (Brent & Fonagy 2014; Brent et al. 2014a).

Die speziellen Ausprägungen von Mentalisierungseinbrüchen bei Psychosen wurden mittlerweile umfassend und unter verschiedenen Blickwinkeln untersucht, auch mit dem Ziel, psychotische Erkrankungen frühzeitiger zu erkennen und wirksamer behandeln zu können. Noch vor der Manifestation einer psychotischen Erkrankung kommt es oft zur Verschlechterung des psychosozialen Funktionsniveaus, die beispielsweise an Einschränkungen in der sozialen Kognition und der sozialen Kompetenz zu erkennen ist und als prognostischer Faktor genutzt werden kann.

Zahlreiche Studien deuten darauf hin, dass frühe intensive klinische Interventionen die psychotische Symptomatik verbessern und die Heilungschancen maximieren können (Johannessen et al. 2013; Macbeth 2008; Malla & Payne 2005). Mittlerweile liegen zahlreiche Forschungsergebnisse auf dem Gebiet der Früherkennung und Frühintervention bei Psychosen vor.

Gerade bei Hochrisikopatientinnen mit deutlichen neurokognitiven Beeinträchtigungen können Früherkennung und präventive Interventionen einen Krankheitsausbruch verzögern und den Krankheitsverlauf mildern (Fusar-Poli et al. 2012). Frühe Anzeichen, wie etwa vermehrte Reizbarkeit, Schlafstörungen, gedrückte Stimmung und kognitive Defizite wie Probleme mit Konzentration, Aufmerksamkeit oder Gedächtnis, ein massiver Rückzug von Freunden und Familie, sind Aspekte, die mit dysfunktionalem Mentalisieren in Zusammenhang stehen. Einschränkungen in der sozialen Kognition (z. B. Emotionen in Gesichtern und in der Stimme erkennen) und Schwierigkeiten bei der Selbst-anderen-Unterscheidung sowie beim Erleben von sich und dem anderen als Urheber sind Hinweise auf dysfunktionales Mentalisieren. All dies spricht für einen frühen Einsatz von mentalisierungsbasierten Interventionen in der Psychosen-Behandlung. Die Lebensqualität kann deutlich verbessert und die Wahrscheinlichkeit für Rückfälle verringert werden (Brüne & Juckel 2010; Macbeth 2008). Besonders ein früher Einsatz einer kommunikations- und mentalisierungsfördernden Gruppenpsychotherapie wird befürwortet (Macbeth & Gumley 2008).

In frühen Phasen der Erkrankung vermeiden Patienten gerade aufgrund der spezifischen Symptomatik und der enormen Schwierigkeiten im Alltag (Kommunikationsverlust, sozialer Rückzug etc.) das Gespräch oder scheuen vor einer psychotherapeutischen Behandlung zurück. Die frühen Anzeichen werden häufig nicht unmittelbar mit der Erkrankung in Zusammenhang gebracht. Mögliche vorhandene Ängste werden kaum kommuniziert oder sind für das Umfeld nicht ersichtlich, nachvollziehbar oder ansprechbar. Andererseits kommt es auch vor, dass soziale Ängste als Ausschlussgrund oder Kontraindikation für eine Gruppenpsychotherapie erwogen werden. Wertvolle Zeit kann so verloren gehen. Studien über den Sinn von Frühinterventionen in der Psychosen-Behandlung zeigen Einigkeit in der Zielsetzung vor allem bezüglich der Maximierung der Lebensqualität, der Minimierung der Rückfallquote und der Wahrscheinlichkeit für sekundäre Symptome. Dies soll zu einer Verbesserung der Fähigkeit beitragen, ein unabhängiges Leben zu führen, einen Beruf auszuüben und am gesellschaftlichen Leben teilzunehmen (Brüne & Juckel 2010). Die Gründe für eine verspätet ansetzende psychotherapeutische Behandlung liegen wahrscheinlich nicht an fachlichen Bedenken, sondern eher an der Versorgungs- und Finanzierungssituation von langen Psychotherapien.

Hochrisiko- oder ersterkrankte psychotische Patienten begeben sich allerdings häufig nicht umgehend in Behandlung, gerade weil sie aufgrund der spezifischen Symptomatik und der Schwierigkeiten im Alltag (Kommunikationsverlust, sozialer Rückzug etc.) tendenziell nicht das Gespräch suchen. Dies liegt möglicherweise daran, dass Betroffene diese Schwierigkeiten nicht unmittelbar mit ihrer Erkrankung in Zusammenhang bringen. In der frühen Phase der Erkrankung werden mögliche vorhandene Ängste kaum kommuniziert und daher für die Umwelt der Erkrankten nicht sichtbar und nachvollziehbar. Wie bereits erwähnt, besteht ein Zusammenhang zwischen Bindung, Mentalisieren und der Art und Weise, ob und wie ein Patient den Beginn seiner Erkrankung versteht, und den Schritten, die er in Richtung Behandlung setzt. Demnach ist es nicht die psychotische Symptomatik selbst, sondern eine ungünstige Entwicklungsperspektive, die für die emotionale Anpassung an das psychotische Erleben von Bedeutung ist. Es ist also entscheidend, dem Patienten zu vermitteln, in welcher Weise er auf die Erkrankung reagiert und welche Wurzeln dies in seiner Entwicklung und seiner interpersonalen Anpassung hat. Für die nachfolgende Behandlung ist es wichtig zu erarbeiten, wie die grundlegenden kognitiven und affektiven Regulationsmuster in seinem »reflective functioning« zutage treten und welche Veränderungen in der Psychotherapie angestrengt werden sollen (Gumley et al. 2008).

Lysaker und Mitarbeiter plädieren dafür, dass folgende Fragen dezidiert in der Psychotherapie ins Blickfeld genommen werden, damit das therapeutische Bündnis nicht in Gefahr gerät (Lysaker et al. 2011b):

- Welche Schlüsse zieht ein Patient aus dem Wahrgenommenen?
- Wie subjektiv kann er seine Gedanken erleben?
- Welchen Sinn schreibt er dem zu, und wie beeinflusst dies sein Gefühl der Handlungskompetenz (›sense of agency‹)?

Oftmals kann eine Patientin aufgrund ihrer Schwierigkeiten im Selbstreflexionsvermögen mentale Zustände bei sich und anderen schwer nachvollziehen und sich so nur zögerlich auf die Therapeutin einlassen (Macbeth et al. 2011). Bei Patienten mit einer Störung in der Selbstreflexion sollte also explizit auf das intersubjektive Erleben während der Psychotherapie fokussiert werden, denn die Förderung intersubjektiver

Prozesse hilft, wie erwähnt, komplexere Vorstellungen über sich selbst zu bilden und das Entstehen von Wahnvorstellungen abzuwehren (Lysaker et al. 2012).

Ein weiterer Grund für die Zögerlichkeit so mancher Betroffener, sich in Psychotherapie zu begeben, könnten die oft fehlenden finanziellen Mittel sein, gerade dort, wo es auch keine oder nur begrenzte von Krankenkassen finanzierte Psychotherapieplätze gibt. Schlechte Erfahrungen mit Psychotherapie bei einem ersten stationären Aufenthalt, aber auch in niedergelassenen Praxen sind keine Seltenheit. Mangelnde Sorgfalt in der Planung der für die Patientengruppe notwendigen Komplexbehandlung sowie unerfahrene Psychotherapeuten lassen so manchen vor dem Wagnis einer Psychosen-Psychotherapie zurückschrecken. Leider kommen in der stationären Gruppenpsychotherapie immer wieder Fachkräfte zum Einsatz, die keine gruppenpsychotherapeutische Ausbildung absolviert haben und überdies in ihrer Einrichtung kaum supervisorische Unterstützung erhalten. Eine daraus resultierende und durchaus verständliche Unsicherheit führt dann zu einer stark strukturierenden, leiterzentrierten, pädagogischen und kaum auf die Kommunikation fokussierenden Gruppenleitung.

Der möglichst frühe Beginn der psychotherapeutischen Interventionen kann also die Prognose für Patienten mit Psychose-Erkrankungen entscheidend verbessern. Die von Gumley und Mitarbeitern genannten Aspekte im therapeutischen Vorgehen (Gumley et al. 2008) treffen besonders auf die Mentaliserungsbasierte Gruppenpsychotherapie zu, denn hier eröffnen sich durch den Gruppenkontext zusätzliche Möglichkeiten, komplexere Vorstellungen über sich selbst und über andere zu bilden. Eine auf »Connecting and Linking« (ein An- und Einbinden der Gruppenteilnehmenden) fokussierende Gruppenleitung verhilft den Teilnehmerinnen dazu. Am Beginn steht die Förderung einer neugierigen Offenheit auf die eigene Innenwelt und die der anderen im Zentrum. Z. B. kann dabei die Erfahrung gemacht werden, dass erhöhte Bindungsbedürfnisse in interpersonellen Situationen ein reflektierendes Denken beeinträchtigen (Brent et al. 2014a).

4.1.5 Förderung eines emotionalen verkörperten Selbstgefühls

Ziel einer mentalisierungsbasierten Psychosen-Behandlung ist eine »mentalisierte Affektivität«, welche das emotionale verkörperte Selbstgefühl charakterisiert, d. h., »sich der eigenen Affekte bewusst zu sein und den Affektzustand gleichzeitig aufrechtzuerhalten« (Fonagy et al. 2004), die Bedeutungshaltigkeit der eigenen emotionalen Zustände und Körperempfindungen anzuerkennen und sich selbst als Urheber (Akteur) in diesen Zuständen zu erleben. Voraussetzung dafür scheint eine Art Interpersonale Interpretationsfunktion (IIF) zu sein (Fonagy & Target 2006), ein Produkt eines größeren neuralen Systems, das an der Verarbeitung sämtlicher Affekte und neuer Erfahrungen beteiligt ist. Basierend auf neurowissenschaftlichen Erkenntnissen (Damasio 2003), der psychopathologischen Theorie der Affektregulierung von Clarkin und Mitarbeitern (1999) und der evolutionären Psychologie formulierten Fonagy und Target die IIF als ein zusammenwirkendes System von Affektregulierung, Aufmerksamkeit und Reflexionsfunktion, das sicherstellt, dass das Individuum produktiv mit anderen kooperieren kann. Das gleichzeitige Erleben und Denken von Emotionen sei eben Teil der affektorientierten Interpersonalen Interpretationsfunktion (IIF-A), ergänzt durch die kognitiv-orientierte Interpersonale Interpretationsfunktion (IIF-C) (Clarkin et al. 1999; Fonagy 2008).

Durch aktives Erfragen hinsichtlich der inneren Zustände des Patienten und Explorieren, wie diese inneren Zustände mit bestimmten interpersonalen Kontexten zusammenhängen, sollen dem Patienten auch der aktuelle Kontext der Behandlung und das spezifische Vorgehen des Therapeuten vergegenwärtigt werden (Brent et al. 2014a). Das Interesse an »inneren« Zuständen muss auf jeden Fall auch auf Körperempfindungen und deren Ausdruck gerichtet sein. Diese zu reflektieren, kann für manche Patienten auch eine Überforderung darstellen. Betroffene können dann ihre eigenen mentalen Zustände und Körperempfindungen sowie die anderer nicht oder wenig nachvollziehen – ein Umstand, der es insgesamt schwer macht, sich auf den Therapeuten und die Therapie einzulassen, und deshalb eines besonderen Augenmerks bedarf (Macbeth et al. 2011).

Es gibt mittlerweile immer mehr Versuche, die Mentalisierungsbasierte Psychotherapie in der Psychosen-Behandlung einzusetzen. So beschreibt etwa Brent, wie er durch MBT positiv auf die therapeutische Allianz in der Behandlung von Schizophrenie abzielt, indem er auf Mentalisierungseinbrüche und eine Verringerung der paranoiden Symptomatik in frühen Phasen der Schizophrenie fokussiert (Brent 2015).

In der Mentalisierungsbasierten Psychosen-Psychotherapie soll eine nicht-wissende, neugierige Haltung bezüglich mentaler Zustände entwickelt und gemeinsames Mentalisieren ermöglicht werden. Dem Patienten sollen auch der aktuelle Kontext der Behandlung und das spezifische Vorgehen des Therapeuten vergegenwärtigt werden. Dies erfolgt durch aktives Erfragen des persönlichen Erlebens und durch Explorieren der interpersonalen Zusammenhänge (Brent & Fonagy 2014; Brent et al. 2014a).

In der Anwendung von Mentalisierungsbasierter Psychosen-Psychotherapie zeigt sich zunehmend, dass die Förderung des Mentalisierens eine schützende Funktion bei der beginnenden und auch beim Vollbild der Psychose hat. Mentalisieren wirkt also resilienzfördernd und förderlich für das Vertrauen in zwischenmenschliche Beziehungen. Es kommt zu einer Verbesserung des epistemischen Vertrauens, d.h., der andere kann als Quelle von neuen Erkenntnissen, von komplementären und bedeutsamen, die eigene Sichtweise ergänzenden Perspektiven erfahren werden. Dieser Prozess ist auf einer interpersonalen und inter-körperlichen Ebene aktiv und verhindert so zirkuläre, binäre, rigide Gedankenmuster. Die besondere Art der Begegnung in der MBT ermöglicht eine Verbesserung der Kommunikation mit bedeutsamen anderen, wodurch auch die Psychotherapie nutzbringender und hilfreicher erlebt werden kann. Dies wirkt sich durchaus auf andere zwischenmenschliche Bereiche aus. Vor allem die Mentalisierungsbasierte Gruppenpsychotherapie bietet dazu ausreichend Gelegenheit (Pereira & Debbané 2018).

Unseres Erachtens wirkt die Mentalisierungsbasierte Therapie bzw. die Mentalisierungsbasierte Gruppenpsychotherapie auf noch viel weitreichendere Weise, nämlich als Möglichkeit zur Förderung der sensorischen, inter-körperlichen und kognitiven Fähigkeiten im sozialen Interagieren. Ziel von MBT-P/MBT-G-P ist es, die verschiedenen Bereiche des sozialen Raumes schrittweise wieder einnehmen zu können. Wo und wieweit dies für den intimen, den privaten, den gemeinschaftlichen, den öffentlichen und den virtuellen Raum möglich ist, bedarf noch genauerer Erforschung. Wir wissen, dass das Erleben in der Psychose in all diesen Bereichen beeinträchtigt ist und dass das Gefühl von Individualität, Einzigartigkeit, Selbststeuerung (self-direction), aber auch das Mit-anderen-Sein damit in Zusammenhang steht (Stern et al. 1998).

Weijers und seine Mitarbeiter (untersuchten die Wirksamkeit von Mentalisierungsbasierter Gruppenpsychotherapie (MBT-G-P) in der Psychosen-Behandlung über einen Zeitraum von 18 Monaten (Weijers et al. 2020). Neben dem üblichen mentalisierungsbasierten Psychotherapiekonzept (Allen et al. 2008) sollte bei dieser Patientengruppe der Fokus vor allem auf den aktuellen Affekt gerichtet werden. Besonders wichtig seien auch hier die ›nicht-wissende‹ therapeutische Haltung, ein ausgleichendes Vorgehen zwischen Mentalisierungsförderung und Stressregulierung. Daher wurde die Frequenz auf eine Stunde wöchentliche Gruppentherapie und eine halbe Stunde individuelle Therapie alle zwei Wochen reduziert. Zur Vorbereitung dienen vier Sitzungen Psychoedukation über MBT.

Die Mentalisierungsbasierte Gruppentherapie mit Psychose-Patienten wurde mit einer Therapiegruppe verglichen, die einer herkömmlichen Behandlung unterzogen wurde (TAU – Treatment as usual). Unmittelbar nach der Behandlung kam es in beiden Gruppen, sowohl in der MBT-G-P als auch unter TAU, zu signifikanten Verbesserungen im sozialen Funktionsniveau. In einer Nachuntersuchung sechs Monate später wiesen die Teilnehmenden der MBT-G-P-Gruppe noch immer eine deutliche Verbesserung des sozialen Funktionsniveaus auf, während bei den TAU-Teilnehmenden nur noch moderate Effekte erkennbar waren. Die Dauer der Erkrankung wirkte sich erwartungsgemäß signifikant negativ auf den Behandlungseffekt aus. Patienten in der MBT-G-P-Gruppe mit einer relativ kurzen Erkrankungsdauer (< 5 Jahre) zeigten nach der Behandlung eine höhere soziale Funktionsfähigkeit als Patienten mit chronischem Verlauf (> 5 Jahre) (Weijers et al. 2020).

Sachs und Felsberger (2013) versuchten in einem stationären Setting, Elemente aus den MBT-Kurztherapie-Interventionen (Allen et al. 2012) einer reflektierenden therapeutischen Arbeit innerhalb einer Mentalisierungsbasierten Kurz-Gruppenpsychotherapie voranzustellen. Dabei konnte gezeigt werden, dass diese MBT-Kurztherapie-Interventionen die Patientinnen gut auf die therapeutische Beziehungsarbeit vorbereiteten und durchaus eine entängstigende Wirkung hatten, ähnlich wie im 18-monatigen Programm (Allen et al. 2012) für die Borderline-Persönlichkeitsstörungen.

Hinsichtlich der in den diesem Buch ausgeführten Überlegungen ist eine Ausklammerung von psychodynamischer Gruppenpsychotherapie aus der Psychosen-Behandlung nicht gerechtfertigt. Ein flächendeckendes, auch langfristig begleitendes Angebot von Gruppenpsychotherapie, vor allem von MBT-G-P, wäre dringend erforderlich und sollte eigentlich fixer Bestandteil einer ambulanten Komplexbehandlung werden.

Für einige auf psychoanalytisch orientierten Konzepten fußende Behandlungsmethoden konnten mittlerweile Wirksamkeitsbelege erbracht werden, wie z.B. für die *ambulante Intensive Short-Term Dynamic Psychotherapy* (Abbass et al. 2015), die *psychodynamische Kunsttherapie* für akut psychotische Patienten (Montag et al. 2014) und die *Supportive Psychodynamic Psychotherapy* im stationären Rahmen (Rosenbaum et al. 2012). Des Weiteren gibt es randomisierte kontrollierte Studien (RCT) im ambulanten Rahmen zur *Mentalisierungsbasierten Psychotherapie* (Weijers et al. 2016) und zur »*psychodynamischen Psychotherapie der Schizophrenie*« (Lempa et al. 2016). In der stationären Psychosen-Behandlung ist eine gemeinsam abgestimmte Haltung der Behandelnden im Team entscheidend. Das Behandlungsteam sollte möglichst an einem Strang ziehen, was den Grad an neugieriger Offenheit und Authentizität anbelangt, aber auch mit einer gewissen Festigkeit einen schützenden Rahmen bieten, damit die Patienten ihre Lebensthemen zunehmend anzusprechen und zu benennen wagen (Von Haebler 2015).

Im Gegensatz dazu adressiert die Kognitive Verhaltenstherapie (CBT – cognitive behaviour therapy) die Milderung der Positivsymptomatik, indem sie die darunterliegenden dysfunktionalen Kognitionen zu verändern versucht. Allerdings besteht der Verdacht (Nelson et al. 2009), dass das Arbeiten an Kognitionen die hyperreflexiven Prozesse in der Psychose noch befeuern und damit verschlimmern könnte. Therapeutische Versuche, die sozial-kognitiven Einschränkungen mit expliziten Strategien zu kompensieren, stellen hohe Anforderungen an kognitive Ressourcen dar (Koehne et al. 2016). Zur Verbesserung des intuitiven Verständnisses des Selbst sowie in alltäglichen Interaktionen tragen solche Strategien nicht unbedingt bei (Skodlar et al. 2013). All dies spricht für die affekt- und prozessfokussierte Vorgangsweise in der Mentalisierungsbasierten Psychotherapie, in der das Hauptaugenmerk der therapeutischen Beziehung gilt. Mehr noch kann eine Mentalisierungsbasierte Gruppenpsychotherapie die wichtige Konfrontation mit den unterschiedlichen Perspektiven der anderen Gruppenteilnehmer (einschließlich der Gruppenleitung) gewährleisten. Die Interaktion ist konstitutiv für das Verstehen des anderen. Zusammengefasst führt also die MBT-P zu einer Verbesserung der Mentalisierungsfähigkeit, gemessen anhand der Theory of Mind, dem Verständnis der sozialen Kausalität, der Komplexität der Darstellungen und der Krankheitseinsicht. Außerdem scheint die MBT-P auch mit einer Verringerung des sozialen Stresses einherzugehen. Allerdings blieb die Behandlung von Erkrankungen im Schizophrenie-Spektrum und anderen psychose-bezogenen Störungen (SSPDs) eine klinische Herausforderung, besonders aufgrund einer häufig auftretenden Komorbidität und dem Symptom-Behinderungs-Gefälle (an erster Stelle die soziale Dysfunktion). Die MBT geht von der Hypothese aus, dass die Morbidität im Zusammenhang mit psychotischen Störungen aus einer zentralen Selbst-Störung stamme. Vorläufige Ergebnisse deuten darauf hin, dass die MBT bei den tiefgreifenden Auswirkungen der psychotischen Pathogenese auf einer zwischenmenschlichen und sozialen Ebene eine verbessernde Wirkung entfalten kann. Die Wirksamkeit der MBT wird, abgesehen von der genannten Studie (Weijers et al. 2020), hauptsächlich für das Einzelsetting beschrieben, wo allerdings grosso modo von einer Verbesserung des epistemischen Vertrauens und des sozialen Funktionsniveaus gesprochen werden kann. Es braucht mit Sicherheit weitere Studien, die die Wirksamkeit der MBT-G-P erforschen.

4.1.6 Einführende Übungen ins Mentalisieren als Vorbereitung für MBT-P

In einer stationären oder teilstationären Behandlung, an der Patientinnen nicht immer aus freien Stücken an der Psychotherapie teilnehmen, kann eine behutsame Einführung ins Mentalisieren als Vorbereitung für die anschließende Psychotherapie entlastend und motivierend wirken. Menschen, die vielleicht zum ersten Mal eine Psychotherapie beginnen, sind oftmals mit Zweifeln und Befürchtungen konfrontiert. Diese Ängste verringern das im Zuge der Erkrankung beeinträchtigte Mentalisierungsvermögen erst recht. Auch in der psychotherapeutischen Psychosen-Behandlung bereitet Mentalisieren anfangs Schwierigkeiten und kann sogar zu frühzeitigen Therapieabbrüchen führen. Daher empfiehlt es sich, vor allem in Therapien mit geschlossenen Gruppen (d. h., die Teilnehmerinnen beginnen und beenden alle gleichzeitig), wie es gelegentlich in Kliniken oder Reha-Einrichtungen der Fall ist, eine ins Mentalisieren einführende Therapiephase anzubieten. So kann man etwa Elemente aus den MBT-Kurztherapie-Interventionen (»Brief Treatment Mentalizing Interventions«) (Allen et al. 2012; Bateman & Fonagy 2006), ähnlich wie im 18-monatigen Programm für die Borderline-Persönlichkeitsstörungen, einer reflektierenden therapeutischen Arbeit voranstellen (Sachs & Felsberger 2013). Diese mentalisierungsfördernden Übungen bereiten die Patientinnen auf die therapeutische Beziehungsarbeit vor und wirken entängstigend (Allen et al. 2012). Gerade dafür kann man die Vorteile des Gruppensettings nutzen. Die Therapeutin reguliert die Kommunikation und Intensität der Interaktion anhand eines methodischen Prinzips aus der Gruppenanalyse – »Connecting and Linking« (Nitsun 1996). Dies erleichtert die Vertrauensbildung, verbessert die Gruppenkohäsion und die therapeutische Beziehung. Anfänglichen Schwierigkeiten, miteinander ins Gespräch zu kommen, begegnen die Gruppenleiter durch Fragen, wie z. B.:

- »Kennen Sie das auch?«
- »Wie sehen die anderen das?«
- »Was macht das mit Ihnen, wenn Sie Frau X zuhören?«

Über das Ein- und Anbinden in den sozialen und narrativen Kontext der Gruppe werden der Austausch komplexerer Vorstellungen über sich selbst und über andere und ein vermehrt reflektierendes Arbeiten in der Behandlung gefördert. Im Mittelpunkt steht die Arbeit an der Verbesserung der Selbst- und Affektregulierung und der Mentalisierungsfähigkeit im Beziehungsgeschehen.

Die Eingangsphase der Behandlung kann auch psychoedukative Elemente enthalten, um die Entstehung der Problematik und die Möglichkeiten der Therapie auszuloten. Anhand einer Einführung in die Wirkungsweisen der Gruppenpsychotherapie und grundlegender Information zum Mentalisieren erfahren die Teilnehmer, dass Einandermissverstehen und Fehlinterpretationen in sozialen Situationen ziemlich normal sind und welche Bedingungen das Mentalisieren erschweren und welche es erleichtern können. Die mentalisierungsfördernden Übungen der Eingangsphase sind kurz und einfach und beziehen sich primär auf bewusstseinsnahes Material. Im Folgenden sollen einige Beispiele beschrieben werden.

4.1.7 Beispiele für einführende Übungen ins Mentalisieren

Übung 1 »Icebreaker« – etwas Erfreuliches/etwas Unerfreuliches aus der letzten Woche berichten

Übung 2 Reflektieren von fiktiven Szenen und Szenen aus dem eigenen Alltag

Übung 3 Reflektieren von Faux-Pas-(Fettnäpfchen)-Szenen

Übung 4 Szenisches Verstehen anhand von Bildern, Fotos oder Filmausschnitten – innerer Monolog und Austausch

Übung 5 Wer bin ich? Was macht mich aus? (Selbstbild – Fremdbild)

Übung 6 Stimmungen verstehen

Übung 7 Neugierig nachfragen: Was würde ich gerne über einen anderen Gruppenteilnehmer in Erfahrung bringen?

4.1.7.1 Übung 1
»Icebreaker« (etwas Erfreuliches/etwas Unerfreuliches)

In der Einführungsphase können die Sitzungen zur Erleichterung des Einstiegs mit einem »Icebreaker« beginnen, in der jede Teilnehmerin eingeladen ist, etwas Erfreuliches oder Unerfreuliches der letzten Tage zu berichten. Die Teilnehmerinnen können das Wort auch an eine andere Person weitergeben. Sie thematisieren die Beiträge kurz durch Rückfragen, und manchmal erwächst daraus ein Thema für den weiteren Verlauf der Gruppensitzung. Die Teilnehmerinnen erleben gleich zu Beginn, dass die anderen Gruppenmitglieder durchaus ähnliche oder vergleichbare Erfahrungen im Alltag machen. Diese Erkenntnis hat oftmals eine entängstigende und vertrauensfördernde Wirkung. Kein Beitrag ist dabei zu unwichtig, um nicht geäußert zu werden. Die Formulierung »etwas Erfreuliches/etwas Unerfreuliches« bringt den Fokus gleich auf eine differenziertere emotionale Verarbeitung des Alltagsgeschehens ohne die Wertung, die die Wortwahl »etwas Positives/etwas Negatives« mit sich brächte.

Verschiedene Übungen aus dem MBT-Brief-Treatment ermöglichen den Teilnehmenden, ihre Aufmerksamkeit von sich und möglicherweise überwältigenden Ängsten weg zu lenken und dadurch besser in den reflektierenden Modus zu kommen.

4.1.7.2 Übung 2
Reflektieren von fiktiven Szenen und Szenen aus dem eigenen Alltag

In dieser Übung werden eine fiktive Szene und Aufgabenstellung geschildert:

A und B sind verabredet, B kommt 30 Minuten zu spät (und ist per Telefon nicht erreichbar). Reflektieren Sie darüber, was in A und B vor sich geht. Sie sind A/B: Wie geht es Ihnen beim Warten? Was denken Sie über sich während dieser Zeit? Was denken Sie über B/A? Was glauben Sie, denkt B/A? ... Wie reagieren Sie, wenn B kommt? Wie verhält sich B?

Im Gruppengespräch tendieren die Teilnehmer in sehr unterschiedlicher Weise, aber ähnlich rasch zu voreiligen Schlüssen, wie z. B. »B hat sicher was Besseres vor« oder »B kommt nicht, also fahre ich nach Hause.« Die Gruppe verweilt noch einige Zeit in dieser fiktiven Szene, und die Teilnehmer sind erstaunt, wie unterschiedlich diese aufgefasst und interpretiert wird und zu welch unterschiedlichen, aber auch ähnlichen Reaktionen sie führt. Das Material bietet die Möglichkeit, »ungestört« von beeinträchtigender eigener emotionaler Beteiligung, am Verstehen einer solchen Szene zu arbeiten.

»Was meinen Sie, geht in Person A/B vor sich?«
»Was fühlt A/B?«
»Was denkt A/B?«

Welche Schlussfolgerungen über sich und das Gegenüber zieht A/B aus diesem Ereignis?

Wie beeinflussen diese Schlussfolgerungen seine Beziehung zu B/A und sein zukünftiges Verhalten?

Hier geht es darum, genauer zwischen Empfindungen, Gefühlen, Gedanken, Annahmen, Vermutungen, Gewissheiten und Schlussfolgerungen zu unterscheiden und deren Auswirkungen auf das Verhalten der Personen verstehen zu lernen.

Danach wird an ähnlichen Szenen aus dem Alltag gearbeitet, wie z. B.: »Ich sehe einen Mitpatienten mit finsterem Gesichtsausdruck am Gang. Welche Schlüsse ziehe ich daraus? Wie wirken sich diese auf meine Befindlichkeit und auf mein Verhalten aus? Was schließe ich aus meinen Reaktionen oder den Reaktionen der anderen? Wie geht es mir dann?«

Oder Patientinnen schließen in der Reflexion an ähnliche selbst erlebte Begebenheiten an: »Ich bin so eine wie A/B. Das passiert mir ständig.«

Nun kann mit Zustimmung der Teilnehmerinnen vorsichtig in ähnlicher Weise an diesen Szenen gearbeitet werden. Dazu könnte die Erzählerin gebeten werden, eine konkrete Situation zu schildern. Alternativ können ähnliche Szenen, wie z. B.: »A hat sich aus der Freundschaft/Beziehung zu B zurückgezogen«, oder für diese Zwecke adaptierte Geschichten aus dem Faux-Pas-Test verwendet werden (Gregory et al. 2002; Stone et al. 1998) (https://www.autismresearchcentre.com/tests/faux-pas-test-adult/).

4.1.7.3 Übung 3
Reflektieren von Faux-Pas-(Fettnäpfchen)-Szenen

Den Gruppenteilnehmerinnen werden Schilderungen von kurzen Alltagsszenen vorgelegt oder vorgelesen. Dabei handelt es sich um Adaptationen der Faux-Pas-Testszenen (Gregory et al. 2002; Stone et al. 1998) (https://www.autismresearchcentre.com/tests/faux-pas-test-adult/).

Folgende Anleitung kann gegeben werden: »Ich lese Ihnen nun einen kurzen Text über eine Frau namens Elisabeth und ihre Freundin zweimal vor. Versuchen Sie sich bitte beim Zuhören, die beiden genau vorzustellen. Vielleicht können Sie sich beim zweiten Mal in eine der beiden hineinversetzen. Was fühlt Elisabeth? Was fühlt Susanne?«

> Elisabeth ist eben erst in eine neue, schon möblierte Wohnung gezogen. Mit Freude kauft sie auch einige neue Dinge für ihre Wohnung. Für das Schlafzimmer sucht sie beispielsweise neue Vorhänge aus. Als die Wohnung fertig ist, kommt ihre beste Freundin Susanne zu Besuch. Elisabeth führt sie durch die Wohnung und fragt »Wie gefällt dir mein Schlafzimmer?«. Susanne meint, »Ganz gut, bis auf die Vorhänge. Die sind schrecklich. Da musst du dir noch neue besorgen.«

In der gemeinsamen Nachbesprechung soll den genannten Fragen ausführlich nachgegangen und vor allem die Erkenntnis ermöglicht werden, dass es auch hierzu sehr unterschiedliche Sichtweisen und nuancierte Beobachtungen geben kann. Der Austausch darüber in der Gruppe bringt eine neue Sicht und lässt die Teilnehmerinnen die Erfahrung machen, dass sie selbst ein bereicherndes Gegenüber für die anderen sind.

4.1.7.4 Übung 4
Szenisches Verstehen anhand von Bildern, Fotos oder Filmausschnitten – Innerer Monolog und Austausch

Diese Übung besteht darin, gemeinsam eine Szene auf einem Foto zu betrachten. Es eignen sich dafür besonders Fotos, die Menschen in einer bestimmten emotionalen Verfassung oder einer konkreten Beziehungsdynamik darstellen. Die Teilnehmer sollen nun versuchen, zunächst die Stimmung, die Atmosphäre im Bild zu beschreiben, sich in eine der abgebildeten Personen hineinzuversetzen und einen möglichen inneren Monolog zum abgebildeten Moment zu notieren. Welche Gedanken und Gefühle könnten die abgebildeten Personen beschäftigen? Welche möglichen Auslöser gibt es für deren Verhalten? Die Gesichter und Körperhaltungen der dargestellten Personen veranlassen zu unterschiedlichen Interpretationen über Gedanken, Gefühle, Wünsche, Befürchtungen der Personen und deren Beziehungen zueinander.

Danach äußern die Teilnehmenden ihre jeweiligen Interpretationen. Es zeigen sich, nicht selten zum Erstaunen der Mitmachenden, die verschiedenen Blickwinkel in der Gruppe, die sie aber auch neugierig auf die Sicht der anderen machen. Auch hier geht es wiederum nicht um die konkreten Inhalte der Schilderungen, die man aufgreifen, deuten und mit biographischen Ereignissen der Patienten in Verbindung bringen könnte. Im eigentlichen Fokus stehen vielmehr die inneren und mentalen Prozesse, die anhand der Übungen auftauchen und aufmerksam in den Blick genommen werden sollen.

Die gezielten Übungen werden zunehmend durch Szenen aus dem eigenen Alltag der Teilnehmer ersetzt und der gemeinsamen Reflexion unterzogen. Im Verlauf der Therapie werden die Teilnehmer immer mutiger, Alltägliches von sich aus einzubringen. Durch aktives Erfragen und Hinterfragen des Befindens und Erlebens können sich die Gruppenteilnehmer langsam in die anderen hineinversetzen.

»Wie geht es Ihnen in der Gruppe, wenn Sie sprechen/von sich erzählen?«
»Wie erleben Sie die gemeinsame Arbeit?«
»Wie erleben Sie die Therapeutinnen?«
»Was erwarten oder erhoffen Sie sich von den anderen?«

Im günstigen Fall entwickelt sich ein immer differenzierteres Bild von sich selbst und den Gruppenteilnehmenden, einschließlich der Therapeutinnen. Die Patientinnen können so die eigenen inneren Zustände und die der anderen explorieren und sich gleichzeitig in einer gewissen Nähe zueinander erfahren. So können sie ihre inneren Zustände mit bestimmten interpersonalen Kontexten in Zusammenhang bringen und sich den aktuellen Kontext der Behandlung und das spezifische Vorgehen der Therapeutinnen besser vergegenwärtigen.

4.1.7.5 Übung 5

Wer bin ich? Was macht mich aus? (Selbstbild – Fremdbild)

Laden Sie die Gruppenteilnehmerinnen dazu ein, folgende Fragen ausführlich zu reflektieren:

1. Welche objektiven Fakten (Alter, Haarfarbe, Wohnort, Familienstand, Geschwister ...) machen mich aus?
2. Was charakterisiert mich? (sich beschreiben und dabei auf äußere Fakten ausdrücklich verzichten: Eigenschaften, Charakter, Hobbys und Vorlieben, typische Stimmung, Wünsche und Abneigungen, Denkmuster ...)
3. Wie beschreibe ich mich? Hat sich eine Eigenschaft (Wunsch ...) über die Zeit hinweg verändert? Wodurch?
4. Was unterscheidet mich von anderen (Familienmitgliedern, Nachbarn, Freunde, (eventuell) Gruppenteilnehmerinnen ...)?
5. Stimme ich meinem Gegenüber zu? Die Gruppenteilnehmerinnen geben einander Rückmeldungen (Selbstbild – Fremdbild).

Abschließend ist es nutzbringend, die Erkenntnisse der Gruppenteilnehmerinnen zusammenzufassen. Was war einfach? Was war eher schwierig? Wo gibt es Meinungsunterschiede (Selbstbild – Fremdbild)? Wie kommt das?

4.1.7.6 Übung 6

Stimmungen verstehen

In dieser Übung soll folgenden Fragen genau und ausführlich nachgegangen werden:

1. Beschreiben Sie die häufig vorherrschende Stimmung von einer Person, die Sie gut kennen.
2. Versuchen Sie, diese Stimmung genau zu beschreiben. Worin drückt sie sich aus? Wodurch wird sie sichtbar/hörbar/spürbar?

3. Womit hängt diese Stimmung zusammen, wodurch wird sie beeinflusst?
4. Färbt die Stimmung des Freundes/Partners/Familienmitglieds ... auf mich ab?
5. Kann ich diese Stimmung beeinflussen?
6. Beschreiben Sie Ihre vorherrschende Stimmung (s. o.).

Auch hier geht es wieder in erster Linie darum, genauer zwischen Stimmung, Empfindungen, Gefühlen, Gedanken, Annahmen, Vermutungen, Gewissheiten und Schlussfolgerungen zu unterscheiden und deren mögliche Auswirkungen auf das Verhalten der beteiligten Personen zu verstehen.

4.1.7.7 Übung 7
Neugieriges Nachfragen: Was würde ich gerne über einen anderen Gruppenteilnehmer in Erfahrung bringen?

In einer weiteren Übung werden die Teilnehmer dazu eingeladen, zu überlegen, ob sie von einem der anderen Gruppenteilnehmer etwas in Erfahrung bringen möchten, da sie offenbar kaum direkt Fragen aneinander richten. Die Teilnehmer werden ermutigt, die »neugierige Frage« direkt an das betreffende Gegenüber zu richten. Eventuell ist es notwendig, diese dabei zu unterstützen, z. B.: »Wie frage ich, ohne jemandem zu nahezutreten?«, »Wie kann ich eine mir unangenehme Frage unbeantwortet lassen und dennoch im Kontakt bleiben?«

Dies soll auch der Förderung einer neugierigen Offenheit dienen, zunächst in Bezug auf die anderen Gruppenteilnehmer allgemein und zunehmend auf die eigene Innenwelt und die der anderen.

Da das Mentalisieren wie in vielen Psychotherapien auch in der Psychosen-Behandlung anfangs große Schwierigkeiten bereitet und häufig zu Therapieabbrüchen führt, versuchten Sachs und Felsberger, wie bereits angesprochen, Elemente aus den MBT-Kurztherapie-Interventionen (Allen et al. 2012) einer reflektierenden therapeutischen Arbeit voranzustellen. Ähnlich wie im 18-monatigen Programm für die Borderline-Persönlichkeitsstörungen bereiten MBT-Kurztherapie-Interventionen auf die therapeutische Beziehungsarbeit vor und wirken entängstigend (Allen et al. 2012). Durch diese Förderung des Austausches wird es zunehmend möglich, komplexere Vorstellungen über sich selbst und über andere zu bilden. Mit psychoedukativen Mitteln in der Eingangsphase der Behandlung werden die Festigung der therapeutischen Beziehung sowie die Vorbereitung auf ein vermehrt reflektierendes Arbeiten in der Behandlung gefördert. Letztendlich stehen die Arbeit an der Mentalisierungsfähigkeit der Patienten, die Verbesserung der Affektregulierung, Verhaltenskontrolle und interpersonale Beziehungen im Mittelpunkt.

Gemeinsam geschaffene narrative Ketten werden mit immer differenzierteren und komplexeren Eindrücken und Inhalten aller Beteiligten angereichert und enthalten Schlussfolgerungen und Sinnzuschreibungen, die sich für die Teilnehmer aus dem Wahrgenommenen ergeben. In der Mentalisierungsbasierten Gruppentherapie wird das therapeutische Vorgehen auch zu einem sogenannten »Szenischen Verstehen« in Anlehnung an Alfred Lorenzer (1970). Es sollen diejenigen Muster einer Szene verstanden werden, welche das gegenwärtige Erleben mitorganisieren. Letztlich geht es um das Verstehen von Interaktionsprozessen und darum, wie die Beteiligten einander einbinden.

Felsberger beschreibt verschiedene Interventionsformen der MBT-G in der Psychosen-Behandlung im stationären Rahmen (Felsberger 2014). Diese erfolgte in drei Sitzungen pro Woche à 60 Minuten, eingebettet in ein standardgemäßes strukturiertes achtwöchiges Therapieprogramm an der Universitätsklinik für Psychiatrie und Psychotherapie der Medizinischen Universität Wien, bestehend aus einer Kombination psychopharmakologischer, psychotherapeutischer und psychoedukativer Elemente (Sachs & Felsberger 2013). In der Gruppenpsychotherapie interagierten die sechs teilnehmenden Patienten, zwei Frauen und vier Männer zwischen 18 und 32 Jahren und zugewiesen durch die angrenzende Psychosen-Früherkennungsambulanz, erfahrungsgemäß mit großer Zurückhaltung oder wie auf sich zurückgeworfen. Das »connecting« und »linking« wurde mithilfe von einführenden MBT-Übungen unterstützt.

Martina ist eine junge Patientin, die in der Öffentlichkeit nicht aus Gläsern oder bereits geöffneten Flaschen trinken kann. Sie befürchtet, jemand könnte dem Getränk eine Droge beigemischt haben. Sie berichtet von einem Ereignis am Wochenende, als sie mit einer Freundin im Kaffeehaus sitzt und ein Getränk bestellt. Die Theke ist ihr nicht einsichtig, und sie kann den Kellner nicht dabei beobachten, wie er das Getränk einschenkt. So drängt sich in ihr die ängstigende Vorstellung in den Vordergrund, dieser könnte ihr etwas ins Getränk gemischt haben. Sie sieht sich nicht in der Lage, aus dem Glas zu trinken, obwohl sie eigentlich weiß, dass das nicht sein kann. Sie kann sich dieser mächtigen Vorstellung in der Situation aber nicht erwehren. Die anderen Gruppenmitglieder reflektieren nun, wie sich Martina wohl gefühlt haben mochte, was vielleicht in ihr vorging, aber sie überlegen auch mögliche Motive des Kellners, jemanden z. B. Drogen ins Getränk zu mischen. Sie tun dies, indem sie sich in sie hineinversetzen und laut darüber nachdenken, wie es ihnen wohl in so einer Situation erginge, wie es ihnen erginge, wenn sie Martinas Befürchtungen hätten. Martina stellt erstaunt über die unterschiedlichen Sichtweisen fest, dass sie das so noch nicht gesehen habe. Am Ende ihres Aufenthalts meint sie, sie habe es als sehr hilfreich erlebt, der Gruppe beim Reflektieren ihrer Kaffeehausszene zuzuhören, und erlebe die Konfrontation mit anderen Blickwinkeln als sehr entlastend (»Ich habe das nie zu Ende gedacht.«), und die vertraute Beziehung zu den anderen Gruppenmitgliedern habe es ihr erleichtert, deren Position auch sehen zu können (»Denen habe ich das abnehmen können!«).

Zusammengefasst lässt sich sagen, dass sich die Gruppe in relativ kurzer Zeit von einer sehr leiterzentrierten Interaktionsform zu einer Gruppe mit reger teilnehmerzentrierter Kommunikation entwickelt hat. Den Teilnehmern gelang es, bei Wahrung einer ausreichenden Distanz, sich zunehmend zu öffnen und neugierig aufeinander zu werden.

Eine Szene, wie sie in dem Fallbeispiel geschildert wurde, tritt nicht gleich am Beginn der Therapie auf. Es bedurfte meines Erachtens der gezielten Vorübungen und eines langsamen Herantastens an ein Sichhinein-Versetzen und an ein Sich-erstaunen-Lassen durch die anderen. Zu erleben, dass unser Tun und unsere Worte eine Auswirkung auf die anderen haben, und dies gleichzeitig auszuhalten, indem wir uns darüber austauschen, ist für viele Betroffene eine neue und erstaunliche Erfahrung.

4.2 Mentalisierungsfördernde Therapeutenhaltung und Stufen des Intervenierens in der Einzeltherapie

Wie kann das Mentalisieren in der Psychosen-Psychotherapie im Einzelsetting gezielt gefördert werden? Gemäß den allgemeinen Prinzipien der Mentalisierungsbasierten Psychotherapie ist es besonders wichtig, dem Betroffenen mit neugieriger, nicht-wissender und möglichst unvoreingenommener Haltung zu begegnen. Hilfreich ist es, den im Hier und Jetzt spürbaren Affekt zu fokussieren, aber dabei gleichzeitig auf das momentane Mentalisierungsvermögen Rücksicht zu nehmen. In vorsichtiger Anpassung daran arbeitet die Therapeutin mit dem Betroffenen Seite an Seite und Schritt für Schritt daran, ein erhöhtes Erregungsniveau (arousal) an Angst auf ein mittleres Niveau zu regulieren. Ziel ist es, ein vorschnelles, nicht-mentalisierendes Schlussfolgern zu vermeiden. In einem bewusst kleinschrittigen und verlangsamten Prozess wird die Patientin ermutigt, autobiographische Episoden oder Szenen aus ihrem Alltag einzubringen. Durch kontinuierliches Nachfragen unterstützt, sollen die in dieser Episode beteiligten Gefühle, Vorstellungen und mögliche Handlungsmotive hinterfragt und reflektiert werden (Fonagy et al. 2011). Anstatt eines inhaltlichen Herausarbeitens von Beziehungshypothesen entlang der Übertragungs- und Gegenübertragungsdynamik wird an der Rehabilitierung der Mentalisierungsfähigkeit gearbeitet, wodurch ein nuancierteres und differenzierteres Wahrnehmen und Erleben in Beziehungen möglich werden soll.

Das stufenweise Vorgehen umfasst, wie schon zuvor erläutert, folgende Punkte:

1. empathisches Validieren,
2. Exploration (»step-by-step«) – detaillierte und klärende Arbeit am Verstehen des entgegengebrachten Beziehungsangebots und/oder des geschilderten Ereignisses und mögliche Auslöser des vorherrschenden Affekts identifizieren und rekonstruieren,
3. eventuelles eigenes Mitagieren akzeptieren und dieses nicht automatisch dem Gegenüber zuschreiben,
4. Zusammenarbeit (»side-by-side«) in der Interpretation auf der Suche nach Gefühlen und Vorstellungen, die in dieser Episode handlungsmotivierend gewesen sein könnten,
5. alternative Perspektive anbieten,
6. die (emotionalen) Reaktionen des Gegenübers sowie die eigenen monitorieren.

Vignette aus einer MBT-P Einzeltherapie mit Frau D:

Emil lebt in einer WG. Er leidet an paranoider Schizophrenie und bekommt seine antipsychotische Medikation einmal monatlich als Depotspritze verabreicht. Heute klagt er wieder einmal über seine Mitbewohnerin Anna.

Emil: »Sie hat sich heute wieder auf dem Weg zum Badezimmer vorgedrängt. Ich war zuerst da, und dann kommt sie und drängt sich einfach vor. Das macht sie absichtlich und beschwert sich dann bei den anderen Mitbewohnern über mein Geschimpfe.«

Th: »Oje, Sie mussten lautstark schimpfen?« (**1. empathisches Validieren in Form von markiertem Spiegeln durch einen entsprechenden Tonfall**);

Emil: »Ja, und wie!«

Th: »Wie kommt es, dass es Ihnen so wichtig ist, vor Anna dran zu sein?« (**2. Exploration**);

Emil: »Weil ich vor ihr da war. Sie war hinter mir.«

Th: »Ah ja (**3. etwas Mitagieren**). ... Ich erinnere daran, dass Sie manchmal auch ganz gut mit Anna auskommen. Mir fällt aber auf, dass es gegen Ende der Wirksamkeit der antipsychotischen Depotmedikation oft kracht zwischen Ihnen.« (**4. Zusammenarbeit in der Interpretation**);

Emil: »Ja, da werde ich immer schneller paranoid, und dann kommt es leichter zu Konflikten.«

Th: »Hätten Sie denn etwas anders machen können, heute Morgen?« (**5. andere Perspektiven anbieten**);

Emil: »Ich hätte sie vorlassen können. Aber das will ich nicht. Ich mag sie nicht. Sie führt sich immer so auf. Mir wäre es recht, wenn sie aus der WG ausziehen würde.«

Th: »Was wäre denn passiert, wenn Sie sie vorgelassen hätten?«

Emil: »Dann hätten wir nicht gestritten?«

Th: »... so nach dem Motto ›Der Klügere gibt nach...« ...?«

Emil: »›... der Esel fällt in den Bach!« (lacht). Das ist eine gute Idee, Anna ist ein Esel.« (seine Augen füllen sich mit Tränen);

Th: »Ich seh', da kommen Ihnen die Tränen. ... Was macht das denn gerade mit Ihnen?« (**6. emotionale Reaktionen monitorieren**);

Emil: »Ich glaube, Anna hatte eine sehr schwere Kindheit mit viel Gewalt. Darum ist sie krank geworden.«

Th: »Oh, verstehe. Hmm ...«

Emil: »Ich kenne das auch aus meiner Familie.«

Eine mentalisierungsfördernde Therapeuthaltung ist also charakterisiert durch eine offene, neugierige Haltung des Nicht-Wissens (Bateman & Fonagy 2006), die aber gleichzeitig durch ein Schritt-für-Schritt- und Schulter-an-Schulter-Vorgehen geprägt ist. Die Therapeutin ist also ein präsentes Gegenüber. Sie geht ständig aktiv mit der Patientin in Austausch über deren Erleben und mögliche Zusammenhänge mit gegenwärtigen und bei Bedarf auch vergangenen Lebensereignissen, Beziehungssituationen oder anderen Herausforderungen. Es geht dabei nicht um ein konkretes Ziel, wie z.B. Symptomreduktion, sondern um eine Verbesserung des Mentalisierens und des epistemischen Vertrauens. Gemeint ist hiermit das Vermögen, Emotionen und Körperempfindungen wahrzunehmen, diese als eigene zu identifizieren, zu modulieren und bei Bedarf zu artikulieren und dafür Rückmeldungen von bedeutsamen anderen in ihr Selbst- und Welterleben einzubauen. Als Voraussetzung dafür braucht es eine Gesprächsatmosphäre, die geprägt ist von kommunikativer Bezogenheit, geteilter Aufmerksamkeit und geteilter Intention, d.h., etwas gemeinsam verstehen wollen, eben »step-by-step« und »side-by-side«. Dieses gemeinsame Verstehenwollen kann durchaus herausfordernd und langwierig sein, soll der Patientin aber als wichtiger gemeinsamer Prozess vermittelt werden. Notwendigen automatischen Resonanzprozessen bezüglich intentionaler Handlungen und Gefühle liegen gemeinsame neuronale Repräsentationen für die Wahrnehmung und Handlung zugrunde (Gallese et al. 2007). Daher ist es von besonderer Relevanz, das Resonanzerleben, die leiblich verankerte, gegenseitige Synchronität im »rhythmischen Attunement« zwischen Patientin und Therapeutin mit in Betracht zu ziehen (Ramseyer & Tschacher 2011; Seikkula et al. 2015). Mentalisieren ist also ein Prozess nicht nur des expliziten Reflektierens, sondern auch eines impliziten Beziehungsregulierens (Stern 2005) auf der inter-körperlichen Ebene, z. B. durch den Tonfall der Stimme, den Blick, hingewandte Mimik oder Gestik.

Allen und Mitarbeiter verstehen unter implizitem Mentalisieren eine Form von Intuition (Allen et al. 2008), auf deren Basis wir, außerhalb von explizitem Gewahrsein, angemessen auf nonverbale Kommunikation zu antworten vermögen, wobei wir ständig zwischen mehr impliziten und mehr expliziten Prozessen hin und her pendeln. Im psychotherapeutischen Prozess sei es, so stellt Krüger fest, letztendlich die Intuition von Therapeuten und Patienten, die für die Ganzheitlichkeit des Prozesses ihres Mentalisierens sorge (Krüger 2020). Diese Ganzheitlichkeit zeige sich im beidseitigen Bestreben, zu einem stimmigen Gestaltschluss zu gelangen. Ein gutes intuitives Gespür werde dort erkennbar, wo ganzheitlich, komplex und frei mentalisiert werden könne. Eine eingeschränkte Intuition weise auf Einschränkungen im Mentalisieren hin. Gelungenes Mentalisieren führe dann zu plötzlichen gemeinsamen Erkenntnissen und Aha-Erlebnissen.

Zahlreiche Autoren (Fuchs & Koch 2014; Gallese 2003) sehen in der verkörperten Intersubjektivität einen der Schlüssel zum gemeinsamen Verstehen mentaler Zustände. Gerade in diesem Bereich brauchen Menschen mit Psychosen Einfühlung und Unterstützung, da ihre Erkrankung besonders das implizite Mentalisieren in Mitleidenschaft zieht.

4.2.1 Beispiele für eine nicht-wissende Haltung

»Hm, ich würde das gerne besser verstehen. Was könnte denn Ihrer Anspannung vorausgegangen sein?«
»Könnten Sie bitte ein Beispiel schildern, damit ich mir besser vorstellen kann, wie es Ihnen gerade geht?
»Was geht denn da gerade vor in der Gruppe?
»Hmm ... Verstehen Sie das?«

Es bedarf eines Abstimmens über das gemeinsame Voranschreiten in der Therapie (»moving along«, Stern 2005). Stern spricht in diesem Zusammenhang von impliziter Beziehungsregulierung, in der es immer wieder zu Begegnungsmomenten (»now moments«) kommt. Der laufende Resonanzprozess ist dabei wichtiger als ein konkreter Inhalt oder dessen Deutung. Das Gespräch und die therapeutische Beziehung werden zu einem Ort, an dem Dilemmata abgemildert und Brüche im Beziehungserleben repariert werden können. Beispiele für so ein Abstimmen im Gespräch:

»Ist das okay für Sie, wenn ich Sie das so frage?«
»Was macht das mit Ihnen, wenn ich da so neugierig nachfrage?«
»Wie geht es Ihnen jetzt in unserem Gespräch?«
»Was macht das mit Ihnen, wenn Sie mich so reden hören?«
»Wie wirken denn diese Rückmeldungen aus der Gruppe auf Sie?«

4.2.2 Weitere Stufen des Intervenierens

Mithilfe mentalisierungsfördernder Interventionen sollen die prämentalistischen Modi des Selbsterlebens, die meist Ausdruck von heftigen nicht-regulierbaren Affekten sind, verändert werden. Dabei fokussiert die Therapeutin auf das Prozesshafte der Therapie, und zwar auf das Wahrnehmen, Identifizieren, Differenzieren, Benennen und Kommunizieren des affektiven Erlebens (Euler & Walter 2020). Geschilderte Beziehungssituationen, meist aus der jüngeren Vergangenheit, lassen Affekte anklingen, die im Hier und Jetzt Resonanz bekommen und so letztendlich kommunizierbar werden sollen. Ziel ist eine mentalisierte Affektivität, d. h. das Vermögen, sich der eigenen Affekte in Gegenwart der anderen bewusst zu werden und den Affektzustand in diesem Moment gleichzeitig aufrechtzuerhalten und in der gegenwärtigen (therapeutischen) Beziehung auszuhalten (Fonagy et al. 2004). Es gelingt dann, sich über eine Äußerung des Gegenübers zu ärgern und dennoch im Gespräch zu bleiben, eventuell den ärgerlichen Umstand in Worte zu fassen und dem Gegenüber mitzuteilen.

4.2.3 Empathisches Validieren (etwas einfühlsam als bedeutsam markieren)

Menschen mit Psychose-Erkrankungen haben in sozialen Situationen häufig mit einem hohen Angstpegel zu kämpfen. Damit die Betroffenen an der Regulation ihrer Emotionen und ihres Selbsterlebens zu arbeiten beginnen können, empfiehlt es sich zunächst, die Bedeutsamkeit von Äußerungen und Schilderungen der Patientin zu markieren. Ähnlich dem »markierten Spiegeln« durch die Bezugsperson in bedeutsamen Erlebensmomenten in der Kindheit geht es darum, der Patientin zu zeigen, dass ihre emotionale Äußerung oder Reaktion als bedeutsam und relevant wahrgenommen wurde (»Ich sehe, dass du siehst, dass ich sehe, ...«). Empathisches Validieren ist eine Rückmeldung, die in einer bestimmten Weise »markiert« ist, d.h. eingefärbt mit meiner eigenen beruhigenden Gewissheit, dass die Situation bewältigbar oder die geschilderte angespannte Beziehungssituation reparabel ist. Beispiele für so ein Validieren im Gespräch:

»Gut, dass Sie das hier ansprechen. Da haben Sie es ja wirklich schwer mit Ihrer Partnerin.«
»Ich finde das wichtig, dass Sie das hier einbringen. Ich kann mir vorstellen, dass es anderen hier ähnlich ergeht.«
»Ah, so sehen Sie das? Gut, dass Sie das nochmal sagen.«

4.2.3.1 Teleologischer Modus (konkretes Mentalisieren)

Eine Patientin berichtet von ihren angstvollen Gedanken, abgehört zu werden. Währenddessen beobachtet sie die Therapeutin, wie diese ihre Armbanduhr untersucht und zurechtrückt.

P: »Sie haben gerade an Ihrer Uhr etwas gemacht. Haben Sie da gerade ein Mikro eingeschaltet?«

Th: »Ich verstehe, dass Sie das verunsichert, gerade, wo Sie von ihren Befürchtungen, abgehört zu werden, erzählen, berühre ich meine Uhr (empathisches Validieren). Aus so einer Handbewegung kann man ja Verschiedenes schließen. Gut, dass Sie nachfragen (weist auf die Mehrdeutigkeit von Gesten hin und die Wichtigkeit, diese zu hinterfragen). Leider öffnet sich manchmal der Verschluss. Sehen Sie mal (nimmt die Uhr ab und reicht sie der Patientin, welche die Uhr kurz betrachtet).

P: »Danke, ich glaube Ihnen das. Aber anfangs war ich mir nicht sicher.«

Th: »Kommen wir zurück zu den Ängsten, von denen Sie anfangs berichteten. Ich würde das gerne hören. Vielleicht können wir das noch besser verstehen.«

Dieser Gesprächsbeginn hilft der Patientin in der Folge, über eine belastende Situation aus ihrem Alltag zu sprechen und ihre Gefühle und Gedanken dazu zu reflektieren.

Debbané schilderte eine kurze Vignette, in der eine Patientin den Therapieraum betritt und sichtlich irritiert ist. Sie blickt mehr als sonst prüfend im Raum umher. Auf die Frage des Therapeuten, wie es ihr heute gehe, antwortet sie mit einem kurzen

P: »Es geht mir ganz gut«.

Th: (Der Tonfall verrät aber anderes, und so fragt der Therapeut genauer nach) »Was bedeutet denn ›ganz gut‹?«

Nach anfänglichem Zögern kann die Patientin gemeinsam mit dem Therapeuten hinterfragen, was sie irritierte. Die heutige größere Distanz zwischen den beiden Stühlen und ein kurzes Schweigen am Beginn der Stunde hatten sie vermuten lassen, dass der Therapeut auf Distanz gehe, da er sich mit ihr langweile. Schritt für Schritt kann nachvollzogen werden, wie die Patientin zu diesem Schluss kommt und welche Gefühle damit verbunden sind (Debbané et al. 2016a).

4.2.3.2 Äquivalenz-Modus (z. B. im Wahnerleben)

Affekte und Kognitionen werden im Äquivalenz-Modus nicht abgestimmt, wie z. B. die heftige Angst, getrennt zu sein oder verlassen zu werden, und bekommen so eine bedrohlich reale Qualität. Derealisation und Überwältigung können die Folge sein.

> »Ein Patient wurde in einen harmlosen Verkehrsunfall verwickelt und ruft den Therapeuten unter großer Erregung, Angst und Wut an. Der Therapeut spiegelt die Erregung des Patienten, er könne sich vorstellen, dass so ein Ereignis einen durcheinanderbringen kann, und bittet um einen detaillierten Bericht, wobei er nachfragt und sich alles genau erklären lässt. Der Patient kann sich beruhigen und das Ereignis in eine zeitliche und kausale Abfolge bringen.« (Lempa et al. 2016, S. 118).

In der Therapiesituation werden also die Ereignisse wie bei einem gemeinsamen Spaziergang Schritt für Schritt durchgegangen, unter die Lupe genommen und minutiös ausgeleuchtet. Dabei sollte man mit dem Patienten ganz nah am Erleben bleiben, wodurch die Kohärenz des Ich gestärkt wird (Bollas 2015). Das Verlangsamen und Nachfragen ermöglicht es dem Patienten, sowohl den Therapeuten als auch sich selbst als Partner im Dialog zu erleben.

Beispiel für eine Intervention: »Oh, ich kann mir das gut vorstellen. Das war sicher eine schlimme Situation für Sie! Erzählen Sie mal, was da genau passierte …«

Bei sehr destruktiven Wahninhalten oder destruktiven Befehlen der Stimmen sollte die Therapeutin durchaus klar und deutlich widersprechen. Fordern die Stimmen zum Suizid auf, kann man z. B. sagen: »Ich bin dafür, dass Sie sich nichts von Ihren Stimmen vorschreiben lassen und solche Befehle auf gar keinen Fall befolgen!« Wird man als Therapeutin selbst in den Wahn miteinbezogen, hilft es, mit ruhiger Stimme rückzumelden, dass man dazu eine andere Sichtweise hat.

Für den Umgang mit einem akuten Wahnerleben empfiehlt Krüger (2020, 2023) mit speziellen Techniken des Psychodramas eine sogenannte »transmodale Beziehungsgestaltung als Doppelgänger« vorzunehmen (Krüger 2020, S. 465). Dabei wird frei zwischen drei verschiedenen Modi des Mentalisierens hin und her oszilliert, ohne diese aber zu integrieren: vor allem zwischen dem Äquivalenz-Modus, dem Als-ob-Modus des Denkens und bei Bedarf auch dem Als-ob-Modus des Spiels. Der Therapeut sollte dabei die Patientin als ihr »metakognitiver Doppelgänger« (Krüger 2020, S. 54 ff.) nicht auf die Widersprüche zwischen ihren verschiedenen Denkinhalten aufmerksam machen, sondern im »paradoxen Mitmachen« – einem Co-Konstruieren der Wahnszene – die Logik des Wahns zu verstehen versuchen. Da in einem Konflikt die systemischen Prozesse der Selbst-Entwicklung und damit die Werkzeuge des Mentalisierens zusammenbrechen, geht der Therapeut als metakognitiver Doppelgänger mit der Patientin in deren Wahnrealität hinein und versucht Schulter an Schulter, deren Mentalisieren, Repräsentieren, Interagieren und Probehandeln in der Wahnproduktion mitzumachen. Damit soll die Kontrolle ihres Ich über das eigene Mentalisieren wiederhergestellt werden. Der Therapeut unterstützt dadurch die Patientin darin, den Prozess ihres Mentalisierens im Wahn räumlich, zeitlich und logisch zu ordnen und ihr Desintegrieren zu stoppen. In der Wahnszene werden so Subjekt und Objekt, z. B. eine Stimme, welche die Patientin hört, differenziert. Das Objektbild der Stimme erhält in der Folge das dazu passende Selbstbild, bzw. wird dem Bedrohungsgefühl als Objekt der zu ihm passende Konfliktpartner, der ›Verfolger‹, zugeordnet. Die einzelnen Wahnszenen werden psychodramatisch fortgesetzt und zu Ende »geschrieben«, indem der Therapeut und die Patientin als Protagonist und Doppelgängerin im Konflikt interagieren, ohne sich an dem Widerspruch zwischen Wahn und Realität zu stören. Krüger geht davon aus, dass die Patientin durch gemeinsames Handeln ihre jeweilige innere psychosomatische Resonanz erweitert und dabei psychosomatisch das Handeln des Doppelgängers als erleichternd erlebt (Krüger 2023). So wird ein differenzierteres Beziehungserleben zunehmend möglich. Sein Zugang stellt, so viel sei gesagt, um nicht den Rahmen durch eine genauere Darstellung von Krügers methodischem Vorgehen zu sprengen, eine interessante Variante Mentalisierungsbasierter Psychosen-Therapie dar.

Im Umgang mit Wahn und Halluzinationen empfehlen Lempa und Mitarbeiterinnen ebenfalls, dem Wahn nicht zu widersprechen, ihn aber auch nicht zu bestätigen, sondern zu vermitteln, dass es mehrere

Auffassungen über die Realität gebe (Lempa et al. 2016). Entscheidend sei, sich auf die in den Wahninhalten deponierten identitätsrelevanten Problembereiche, z. B. erfahrene Kränkungen, zu konzentrieren und diese abzumildern. In der therapeutischen Beziehung soll es vor allem darum gehen, der verzweifelten Suche nach Bedeutung und Wertschätzung Resonanz zu geben. In Bezug auf den Wahn ging Winnicott (1974)[22] davon aus, dass sich die zwanghaft gesuchte, aber auch befürchtete Katastrophe bereits ereignet hat.

Im mentalisierungsbasierten Vorgehen ist es also ratsam, das epistemische Vertrauen in der therapeutischen Beziehung durch empathisches Validieren im Sinne einer geteilten Aufmerksamkeit zu stärken, um dann langsam die ausgelagerten Probleme, wie unerträgliche Versagungen im Selbstwert oder in der Liebe, wieder hereinzuholen. Dies entspricht einem »markierten« Spiegeln. Ich vermittle damit dem Betroffenen, dass ich seine Not wahrnehme (sie als relevant und bedeutsam markiere) und gleichzeitig die Gewissheit habe, dass eine Abmilderung möglich ist. Im oben genannten Beispiel einer möglichen Reaktion (»Oh, ich kann mir das gut vorstellen. Das war sicher eine schlimme Situation für Sie! Erzählen Sie mal, was da genau passierte ...«) sollten der Ton der Stimme und der Gesichtsausdruck sowohl den enthaltenen Affekt, aber auch meine Sicherheit widerspiegeln, damit der Betroffene sich darin wiedererkennt und auch gehalten fühlt.

4.2.3.3 Als-ob-Modus

Im Als-ob-Modus versuchen Betroffene meist wortreich, dem Gegenüber etwas Bedeutsames über sich mitzuteilen *(als ob* es ein tiefes Gespräch wäre), sie können aber ihren inneren Zustand aufgrund der unzugänglichen, nicht-erlebbaren Affekte nicht in Worte fassen. Ein Gefühl der Bezogenheit kann sich in der Folge nur schwer oder gar nicht einstellen und äußert sich stattdessen in einer beängstigenden Pseudobezogenheit (z. B. im Wahn).

Um aus einem solchen intrapsychischen Dilemma herauszukommen, kann der Therapeut die vom Patienten verworfenen (die Ich-Organisation bedrohenden) Affekte der Enttäuschung und Wut übernehmen und stellvertretend ausdrücken (Lempa et al. 2016).

»Ein Patient berichtet teilnahmslos ohne Affekt davon, wie er, als er wegen eines Unfalls mit gebrochenem Arm und Bein im Krankenhaus lag, Besuch von dem Unfallverursacher erhielt, der grob fahrlässig gehandelt hatte. Er schildert ein belangloses Gespräch, man habe sich unterhalten, er habe eine Zeitschrift mitgebracht, es wäre nett gewesen, über den Unfall habe man nicht mehr gesprochen. Der Therapeut weiß aus vielen Begebenheiten, dass der Patient unfähig ist, sich als jemand zu positionieren, dem es zusteht empört zu sein und jemanden einen Vorwurf zu machen. Er reagiert mit einer empörten Reaktion und fragt den Patienten, ob er denke, diese Reaktion sei übertrieben« (Lempa et al. 2016, S. 131).

4.2.3.4 Körper-Modus

Bei beginnenden Psychosen geraten schnell die Verkörperungsformen des Selbst und die der Intersubjektivität aus dem Lot. Das präreflexive, leiblich verankerte basale Selbstgewahrsein ist geschwächt, was in der Folge zu einer Selbstentfremdung und einem veränderten Körpererleben führen kann. Weil sich das Erleben von Subjektivität und das des Körpers aus dem Gleichgewicht bringen lassen, wird der lebendige Körper als Objekt, als Funktionsort erlebt, in welchem Handlungen, Wahrnehmungen und Gefühle stattfinden (Stanghellini & Fusar-Poli 2012).

Lempa und Mitarbeiterinnen schildern eine Patientin (Lempa et al. 2016), die aufgrund kleiner Pigmentveränderungen an ihren Händen, die sie als anormal, von außen gemacht und bedrohlich erlebt, ostentativ jedes Gespräch damit dominiert und gleichzeitig der Therapeutin Unvermögen vorwirft.

»In der Gegenübertragung machen sich Schuldgefühle, aber auch Ungeduld und dann eine gewisse Resignation breit. Es wird aber auch deutlich, wie einsam und unverstanden sich die Patientin mit ihrem Anliegen fühlt. Die Therapeutin hält ihre Empathie aufrecht und versucht, durch Fragen den Themenkreis zu erweitern, den Kontext dieses Erlebens kennenzulernen. Schließlich äußert die Patientin die Sorge, niemals einen Partner und niemals Kinder zu haben. Nach und nach können die Pigmentveränderungen nun zu ›Altersflecken‹ werden, Trauer und Ängste vor Alter und Einsamkeit werden erlebbar und benennbar« (Lempa et al. 2016, S. 126).

Schildert die Patientin ein bestimmtes Körperempfinden, kann eine Frage nach dem Ort und der Qualität der Empfindung weiterhelfen.

»Wo spüren Sie denn diese Empfindung/diesen Schmerz?« (Und dabei eventuell selbst die Stelle am eigenen Körper suchen im Sinne des empathischen Validierens »ich spüre, dass du spürst …«).

»Wie fühlt sich das genau an?«

Im Anschluss kann genauer exploriert werden, wann und wo diese Empfindung ihren Ausgang nahm und welche möglichen Auslöser es dafür gegeben haben mag.

Krüger (2020) entwickelte eine »Mentalisations-orientierte metakognitive Psychodramatherapie« für Psychosen. Er geht von der Annahme aus, dass psychotische Störungen Ausdruck von Störungen der Metakognition sind und daher einer metakognitiven Vorgehensweise bedürfen. Die Konflikte im Alltag sollen dazu getrennt von den Konflikten im Wahn behandelt werden. Bei der Bearbeitung des Wahns wird nicht auf Krankheitseinsicht fokussiert, sondern vielmehr auf eine Veränderung bzw. Erweiterung des metakognitiven Prozesses, welcher die Wahninhalte erzeugt. Krüger sieht in Morenos Konzepten zur Psychodramatherapie für Psychosen Ähnlichkeiten mit dem Mentalisierungskonzept. Er vermutet eine Mentalisierungsstörung als Ursache der Wahnproduktion und definiert Mentalisieren als kreative innere Prozessarbeit an Vorstellungen von sich selbst und anderen in einer aktuellen Situation. Damit könne der Betreffende sein Handeln kontrollieren, sich erinnern, sein Handeln planen und Konflikte verarbeiten. Vier Werkzeuge seien dafür notwendig: Repräsentieren, Interagieren, Probehandeln und Integrieren (Krüger 2020).

Abschließend soll noch betont werden, dass es in der Behandlung von Menschen mit Psychose-Erkrankungen in der ambulanten Psychotherapiepraxis wie bei allen Patienten mit schwerwiegenden Störungsbildern unerlässlich ist, auf eine gleichzeitige fachärztliche Betreuung zu bestehen. Im Bedarfsfall (bei deutlicher Verschlechterung oder in kritischen Situationen) ist eine Kooperation mit den behandelnden Fachkolleginnen, d. h. mit der Fachärztin des Patienten, gegebenenfalls mit den Psychosozialen Diensten oder dem zuständigen Krankenhaus geboten. Auch in solchen Fällen sollte empathisch und mentalisierungsfördernd vorgegangen, die eigene Sorge benannt, wo noch möglich, das Einverständnis des Betroffenen eingeholt, alle Schritte besprochen und ihre Notwendigkeit behutsam erklärt werden.

4.3 Mentalisierungsbasierte Gruppenpsychotherapie bei Psychosen

> »Das Gefühl akzeptiert zu sein, weil
> ich so bin, wie ich bin. Ehrlichkeit.
> Das Gefühl geliebt zu sein. Glück.
> Das Gefühl der Dankbarkeit. Lohn.
> Das Gefühl dazu zu gehören. Gemeinschaft.« (Schmidt 2020, S. 19).

Schwere psychische Erkrankungen gehen mit einem Misslingen der Kommunikation einher. Deshalb sollten mentalisierungsbasierte Psychosen-Psychotherapeuten ihre Aufmerksamkeit primär nicht auf Störungen im Patienten richten, vielmehr auf ein Misslingen der Kommunikation. MBT und MBT-G fokussieren nicht nur auf eine Förderung des Mentalisierens, sondern auch auf eine Verbesserung der Kommunikation. Patienten sollen darin unterstützt werden, wertvolle Erkenntnisse über sich selbst aus der Begegnung mit anderen Gruppenteilnehmern zu ziehen. Eine Stärkung des epistemischen Vertrauens ermöglicht Lernen durch Erfahrung. In Gruppenpsychotherapien kann mithilfe von »Connecting« und »Linking«, von Resonanz und Modellfunktion der Gruppenleiterinnen sowie erfahreneren Gruppenteilnehmenden der Weg aus der Isolation erleichtert werden. Indem Gruppenpsychotherapeuten aktiv das Miteinandersprechen und Einanderzuhören fördern, liefern sie ein Modell für interpersonales Vertrauen und verbessertes Verstehen von emotional bedeutsamen Situationen.

In der Mentalisierungsbasierten Gruppenpsychotherapie für Menschen mit Psychose-Erfahrungen geht es nicht in erster Linie um die Klärung von eingebrachten Lebensepisoden, sondern um das Ermöglichen von Sicherheit in der Bezogenheit (»Affiliations«) – das sichere Ich-Erleben im Wir-Erleben. Ziel ist das Überwinden der Angst, sich der Gegenwart und den Stimmen von anderen auszusetzen, ohne sich gleichzeitig darin zu verlieren. Dabei ist eine konzertierte, aufeinander abgestimmte Haltung der Behandlerinnen im Team besonders wichtig. Die mentalisierte dynamische Administration (Staun & Schultz-Venrath 2023) des Rahmens nimmt dabei einen zentralen Stellenwert ein. Die Wahrung der zeitlichen und räumlichen Grenzen der Therapiesitzungen sowie die Bedeutung von Verschwiegenheit, Vertraulichkeit, Verlässlichkeit und Kontinuität werden mit den Teilnehmern besprochen und bezüglich ihrer Relevanz reflektiert. Dies ermöglicht eine geschützte Atmosphäre der neugierigen Offenheit, die einlädt, alles anzusprechen und zu benennen.

4.3.1 Besonderheiten des Settings und des Rahmens in der Gruppenpsychotherapie

Eine Gruppentherapievereinbarung im Rahmen der Mentalisierungsbasierten Dynamischen Administration (MDA) (Staun & Schultz-Venrath 2023) soll von Beginn an das epistemische Vertrauen fördern, und zwar in die Gruppe als Ganzes, in die einzelnen Gruppenteilnehmer sowie in die Gruppenleitung. Es ist wichtig, den Gruppenteilnehmern am Beginn zu vermitteln, dass die Mentalisierungsbasierte Gruppenpsychotherapie besonders dann hochwirksam ist, wenn ein Leiden mit zwischenmenschlichen Beziehungen verbunden ist. Die Therapie erfolgt durch die Gruppe und in der Gruppe, wenn es gelingt, die Gruppe als guten Ort zu erleben, um zwischenmenschliche Probleme in einem sicheren Rahmen verstehen zu lernen und schließlich durchzuarbeiten. So kann der Betroffene Neues über sich lernen und gemeinsam mit den anderen eine neue Perspektive auf seine Schwierigkeiten entwickeln. Jeder trägt zu diesem Prozess bei, und so kann schließlich ein Gruppengefühl entstehen. Die Gruppe bietet die Chance, mit anderen in Kontakt zu kommen und über das eigene Erleben im Kontext der Gruppe zu sprechen, von diesen zu lernen und zu erleben, wie sie mit ihren Schwierigkeiten umgehen (Staun & Schultz-Venrath 2023).

4.4 Mentalisierungsfördernde Therapeutenhaltung und Stufen des Intervenierens in der Gruppentherapie

Folgende Interventionen können helfen, aus fixen Überzeugungen (Äquivalenz-Modus) herauszukommen und flexibler in der Aufmerksamkeit zwischen den Dimensionen (Innen – Außen, Emotionales – Kognitives, Ich – anderer usw.) zu oszillieren:

Perspektivenwechsel anregen
»Wie nimmt Ihr Freund Sie denn wahr?«
»Wie sehen denn das die anderen in der Gruppe?«
»Was geht in Ihnen vor, wenn Sie Paul zuhören?«

Unterschiede herausarbeiten
»Fühlen sich alle so in der Gruppe?«
»Kennen Sie das auch, oder erleben Sie das ganz anders?«

Gelungenes Mentalisieren markieren und würdigen
»Sie haben beobachtet und darüber nachgedacht, wie das früher war und was sich in der Gruppe verändert hat.«
»Ich habe den Eindruck, Ihre Rückmeldungen haben heute viel in Bewegung gebracht.«

Stop and rewind! (Innehalten und Zurückspulen)
»Moment! Lassen Sie uns doch da nochmal zurückgehen, als Sie ...«
»Stopp! Darf ich Sie mal unterbrechen. Irgendwie geht das gerade alles zu schnell. Können wir nochmal zurückkommen auf ...«
»Ich weiß nicht, wie es Ihnen geht, aber ich verstehe gerade nicht, was da eben passiert.«
»Wie kam denn das zustande? Hat jemand eine Idee?«

Flexibles Bewegen zwischen den Dimensionen
- **Implizites versus explizites Mentalisieren** (unausgesprochenes versus ausgesprochenes Mentalisieren):
  »Hmm ... ich frage mich, wie es Ihnen wohl damit geht? Was spüren Sie denn gerade?«

- **Mentalisieren des Selbst versus des anderen:**
  »Welche Ähnlichkeiten und Unterschiede erkennen Sie da zwischen Ihnen und den anderen Teilnehmern?«
- **Auf innere Zustände versus äußere Gegebenheiten fokussiertes Mentalisieren:**
  »Sie haben uns nun die gestrige Situation bei der Krankenkasse anschaulich geschildert. Mich würde aber auch interessieren, wie Sie sich da fühlten.«
- **Kognitives versus affektives Mentalisieren**:
  »Sie sagen, es hat Sie gekränkt, was Ihre Schwester zu Ihnen sagte. Was vermuten Sie denn, warum sie das sagte?«

Hilfreiche Interventionen, um das Gruppengespräch ins Hier und Jetzt zu bringen und spezifische Aspekte zu fokussieren:

Wechsel zwischen Körper-Modus und kommunikativer Bezogenheit
»Sie sind heute so still und scheinen angespannt zu sein. Wo sind Sie denn gerade mit Ihren Gedanken?«
»Sie wirken heute sehr mitgenommen auf mich. Aus ihrer Körperhaltung (ahmt diese etwas nach) schließe ich das nämlich. Kann das sein, oder täusche ich mich da?«

Soziale Kognition
»Was lässt Sie annehmen, dass es Herrn A gerade nicht gut geht? (Ist es sein Gesichtsausdruck, die Färbung seiner Stimme, seine Körperhaltung?)«

Resonanz
»Was macht das mit Ihnen, wenn Sie Frau B zuhören?«
Affektwahrnehmung: »Wo merken Sie das? (Im Bauch, in der Brust, im Nacken ...? Hier?)«
Perspektivenübernahme: »Wenn ich mich in Sie hineinversetze, spüre ich ... denke ich ...«, »Wie geht es den anderen hier in der Gruppe?«

Figur – Hintergrund (Wesentliches von Unwesentlichem unterscheiden)
»Lassen Sie uns nochmal auf ... zurückkommen, mir schien sehr wichtig zu sein, was Sie vorhin sagten.«, »Sie haben uns nun viel über den Ablauf des Vorfalls gestern erzählt. Mich würde interessieren, wie Sie sich wohl dabei gefühlt haben?«

Emotionale Prosodie (Emotionen in der Stimme erkennen)
»Ihre Stimme wurde immer energischer, und Sie sprachen plötzlich schneller. Ich frage mich, wie es Ihnen gerade geht?«
»Was Sie sagten, klingt (tönt) verärgert. Ist das so?«

In der Gruppe mitschwingen, sich in der Gruppe bezogen fühlen, an die Gruppe denken; wie fühlt sich das »In-der-Gruppe-Sein« an?
»Wie fühlen Sie sich hier in der Gruppe?«
»Sie sagen, Sie fühlen sich oft ausgeschlossen. Wie ist das hier in der Gruppe?«
»Was macht das mit Ihnen, wenn Sie Herrn D so zuhören?«
»Ist es schwierig für Sie, in die Gruppe zu kommen?«

Weitere mentalisierungsfördernde Interventionen bei Psychosen:

- aktives Neugierigmachen auf das Zuhören: »Ah, das ist aber interessant/wichtig/berührend, was Sie da erzählen!« (zu den anderen) »Geht es Ihnen ähnlich wie mir? Oder anders?«
- aktive Anregungen, das Gruppengespräch einzusteigen: »Wie fühlen Sie sich, wenn Sie das hören/da so zuhören?«
- Explizitmachen, was gerade in der Interaktion passiert: »Sie haben da jetzt viele Rückmeldungen bekommen. Mir kommt es so vor, als würde Ihre Schilderung bei den anderen was auslösen ...«
- Parking: ein belastendes Thema aktiv zurückstellen und später wieder aufgreifen. »Lassen Sie uns doch diesen Gedanken mal etwas nach hinten schieben. Wir werden später nochmal darauf zurückkommen.«
- Siding: einem Gruppenmitglied in einer angespannten Situation zur Seite stehen. »Ich kann das schon sehr gut verstehen, dass Sie sich heute etwas aus dem Gruppengespräch zurückziehen.«

- Connecting, Linking und Bridging: Beispiele dafür sind etwa Äußerungen wie »Was Anna eben erzählt, erinnert mich an Ihre Schilderung von vorhin, Paul«, »Da geht es einigen von Ihnen ähnlich. Ich frage mich, ob es hier in der Gruppe auch jemanden gibt, der das ganz anders erlebt.«
- Erleichtern des in Kontakttretens durch ein wechselseitiges aktives Erfragen und Explorieren der äußeren Ereignisse und inneren Erlebensweisen der einzelnen Gruppenteilnehmer. Die Patientinnen erleben und erkennen auf diese Weise, wie ihre jeweiligen inneren Zustände mit den interpersonalen Prozessen in der Therapie zusammenhängen, z. B. wie sich bestimmte Ängste äußern oder welche Auslöser ihnen zugrunde liegen. In der Gruppentherapie kann außerdem darauf hingewiesen werden, wie unterschiedlich oder auch ähnlich die Teilnehmenden damit umgehen.
- Explizites Mentalisieren der Interaktion und der Bezogenheit im Hier und Jetzt! »Ich denke, es war heute sehr wichtig, dass wir thematisieren konnten, was hier in der Gruppe angesprochen werden kann.«

Die große Bedeutung eines gruppentherapeutischen Ereignisses ergibt sich aus der Tatsache, dass sich die Patienten in der Interaktion in der Gruppe gegenseitig ermutigen, affektansteckende und kontaktfördernde Momente zu erleben. Dies kann bei Menschen mit gravierenden Psychose-Erfahrungen ein großer, herausfordernder Schritt im Therapieprozess sein, da meist genau hier die Schwierigkeiten der Betroffenen liegen. Neuere Forschungen identifizieren zwei vorherrschende negative Symptomdimensionen, einerseits eine eingeschränkte Motivation (Avolition, Anhedonie und Asozialität) und andererseits eine verminderte Expressivität (Alogia, eingeschränkter Affekt) (Blanchard & Cohen 2006; Horan et al. 2011; Strauss et al. 2012). Geht es also darum, das Mentalisierungsvermögen zu verbessern, oder besser gesagt um die Bedingungen für die Möglichkeit zum Mentalisieren zu erleichtern?

Soll eine Art von Kompetenz im Sinne einer Fähigkeit vermittelt werden, die den Betroffenen dann zu eigen ist? Soll es also um ein Erlernen einer bestimmten Kompetenz gehen, wie der Begriff »learning relationships« suggeriert? Oder geht es vielmehr darum, einen sicheren, vertrauensvollen Raum, eine mentalisierungsfördernde Umgebung, zu schaffen, die die Bedingungen für die Möglichkeit zu mentalisieren verbessern?

Vergleichsweise wenige Studien nehmen die Wirksamkeit von psychodynamischer Psychosen-Psychotherapie in den Blick. Lana und seine Mitarbeiter wählten einen neuen Zugang, indem sie versuchten, eventuelle iatrogene, durch die Therapie verursachte Effekte einer Mentalisierungsbasierten Gruppentherapie festzustellen (Lana et al. 2015): beispielsweise unerwünschte Wirkungen wie klinische Verschlechterung, Nebenwirkungen von Medikamenten, familiäre Konflikte, Konflikte mit Mitpatienten oder dem Personal der Tagesklinik, Nebenwirkungen von anderen Therapien in der Tagesklinik. Die von Lana und Mitarbeitern untersuchten Gruppentherapien bestanden aus expliziten Übungen im Mentalisieren. Aufgrund der Kürze der Behandlung von zwölf einstündigen Sitzungen und der dadurch fehlenden Gruppenkohäsion wurde auf implizites Mentalisieren verzichtet. Die Autoren betonen aber, dass auch Gruppen mit explizitem Mentalisieren unweigerlich auch implizit mentalisieren, was durch eine gewisse Konstanz in der Gruppe entsteht. Aus einer geschlossenen Gruppe könne eine gute Gruppe mit implizitem Mentalisieren werden (Lana et al. 2015).

Patienten mit einer psychotischen Störung brauchen viel Unterstützung und einen ausreichend vertrauensvollen Rahmen, um sich auf eine freie und emotional bedeutsame Kommunikation einlassen zu können, ohne ein Verschwimmen der Grenzen zwischen Selbst und anderen fürchten zu müssen. Leider werden die basalen Kommunikationsschwierigkeiten von Menschen mit Psychosen oft als symptomatisches Defizit angesehen, und so werden Betroffene mitunter »nur« Psychoedukations- oder Skills-Gruppen zugeteilt, nicht aber Psychotherapiegruppen, in denen es in erster Linie um die Begegnung und das Miteinander im Kommunizieren geht. Es wird oft argumentiert, dass Menschen mit Psychose-Erkrankungen affektflach seien, sich emotional kaum einbringen könnten und außerdem ein Gruppengespräch als zu bedrohlich wahrnähmen. Gegebenenfalls könne in Skills-Gruppen die soziale Kompetenz gefördert werden, um den Patienten soziale Kontakte »draußen im Alltag« zu erleichtern. Es herrscht also die Vorstellung, Kommunikation und Interaktion in Gruppen seien eine Kompetenz, auf die man vorbereitet und geschult werden könne. Besitze man schließlich diese Kompetenz, wie sie psychisch gesunden Menschen zugeschrieben wird, könne man wieder vermehrt soziale Kontakte pflegen. Soziale Kognition und soziale Kompetenz würden geübt und trainiert, um sich besser verständigen und mitteilen zu können. Man meint, jemand könnte lernen, wie er seine Gedanken, Gefühle, Wünsche, Bedürfnisse und Grenzen wahrnimmt und äußert. Falls dies misslingt, ist er eben in dieser Hinsicht noch nicht ausreichend therapiert oder aber therapieresistent. Vielleicht ist derjenige auch einfach zu krank und muss sich mit seinem Schicksal abfinden.

Die eigenen Gefühle mit anderen auszutauschen, ist allen Menschen ein Bedürfnis, auch Menschen mit Psychose-Erkrankungen, allerdings geraten diese in ein schwieriges Dilemma, da Veränderung Verbindung braucht (Buchholz 2019b). Diese Verbindung erwächst aus gemeinsamer geteilter Aufmerksamkeit und gemeinsamer geteilter Aktivität, wie sie unsere Sprachhandlungen darstellen. Wenn wir verstehen wollen, wie Konversation »Wissen« und »Kognition« in der Psychotherapie verändert, brauchen wir eine »triadische Epistemiologie« (Buchholz 2019b). In Unterscheidung zum medizinisch-technischen Modell bedarf es eines kontextuellen Modells, um Veränderungen in der Psychotherapie schlüssig und nachvollziehbar erklären zu können. Konversation ist zu verstehen als »embodied conversation«, als inter-körperlich, zwischen Sprechenden und Hörenden entstehende gemeinsame Sprachhandlungen. Diese wiederum ermöglichen uns das Erleben von gemeinsamer Gegenwart (»now moments«). Lange Isolation oder anhaltende Abwesenheit von bedeutsamen Gesprächspartnern wie auch Gehörlosigkeit ohne die Möglichkeit, durch Gebärdensprache in Kontakt zu treten, können zu psychotischen Zuständen führen.

Ein Betroffener wendet sich an die Gruppe:

> »Wenn ich meine Wahnideen niemandem mitteilen kann, so wie hier in der Gruppe, dann bleibe ich allein damit und bin ihnen hoffnungslos ausgesetzt.«

Aufseiten der Psychotherapeutin sind ein hohes Maß an Mentalisierungsfähigkeit und »vorausschauende Empathie« (Buchholz 2019b) vonnöten, um Veränderungen in der Therapie anzustoßen. Es ist die therapeutische Konversation im Einzelsetting oder in der Gruppentherapie zwischen allen Beteiligten, die eine Verbindung gestatten muss, um Veränderungen zu erwirken. Die Kognitionen verändern sich durch Konversation. Eine heilsame und mentalisierungsfördernde Konversation bedarf einer bedeutsamen Konversation zwischen Gesprächspartnern auf Augenhöhe, die für alle Beteiligten ein existentielles »Gemeint-Sein« ermöglicht (Metzner 2010).

In der Mentalisierungsbasierten Gruppentherapie, die auf die Möglichkeit zur Bezogenheit und die sich entfaltenden Gesprächsbeziehungen fokussiert, entstehen gemeinsam geschaffene narrative Ketten (alignments and affiliations), die mit immer differenzierteren und komplexeren Eindrücken und Inhalten aller Beteiligten angereichert werden. Sie enthalten Schlussfolgerungen und Sinnzuschreibungen, die sich für sie aus dem Wahrgenommenen ergeben. Hier wird das therapeutische Vorgehen auch zu einer Anwendung von Szenischem Verstehen (Lorenzer 1970), nämlich dem Verstehen derjenigen Muster einer Szene, welche die Lebensäußerungen mitorganisieren. Es geht letztlich um das Verstehen von Interaktionsprozessen und darum, wie die Beteiligten einander einbinden.

Vignette

Die Teilnehmer und Teilnehmerinnen einer neu startenden Gruppentherapie für Menschen mit chronifizierten psychotischen Störungen verhielten sich anfangs eher leiterzentriert, d.h., sie sprachen hauptsächlich zu den Therapeuten, wurden aber immer wieder durch die Fragen und die durch die Gruppe schweifenden Blicke der Leiter dazu animiert, ebenso zur Gruppe zu sprechen. Die Kommunikation erschien anfangs unvollständig und manchmal festgefahren, unaussprechbare Emotionen und Empfindungen schienen im Raum zu hängen. Im Laufe der Zeit wuchs die Fähigkeit der Patientinnen, ihre Stimme zu erheben und sich an die Gruppe zu wenden, einander zuzuhören und sich verständlich zu machen.

Einige der Teilnehmer gaben an, in ihren sozialen Kontexten außerhalb der Gruppe in der Regel nicht auf diese Weise interagieren zu können. Eine Patientin schätzt die Gruppe, da man alles sagen könne. Außerhalb der Gruppe halte man sie für verrückt, und sie traue sich nicht, frei zu sprechen. In der Gruppe fühle sie sich als normaler Mensch: »Es ist wie im Schlaraffenland.«
Am Anfang war es schwierig, das Gruppengespräch in Gang zu bringen, sich zu öffnen, aber mehr und mehr scheinen die Teilnehmer der Gruppe zu vertrauen. Sie brauchen immer wieder die Hilfe und Ermutigung der Gruppenleiterin, um sich in das Gespräch einbinden zu können, aber langsam werden die meisten von ihnen mutiger und finden die Sitzungen zunehmend hilfreich. Herr F (35) – er leidet an paranoider Schizophrenie – kommt eines Tages in einem schlimmen Zustand in die Gruppe. Er erzählt uns von den beängstigenden Halluzinationen, die er in letzter Zeit hatte. Er sah überall in seiner Wohnung grässliche Tiere. Einige Gruppenmitglieder reagieren mit großem Einfühlungsvermögen, erzählen, wie sie mit solchen Situationen umgehen, und andere wieder erzählen von ihren Halluzinationen. In der darauffolgenden Woche berichtet Herr F der Gruppe, dass ihm die vorangegangene Gruppensitzung sehr geholfen habe, da er bemerkt habe, dass die anderen ruhig geblieben seien, während er von seinen seltsamen Halluzinationen erzählt habe, und sich von seinem Bericht nicht erschreckt gefühlt hätten. So verstand er, dass es nur seine Halluzinationen waren und nichts wirklich Furchterregendes. Er betont regelmäßig den Nutzen, den er aus der Gruppe zieht.

In dieser Gruppe mit Menschen, die an chronifizierter paranoider Schizophrenie leiden, fällt es den Teilnehmenden schwer, die Initiative für ein Gespräch zu ergreifen. Oft dauert es geraume Zeit, einander zu erreichen, in Beziehung zu treten. Manchmal scheint es, als wüssten die Teilnehmenden nicht genau, wie und was sie miteinander reden sollen. Mithilfe der Therapeuten gelingt es schließlich, immer eine Verbindung herzustellen. Die Teilnehmenden zeigen Interesse füreinander, sprechen aus, wie sie sich letzte Woche in einer bestimmten Situation gefühlt haben, und versuchen, die Perspektive der anderen Gruppenmitglieder einzunehmen. Gleichzeitig können das Teilen der eigenen Gefühle, der Aufbau eines bedeutungsvollen Kontakts zu einer großen Herausforderung oder gar unüberwindbaren Hürde werden. Der soziale Rückzug stellt keineswegs nur einen bedauerlichen Umstand dar. Der Verlust der Fähigkeit zur sozialen Teilhabe hat die schwerwiegendsten Folgen für das Selbsterleben eines Menschen. Für die Behandlung der Schizophrenie ergibt sich daraus für Thoma und Fuchs:

> »Wenn Schizophrenie als ein Verlust der Einstimmung auf die soziale Welt durch den sensus communis aufgefasst werden kann und wenn ein solcher Verlust adäquat in Bezug auf den sozialen Raum verstanden werden kann, dann sollte sich ihre Behandlung auch primär auf den sozialen Raum konzentrieren, auf den uns der sensus communis einstimmt – oder nicht einstimmt« (Thoma & Fuchs 2018, S. 30).

Den Augenkontakt zu suchen und den eines anderen zu akzeptieren, in einer Gruppe das Wort zu ergreifen oder angesprochen zu werden, sich selbst dabei zu hören, wie man andere anspricht und Gedanken und Gefühle austauscht, erfordert ein sicheres Gefühl der Einstimmung und Verbundenheit in diesem inter-körperlichen sozialen Raum. Es braucht viel Übung und die Erfahrung, Teil einer zusammenhaltenden Gruppe zu sein. Dies ist die Voraussetzung für die Möglichkeit der vermehrten Teilhabe in einem sozialen Kontext, der gemeinsamen Sinnstiftung (De Jaegher & Di Paolo 2007) oder des »Participatory sense-making« und »Contact Improvisaton«, wie Flakne (2019) es nennt.

> Über die vier Jahren hinweg hat sich die Gruppenkommunikation enorm verändert. Die Teilnehmenden finden ihre Stimme selbst in Zeiten des Konflikts leichter, auch nach kurzen Passagen des Schweigens, wenn neue Teilnehmende hinzukommen oder bekannte weggehen.

So ließ sich feststellen, dass Mentalisieren nicht nur eine Kompetenz ist, die man in der Therapie erwirbt und dann auf das soziale Leben draußen anwendet, sie ist auch Performanz, denn das soziale Leben draußen muss zuerst möglich werden. Sich einzufühlen oder eine andere Perspektive einzunehmen, muss regelmäßig und möglichst häufig konkret erlebt werden.

Die MBT-P wird in der Fachliteratur meistens für das Einzelsetting beschrieben und auch dafür empfohlen. Demnach soll die MBT-P das epistemische Vertrauen und das soziale Funktionsniveau verbessern. Armando und Mitarbeiter verwenden in ihrer Untersuchung eine Mischung aus einer einmal wöchentlichen Einzeltherapie in der MBT-P und einer einmal monatlichen MBT-Familientherapie (Armando et al. 2019), die in ihren Anwendungen zwar zunehmend intensiver werden, aber dennoch hauptsächlich auf das Einzelsetting fokussiert sind. Die Autoren kommen zum Schluss, dass sich das niedrige soziale Funktionsniveau letztendlich nicht verbesserte, und nennen das interpersonale und das soziale Funktionsniveau als größte Hürden des therapeutischen Erfolgs in der Psychosen-Behandlung (Armando et al. 2019).

Weijers und Mitarbeiter beschreiben eine gute Wirksamkeit von MBT-P (Einzeltherapie) in der Behandlung nicht-affektiver psychotischer Störungen (Weijers et al. 2020). Im Vergleich zu anderen erprobten Methoden in der Psychosen-Psychotherapie, wie beispielsweise der Kognitiven Verhaltenstherapie (CBT) oder der Metacognitive Insight and Reflection Therapy (MERIT) (De Jong et al. 2019), setzt die MBT-P keine Mentalisierungsfähigkeiten voraus (wie etwa CBT) und zielt direkter auf das Erleben des Beziehungsgeschehens (vor allem in der therapeutischen Beziehung) sowie auf körperliche Aspekte im emotionalen Erleben ab (Debbané et al. 2016b).

Leider kommt die Mentalisierungsbasierte Gruppenpsychotherapie in der Psychosen-Behandlung (MBT-G-P) noch wenig zum Einsatz, und daher gibt es auch wenige Studien zu ihrer Wirksamkeit. Interessanterweise sind die Vorbehalte von Behandlern gegenüber psychodynamischen Gruppentherapieformaten groß. Die Annahme, diese Patientengruppe sei nicht gruppenfähig, herrscht unter Fachleuten leider immer noch vor. In jüngeren Schriften (vor allem im englischsprachigen Raum) zur relationalen Psychoanalyse und Intersubjektivität, aber auch zur MBT wird kaum Bezug auf gruppenanalytische Konzepte genommen. Die Gruppenpsychotherapie wird als Settingvariante der Psychoanalyse verstanden. Es wird angenommen, dass die Prozesse und notwendigen Interventionen ohne Weiteres übertragbar sind. So werden auch das notwendige therapeutische Können und die Erfahrung, die es braucht, um Gruppen therapeutisch wirksam zu leiten, oftmals massiv unterschätzt. Gerade in der Psychosen-Psychotherapie erfordert es mehr Gruppenpsychotherapeuten, die darin tatsächlich eine gründliche Ausbildung erfahren haben.

In ihrem Review von 23 Studien evaluierten Orfanos und Mitarbeiter den Effekt verschiedener gruppenpsychotherapeutischer Behandlungsmethoden für Schizophrenie und die Frage, ob ein allgemeiner »Gruppeneffekt« durch die Behandlungsintensität, die diagnostische Homogenität und die schulenspezifische Orientierung des Therapeuten abgeschwächt werde (Orfanos et al. 2015). Die Metaanalyse lässt erkennen, dass Gruppentherapien die negative Symptomatik und Defizite im sozialen Funktionieren verbessern können. Dies scheint unspezifisch und unabhängig von der schulenspezifischen Ausrichtung des Therapeuten zu sein. Gruppenpsychotherapien bieten gerade diesem Patientenkreis relevante soziale Vorteile, da diese Menschen im Vergleich zu Gesunden häufig nur kleinere soziale Netzwerke und weniger befriedigende zwischenmenschliche Beziehungen haben. Das Gruppensetting an sich kann demnach als Wirkfaktor der Gruppenpsychotherapie betrachtet werden. Wegweisende Arbeiten aus der psychotherapeutischen Prozessforschung, etwa zur Gruppenkohäsion, zum Etablieren von Hoffnung oder zwischenmenschlichem Lernen, belegen dies. Hinsichtlich der positiven Symptomatik wie Halluzinationen oder Wahn ermöglicht die Gruppenpsychotherapie den Patienten, Erfahrungen auszutauschen, Ähnlichkeiten und Unterschiede zu reflektieren und dadurch falsche Überzeugungen zu hinterfragen und umzustrukturieren. Die negative Symptomatik wie sozialer Rückzug, Spracharmut, Defizite im sozialen Funktionieren sowie Affektarmut verändert sich, weil hier die anderen Gruppenmitglieder Vorbild- und Verstärkerfunktion haben und zur Entwicklung von Bezogenheit beitragen können.

Hier ein Beispiel aus einer Therapiegruppe:

Vignette »Im Hier und Jetzt der Gruppe sein«

Als die Gruppensitzung beginnt, schildert Herr A eine Auseinandersetzung in der Familie sehr detailliert und emotional. Frau B fällt ihm ins Wort und meint, sie halte das nicht aus und würde gar nichts verstehen.

Herr A reagiert irritiert, steht auf und will unter diesen Umständen lieber gehen. Ich versuche, ihn zum Bleiben zu bewegen. Frau C, die heute mit beträchtlicher Verspätung zur Gruppensitzung kommt, fragt, ob sie trotzdem noch teilnehmen dürfe. Wir Gruppenleiterinnen laden sie ein, sich doch zu setzten. Ich weise noch kurz darauf hin, dass wir gerade gemeinsam verstehen wollen, was da eben passierte. Frau C setzt sich und blickt fragend in die Runde. Herr A meint, er wolle nicht, dass ihn irgendjemand so emotional sehe, und daher wolle er lieber nach Hause. Frau C »Wenn du so emotional bist, wäre es besser, wenn du bleibst, als alleine damit zu sein? Die Gruppenleiterinnen stimmen Frau C zu, und ich sage: »Das könnte eine wichtige Erfahrung sein zu sehen, wie die anderen reagieren, wenn Sie sich hier zeigen mit Ihren Gefühlen.« Frau C sagt ruhig zu Herrn A: »Bleib doch hier.« Frau B, die auch schon öfter die Gruppe verlassen wollte, merkt an »Ich bin mit meinen schlimmen Geschichten auch zu anstrengend, und das ist eigentlich für niemanden zumutbar.« Frau C entgegnet sofort: »Das stimmt nicht. Ich höre dir sehr gerne zu. Du sagst oft ganz wichtige Sachen oder etwas, was ich auch kenne, und gibst wichtige Rückmeldungen.« Frau B wirft ein: »Na ja, ich erzähle euch ja auch immer wieder das Gleiche. Ich erzähle halt von meinen Problemen mit meiner Bekannten. Vielleicht ist das für euch auch langweilig.« Frau C meint: »Aber dazu kommen wir ja hierher«, was allgemeine Zustimmung findet. Eine viertel Stunde vor dem Ende der Sitzung kommt Herr D lautstark zur Tür herein. Er, der häufig 15 bis 20 Minuten zu spät zur Gruppensitzung kommt, erklärt und rechtfertigt auch heute sein Zuspätkommen wie üblich sehr ausführlich, wodurch er natürlich erst recht das Gruppengespräch unterbricht. Außerdem sei doch nicht er für die entstandene Verspätung und schon gar nicht für eine Störung verantwortlich. Zum ersten Mal entgegnen ihm die Gruppenteilnehmer von sich aus,

dass das Zuspätkommen störend sei und das Gespräch unterbreche. Daraufhin entsteht eine rege Diskussion unter den Gruppenteilnehmern darüber, wie man ein Zuspätkommen empfinde und wie man damit umgehen solle und ob es besser wäre, wenn der Betreffende ab einer gewissen Zeit, also etwa zehn Minuten nach Beginn, gar nicht mehr käme. Es wird auch abgewogen, ob der Grund der Verspätung und die Häufigkeit eine Rolle spielen sollten. Frau C sei ja heute auch zu spät gekommen, aber es sei wichtig gewesen, dass sie da war. Frau E, die ebenfalls häufig verschläft und zu spät kommt, bekräftigt die Notwendigkeit, pünktlich zur Gruppensitzung zu kommen. Ich schob noch ein: »So gesehen ist es ja auch gut, dass Herr D heute noch gekommen ist, denn es war der Gruppe offenbar sehr wichtig, hier und jetzt zu besprechen, wie wir miteinander umgehen sollen, was geht und wo die Grenzen sind.«
In der nächsten Sitzung war Herr D nur wenige Minuten zu spät, was von den Gruppenteilnehmern lobend bemerkt wurde.

Letztendlich verbessert eine mentalisierungsbasierte psychosen-spezifische Gruppenpsychotherapie die Möglichkeit zur sozialen Bezogenheit, zur Verbundenheit in einer Gruppe – fördert also die Möglichkeit zur Inklusion (Felsberger 2018; Schultz-Venrath & Felsberger 2016). Die Mentalisierungsbasierte Gruppenpsychotherapie fokussiert nicht nur auf die Steigerung der Mentalisierungsfähigkeit, sondern auch auf die Verbesserung des sozialen Erlebens und die wachsende Zuversicht für die sozialen Kontexte außerhalb der Therapie. Ein gestärktes epistemisches Vertrauen (Erkenntnisvertrauen) und die Beendigung der epistemischen Isolation erleichtern ein Lernen durch Erfahrung mit bedeutsamen anderen, zu denen die Gruppenteilnehmer mit der Zeit füreinander werden – dies verringert die Gefahr von Ausschlusserlebnissen.

In »Hier und Jetzt«-Phasen in der Gruppentherapie, in Gegenwartsmomenten (»now moments«) (Stern 2005), kann Flexibilität entlang der Dimension »Körper-Modus versus kommunikative Bezogenheit« geübt und zunehmend spontan erlebt werden. Ziel ist ein flexibles Oszillieren auf dieser Achse. Sich der Stimme und dem Hören als einem leiblichen und auch inter-körperlichen Geschehen zu überlassen, erfordert Vertrauen, epistemisches Vertrauen und letztlich ein Absehen-können vom eigenen konkreten Körper. Bedeutsame Momente in der Gruppentherapie sind nicht nur ein Austausch von Inhalten, sondern auch ein fundamentales gemeinsames Präsenzerleben, geprägt durch Responsivität und das subjektive Erleben, ein relevanter Kommunikationspartner zu sein. Entscheidend für das Erfahren von Relevanz sind die gemeinsam erlebte Gleichzeitigkeit von Stimme und Hören und die spontan erfassten nonverbalen Bewegungsmuster im eingestimmten »Turn-Taking« der Gruppe (Felsberger 2017).

Der Unterschied des Kommunizierens zwischen einer psychodynamischen (PDGT) und einer Mentalisierungsbasierten Gruppenpsychotherapie (MBT-G) konnte von der Arbeitsgruppe um Pries eindrucksvoll anhand der jeweiligen Leiterinterventionen in einer musikalischen Graphik gezeigt werden (Pries et al. 2019). Die MBT-G-Leiter zeichneten sich durch häufigere, aber kurze Interventionen aus, die mit einer größeren Beteiligung aller Gruppenmitglieder einhergingen, während PDGT deutlich längere Interventionen der Gruppenleiter widerspiegelten, auf die längere Beiträge einzelner, aber deutlich weniger Gruppenmitglieder folgten (Schultz-Venrath 2020, S. 102).

Die akustische Darstellung vermittelt beim Anhören tatsächlich ein musikalisches Erlebnis. So eindrücklich ist das Zusammenspiel der unterschiedlichen Stimmen, die zur Unterscheidung der Gruppenmitglieder mittels verschieden hoher Computertöne und in der graphischen Darstellung farblich in Rot- und Grüntönen illustriert wurden.

Sprechen und Hören als inter-körperliches Geschehen *par excellence* stellen ein Wahrnehmen des gemeinsamen gleichzeitigen Wahrnehmens dar. Es sind in erster Linie der Klang (*sound*) und auch die Bewegung, die Rhythmizität im Sprechen und im Turn-Taking, die Räumlichkeit und Zeitlichkeit und damit ein geteiltes Präsenzerleben ermöglichen. In diesem Sinne verstehen neuere Klangtheorien Klang als emergente Wahrnehmung in einem verkörperten System und nicht lediglich als Schallwelle (Grimshaw 2017).

Sprechen und Zuhören in einer Gruppe und das Erfassen der rhythmisch-dynamischen Handlungsdialoge in der Körpersprache gestatten mit ihrer kontakthaltenden und affektansteckenden Funktion sowohl körperlich als auch raum-zeitlich eine präsentische »Wir«-Erfahrung im Hier und Jetzt. Eine in der Wahrnehmung erkennbare Störung des

Gestaltverständnisses (Goldstein 1948) fördert Seelenblindheit (mindblindness) auf einer basaleren Ebene, erkennbar am konkretistisch geprägten Sprechen.

Bedeutsame Gruppeninteraktionen haben nicht nur Auswirkungen auf unsere Gefühle von Sicherheit und Zugehörigkeit oder Angst und Ausgrenzung, sondern ermöglichen grundsätzlich die Erfahrung von Präsenz, bergen aber zugleich eine Angst vor sozialer Auslöschung in sich. Denn der Gegenwartsmoment – das Erleben von Präsenz und damit das Mentalisieren des Körpers – wird nur interaktiv im Medium der Wahrnehmung erzeugt und ist damit genau genommen eine interaktionelle Leistung.

Insofern sollten Sprechen und Hören – die Kommunikation und Interaktion an sich – zu wissenschaftlichen Zwecken, z. B. mittels Gesprächs- oder Konversationsanalyse, wie es Buchholz (2019a) für psychodynamische Einzeltherapien einführte, auch in Gruppenpsychotherapien verstärkt untersucht werden. Vielleicht hatte der Gruppenanalytiker S. H. Foulkes genau das im Sinn, als er sagte »in learning to communicate, the group can be compared to a child learning to speak« (Foulkes & Anthony 1957, S. 263). Ein zunehmendes Sich-aufeinander-einstimmen-Können und Momente geteilter Aufmerksamkeit und Intentionalität ermöglichen den Gruppenmitgliedern, etwas Bedeutsames im Gruppengespräch zu erleben. Im günstigen Fall können sich die Gruppenteilnehmer immer flexibler entlang der genannten Dimensionen des Mentalisierens hin- und herbewegen, was die Affektregulation sowie das epistemische Vertrauen zunehmend verbessert.

> »Denn wenn es möglich ist, mit anderen zu leben und deren unterschiedliche Wahrnehmung gleichzeitig zu teilen, ist es am wünschenswertesten, dass es möglichst viele andere sind; da dies aber sehr schwierig ist, muss geteilte Wahrnehmung [sunaisthesis] notwendigerweise in einem kleineren Kreis stattfinden« (Aristoteles).

In der Behandlung von Schizophrenien erwies sich die Gruppenpsychotherapie besonders hinsichtlich der Verbesserung des sozialen Funktionierens als effektiver als eine übliche Behandlung (TAU – »treatment as usual«) (Orfanos et al. 2015). Im Vergleich zu sham-kontrollierten Gruppen (scheinbare Gruppentherapien zu Kontrollzwecken) wurden keine Unterschiede festgestellt. Ein besonders signifikanter positiver Zusammenhang zeigte sich zwischen Behandlungsintensität und reduzierter negativer Symptomatik. Dies stärkt die Hypothese, dass die Langzeit-Gruppenpsychotherapie und die höher frequente Gruppenpsychotherapie (also mehr als einmal pro Woche 90 Minuten) bei Schizophrenien wirksamer sind als kurze und niederfrequente Gruppenbehandlungen. Obwohl sich das Review auf die Ergebnisse bezüglich Symptom- und Sozialkompetenz beschränkt und dadurch die Schlussfolgerungen zur Wirksamkeit nicht vollständig sind, lohnt es sich dennoch, diese ermutigenden Hinweise weiterzuverfolgen. Die Wirksamkeit von Gruppenpsychotherapien könnte noch mit jener von Einzelpsychotherapien verglichen werden. Es lässt sich aber klar erkennen, dass der Gruppeneffekt klinisch vorteilhaft ist für Menschen mit Schizophrenie, nämlich klinisch hilfreich für diejenigen, die oft isoliert sind und schlecht an andere anbinden.

Es bedarf weiterer Studien zu spezifischen Mechanismen, um die Wirksamkeit der Teilnahme an einer Gruppenpsychotherapie auf die Negativsymptomatik identifizieren und diese besser und genauer verstehen zu können.

4.5 Die Bedeutung der Gruppenpsychotherapie für das Mentalisieren

Die MBT wurde ursprünglich als eine Kombination von Einzel- und Gruppenpsychotherapie für Borderline-Persönlichkeitsstörungen konzipiert, die evidenzbasiert ist (Bateman & Fonagy 2006). Inzwischen wurden weitere MBT-Konzepte für andere Störungsbilder entwickelt. In der Psychosen-Therapie beschränkte man sich weitgehend auf das Einzelsetting. Auch in der MBT-Community herrschten Zweifel ob der Anwendbarkeit von Mentalisierungsbasierter Gruppenpsychotherapie (MBT-G) für Menschen mit Psychose-Erkrankungen. Nach unseren Erfahrungen ist jedoch die Gruppenpsychotherapie besonders gut für diese Patientengruppe geeignet, um Mentalisieren zu fördern, verlangt aber eine qualifizierte Ausbildung und Supervision.

Gruppenpsychotherapien haben für eine Vielzahl von Patientengruppen eine hohe Wirksamkeit (Burlingame & Strauss 2021) und auch in der stationären wie ambulanten Psychosen-Therapie eine Geschichte. So hatte Raoul Schindler (2000) bereits Ende der 40er Jahre des letzten Jahrhunderts eine spezielle Methode der Gruppenanalyse zur Psychotherapie von schizophrenen Psychosen entwickelt. Später wurde die Indikation auf andere Störungsbilder wie Abhängigkeiten oder Frühstörungen erweitert. Parallel zu einer Gruppe von vier bis sieben Patienten, die zweimal wöchentlich im geschlossenen stationären Setting einer psychiatrischen Klinik in Wien in den Jahren von 1949 bis 1959 etwa zehn Monate lang zusammenarbeiteten, wurde eine Bezugsgruppe für nahe Familienangehörige (Eltern, Lebenspartner, Geschwister) angeboten, die mit demselben Therapeuten einmal wöchentlich ihre eigenen Probleme analysierten. Eine 20-jährige Katamnese-Studie bestätigte Schindlers Erfolge (Schindler 1980). Untersucht wurden dabei die weiteren Lebensverläufe anhand sozialer Kriterien wie Berufstätigkeit, Partnerschaft, Kinder, soziale Isolation und Invalidität. Diese wurden mit jenen Patienten verglichen, die eine übliche pharmakologische Behandlung (TAU) in einer Wiener psychiatrischen Klinik in den 70er Jahren erhielten. Anhand dieser Kriterien schnitten Schindlers Patienten deutlich besser ab und erreichten sogar »normale« Werte, auch wenn manche Symptome (z. B. Krisenanfälligkeit, Instabilität oder innere Leere) weiterhin anhielten. Trotzdem habe die Verbesserung der sozialen Kriterien wesentlich zur Emanzipation, Lebensqualität und zum familiären Gleichgewicht der Patienten beigetragen, wodurch dieses Gruppenpsychotherapiekonzept einen Beitrag zur Inklusion dieser Menschen leistete.

In Portugal etablierte Isaura Manso Neto (2017) nach einem Konzept von Jorge Garcia Badaracco (2004) aus Buenos Aires die Multi Family Group. Neto (2014) erzielte ermutigende Ergebnisse mit Gruppen, in denen mehrere Familien von psychiatrischen Patienten eine mediane Gruppe (12–25 Teilnehmer) bildeten und regelmäßig an ihren inter- und transgenerationalen relationalen Störungen arbeiteten. Aus langjähriger Erfahrung mit Gruppenpsychotherapien bei Psychosen formulierten Urlić und González de Chávez (2019) folgende Voraussetzungen für die Planung einer solchen Therapie (González De Chávez & Urlić 2019):

Die Gruppenpsychotherapie ist im institutionellen Kontext sehr nutzbringend einsetzbar. Es sollte aber auf den Rahmen und die Gewährleistung eines vertrauensvollen und sicheren Umfelds geachtet werden, damit die Teilnehmer tatsächlich in Kontakt treten, sich öffnen und mitteilen können. Die Gruppenpsychotherapie ist nicht in erster Linie auf die Linderung der Symptomatik ausgerichtet, sondern vielmehr auf die Dynamik und die Beziehungsmuster im Hier und Jetzt der Gruppe, die wiederum auf Bewältigungsstrategien oder Abwehrmechanismen verweisen. Wird die Gruppenpsychotherapie sehr früh in der Behandlung eingesetzt, kann sie am effizientesten wirken. Der subjektive Charakter der psychotischen Erfahrungen und der soziale Rückzug können so eher minimiert werden, die Festigung der therapeutischen Beziehung gelingt schneller. Die Therapiegruppe ist ein wichtiger Referenzpunkt für das Selbsterleben und für eine objektive Außensicht, die zur Relativierung von fixen oder wahnhaften Überzeugungen beiträgt. Die Gruppe kann für die Teilnehmer zu einer sozialisierenden, motivierenden und altruistischen Unterstützung werden, die in Phasen der Depression und bei demoralisierender Stigmatisierung stärkend wirkt (González De Chávez & Urlić 2019). Die Gruppenpsychotherapie bei Psychosen verbessert das Kommunikationsvermögen, die Realitätsüberprüfung und ermöglicht es den Teilnehmern, sich als Gleiche auf Augenhöhe zu fühlen und anderen hilfreich zu sein (Urlić 2010). Das Phänomen des gegenseitigen Spiegelns und die horizontale Vervielfachung der therapeutischen Faktoren durch die Dynamik in der Gruppe sind ein maßgebliches Potential der Gruppentherapie, wie etwa die Hoffnung auf Heilung, die Universalität des Leidens, existentielle Erfahrungen, Katharsis und interpersonales Lernen (González De Chávez 2008; Yalom & Leszcz 2005; Yalom & Leszcz 2020).

Für das stationäre Setting gibt es diverse methodische Ansätze der Gruppentherapie (Gruppenanalyse, Psychodrama, Systemische Familientherapie etc.) sowie andere Therapien in der Gruppe wie Kunst-, Musik-, Bewegungstherapie oder Amniotic Therapy, die gemeinsame und begleitete 35°C warme Bäder als Ausgangspunkt für Traumaarbeit und psychodynamische Reflexionen nutzt (Donnari et al. 2006; Peciccia & Benedetti 2006; Peciccia & Donnari 2006). Solche Konzepte können in einer Komplexbehandlung für Psychose-Erkrankungen wertvolle Bausteine sein. Da Menschen mit Schizophrenie große Beeinträchtigungen in der Wahrnehmung interorganismischer Prozesse aufweisen (Ardizzi et al. 2016), sollte das Mentalisieren des Körpers ein zentraler Aspekt der Behandlung sein. Das Hier und Jetzt einer Gruppenpsychotherapie kann dafür einen bedeutungsvollen sozialen Kontext liefern. Die mentalisierungsfördernde Gruppenpsychotherapie geht in ihrem Anspruch über das lediglich psychoedukativ oder zum Fertigkeitstraining genutzte Gruppenformat weit hinaus. In der MBT-G-P stehen das zwischenmenschliche Geschehen und das Erlebnis der Teilhabe im Zentrum. Im stationären Rahmen können Betroffene vor allem dann gut von der Gruppenpsychotherapie profitieren, wenn die Frequenz der Sitzungen auf zwei oder gar mehrmals pro Woche erhöht und die Vorgehensweise modifiziert wird. Sehr wünschenswert und förderlich ist eine regelmäßige und engmaschige Gruppensupervision der Behandlerinnen.

Intensive Begegnungen wie in der psychotherapeutischen Gruppe eröffnen den Beteiligten die Möglichkeit, sich gleichzeitig – *synchron* – in ihrer körperlichen Präsenz zu erleben. Vor den Augen und in den Ohren aller findet ein gemeinschaftliches inter-körperliches Ereignis statt – ein scheinbar banaler Umstand, der bei genauerer Betrachtung nicht so selbstverständlich ist. In einer aufeinander eingespielten Therapiegruppe wird so ein abgestimmter Gegenwartsmoment immer wieder erlebbar.

In einer Therapiegruppe für Menschen mit Psychose-Erfahrungen spricht jemand über sich und sein Erleben zu den anderen Gruppenmitgliedern:

> »Ich habe beobachtet, dass sich meine Stimme verändert. Sie war früher angespannt und schmerzte sogar. Wenn ich mit anderen zusammen war, begann eine Anspannung, die ich hier spürte (der Patient bewegt seine Hände zum Solarplexus und über den Bereich des Brustbeins hinauf), und auch die Stimme war gespannt und hart. Meine Pläne, wieder mehr unter Menschen zu gehen, vielleicht zu arbeiten, haben eine leichte Psychose mit sich gebracht. Ich fühlte mich plötzlich sehr verbunden, wenig abgegrenzt, was mir Angst machte und mich anstrengte. Aber ich muss üben, dieses Unbehagen

über immer weitere Strecken auszuhalten, den Punkt, wo ich dann flüchten und mich zurückziehen möchte, hinauszuzögern. So wie hier. Seit ich in der Gruppe bin, spreche ich viel mehr und trainiere vielleicht auch meine Stimme. Jetzt fühlt sie sich weicher an, geschmeidiger, schmerzt nicht mehr. Und nun kann ich auch wieder singen, was ich länger vermied, weil es Schmerzen verursachte. Es ist seltsam, aber die leichte Psychose hat dazu geführt, mich wieder verbunden zu fühlen. Es macht mir derzeit aber keine große Angst, und das habe ich schon lange nicht mehr erlebt. Ich fühle Glücksmomente und spüre auch das Bedürfnis nach Berührungen.

Die anderen Gruppenmitglieder äußern sich sehr interessiert und knüpfen an das Eingebrachte mit ihren Erfahrungsberichten an.

Meine Co-Leiterin und ich blicken neugierig in die Runde und hören erstaunt zu.

Dies sind besondere Momente, die sich von Begegnungen im Alltagsleben unterscheiden und auf das subjektive Erleben, das Mentalisieren des Körpers konzentrieren – ein Ereignis, das so nur im Gegenüber stattfinden kann, ein bedeutsames Gegenüber sogar notwendigerweise braucht. Was kommunikativ in Gruppen genau passiert, steht zunehmend im Fokus der interdisziplinären Forschung von Konversationsanalysen (Deppermann & Günthner 2015), neurowissenschaftlichen Untersuchungen zur neuronalen Synchronizität (Pérez et al. 2017; Pérez et al. 2021) und der Psychotherapieforschung (Brand et al. 2016; Pries et al. 2019).

In der MBT-G empfiehlt es sich, die Gruppenteilnehmer zu ermutigen, in ihren Gesprächen immer auch das emotionale Erleben einschließlich ihrer körperlichen Empfindungen zu explorieren. Dabei eröffnen sich zusätzlich über das methodische Prinzip des Connecting und Linking hervorragende Möglichkeiten, komplexere Vorstellungen über sich selbst und über andere zu bilden. Beim Konstruieren von assoziativen Ketten in psychotherapeutischen Gruppen mit psychotischen Patienten kommt es seltener zu Dissoziationen als im Einzelsetting (Gimenez 2011). Im relativ sicheren Rahmen der Gruppe gelingt es den Patienten eher, eigene abgespaltene Anteile zu erforschen, als dass Regression und Dissoziation getriggert würden. Die Verknüpfung von dissoziierten und wahnhaften Inhalten zu einer assoziativen Kette in Form einer Narration führt zur Verringerung der wahnhaften Symptomatik und erlaubt eher den Fokus auf die Emotionen.

Gruppenpsychotherapien sind mentalisierungsfördernd, weil sie über die Wiederherstellung von Bindung (in wiederkehrenden Begegnungsmomenten in besonders gelingenden Gruppensitzungen), über Resonanzphänomene und reflektierendes Antworten die Entwicklung der Reflexionsfunktion fördern (Schultz-Venrath 2013).

Da psychische Störungen in starkem Ausmaß auf impliziten Wahrnehmungs- und Reaktionsbereitschaften beruhen, sollten Veränderungen in der verbalen und inter-körperlichen Kommunikation in die Zielsetzung der Psychotherapie unbedingt miteinbezogen werden. Diese Bereitschaften sind aber nicht bewusst und intentional nicht steuerbar und drücken sich beispielsweise darin aus, dass Konfrontationen habituell vermieden werden oder hypersensitiv auf Beschämung oder Zurückweisung reagiert wird. D.h. für die Psychotherapie, dass für diese Umorganisation von neuronalen Bereitschaften die bloße Einsicht nicht genügt und korrigierende Erfahrungen vielmehr in der inter-körperlichen, interaktiven Situation, möglichst mit allen Sinnen ermöglicht werden sollten. Dabei würden zur Situation passende implizite emotional-interaktive Schemata prozessual aktiviert und dann ›überschrieben‹. Durch korrektive Erfahrungen im Hier und Jetzt des impliziten Beziehungsgefüges einer psychotherapeutischen Situation könne das »implizite Beziehungsgedächtnis« umstrukturiert werden. Das Hier und Jetzt der psychotherapeutischen Interaktion sei immer auch ein Leibliches, das nicht nur »Begleitmusik« zur verbal-symbolischen Kommunikation sei, sondern ein eigenständiger Raum meist unbewusster Erfahrungen. Fuchs betont außerdem, dass sich das Unbewusste in der »Zwischenleiblichkeit« des szenischen Dialogs zwischen den am therapeutischen Prozess beteiligten Personen, in deren Haltung, Ausdruck und Tonfall zeige (Fuchs 2003). Neue korrektive Erfahrungen könnten die im impliziten Gedächtnis sedimentierten Schemata (ähnlich Sterns »implizitem Beziehungswissen« und »schemes-of-being-with«) (Stern 1985), Reaktions- und Erwartungsmuster in Beziehungen verändern, ohne dass dies immer Gegenstand und Inhalt des Gesprächs werden müsse. Das Bild eines horizontalen oder resonanten Unbewussten, im

Gegensatz zur Vorstellung eines vertikalen Unbewussten im Inneren, erleichtere dieses Verständnis (Fuchs 2003).

Kommt es in der therapeutischen Situation zu »Momenten der Begegnung« (*moments of meeting*) (Stern 2004, 2007) und reagieren der Therapeut oder die anderen Teilnehmer in der Gruppenpsychotherapie anders, als der Betroffene es gewohnt ist und erwartet, können neue Beziehungs- und Gefühlsmuster entstehen (vgl. das *Challenging* im MBT).

In der Therapie ist es daher besonders nutzbringend, auf leibliche Empfindungen zu achten, diese zu lokalisieren und zu beobachten, ihre Nuancen zu erspüren und dann gemeinsam deren Bedeutung und dazugehörige Erinnerungen zu erforschen. Wo tritt beispielsweise eine spürbare Verhinderung von intensiven Gefühlsregungen auf, die sich durch Verspannungen, Haltungsfixierung, eine angespannte Atmung als Körperabwehr und die leibliche Übertragung der Empfindungen aller beteiligten Personen manifestiert?

In der Gruppentherapie drückt sich ein *horizontales* oder *resonantes Unbewusstes* (Fuchs 2003) dadurch aus, dass jemand angesprochen wird und ein anderer nicht, jemandem aufmerksam zugehört wird und einem anderen nicht, jemand im Gruppengespräch übergangen und »ausgespart« wird, dem einen Gruppenmitglied in einem hingewandten Tonfall begegnet wird, dem anderen mit einem deutlich anderen. All dies eröffnet sich uns in der Interaktion implizit. Die Gruppenleitung fördert zunehmend den expliziten Austausch darüber, und so erleben die Gruppenteilnehmer im günstigen Fall Momente geteilter Aufmerksamkeit und geteilter Intention – in den sogenannten »now moments«. Der gruppentherapeutische Prozess birgt damit die Möglichkeit für eine »Wir-Bildung«, welche die »Ich-Bildung« gestattet. Für die Psychosen-Behandlung bedeutet dies, dass damit genau die Schwierigkeiten, die eine Ipseitätsstörung mit sich bringt, adressiert werden.

Oftmals wird schizophrenen Patientinnen die Möglichkeit oder Gelegenheit, an einer mentalisierungsfördernden Gruppenpsychotherapie teilzunehmen, nicht angeboten. Für Betroffene, aber auch Behandler mag es zwar zunächst erleichternd erscheinen, da beide Seiten mit Ängsten vor der Gruppe zu kämpfen haben. Unseres Erachtens müssten wesentlich mehr Anstrengungen unternommen werden, Menschen mit Psychose-Erkrankungen soziale Kontexte mithilfe von Gruppenpsychotherapie wieder erfahrbar und als nutzbringend erlebbar werden zu lassen. Psychotherapeutinnen sollten dazu vermehrt Weiterbildung und Supervision in der MBT in Anspruch nehmen können.

> »Das Gefühl, dass nichts wirklich
> wichtig ist gerade. Feierabend.
> Und: Das Gefühl, dass es so bleiben wird.
> Sicherheit.
> Das letzte und neueste Gefühl in
> meinen Psychosen (ich genieße es
> ausgiebig!):
> Das Gefühl der Zufriedenheit.
> Frieden.
> (In Momenten, in denen mir meine
> Zukunft nicht mehr wichtig war.)
> Klar! Ich schau schon hin, da hinten
> ist sie bestimmt irgendwo, die
> Zukunft.
> Aber sie ist erst morgen dran.
>
> Diese Gefühle habe ich mir erkämpft. Durch viele Tunnels, mit vielen Halluzinationen.« (Schmidt 2020, S. 19).

4.6 Die Bedeutung des kollegialen Austausches und der Supervision

Die Behandlung von Menschen mit Psychose-Erfahrungen stellt eine komplexe Herausforderung dar, weshalb der regelmäßige kollegiale Austausch in Intervisionen oder Supervisionen von besonderer Relevanz ist. Betroffene sind einem immensen Leidensdruck ausgesetzt, und die Vielschichtigkeit ihrer Erkrankung verlangt eine präzise Diagnose sowie eine individuell zugeschnittene Behandlungsstrategie. Die regelmäßige Rückversicherung in der Supervision gewährleistet die Qualität in der Therapie. Die Supervision unterstützt dabei, ethische Dilemmata zu bewältigen, da Therapeuten in der Arbeit mit psychotischen Patientinnen mitunter vor schwierigen Entscheidungen stehen, z. B. bezüglich der Vorgehensweise bei psychotischen Krisen, nach plötzlichem Absetzen der Medikamente oder bei Selbst- oder Fremdgefährdung. Im Erleben von Psychosen sind immer auch eine zweifelhafte Verbundenheit, Zurückweisungen oder ein Ausschluss aus der Gemeinschaft gegeben und dadurch so besonders ängstigend und schmerzhaft. Gerade weil die Psychose auch ein transpersonales Phänomen darstellt und der Boden des menschlichen Erlebens so grundlegend erschüttert ist, braucht es für die Behandlung besonders viel Sorgfalt und Bemühen, die Betroffenen, die Umstände und Auswirkungen ihrer Erkrankung zu verstehen. Das jeweilige Mentalisierungsvermögen sowie Mentalisierungseinbrüche der Patientinnen sollen monitoriert und im Prozess immer besser verstanden werden. Welche prämentalistischen Modi werden zur Bewältigung eingesetzt? Kann der Betroffene der Therapeutin bzw. der Gruppe ausreichend epistemisches Vertrauen entgegenbringen? Wie konnten die Patientinnen von den Therapiesitzungen profitieren und dies auch mit den Beziehungen in der Therapie in Zusammenhang bringen? Die Fragmentierungserlebnisse der Betroffenen sind auch für die Behandlerinnen herausfordernd (Lysaker et al. 2019).

Die Supervisorin muss ihre Aufmerksamkeit auf verschiedene mentalisierende Faktoren verteilen. Sie konzentriert sich auf den Supervisanden und seinen Patienten, muss aber auch die Übertragungsbeziehung und auftretende Mentalisierungseinbrüche im Blick haben, um über die Gründe dafür nachzudenken. Dies könnte nämlich auch auf Eigenheiten des Therapeuten zurückzuführen sein. Die Bindungsgeschichte des Therapeuten, seine Angst vor Verlusten oder sein Schamgefühl könnten zu eigenen Mentalisierungsschwierigkeiten und in der Folge zu Mentalisierungseinbrüchen im Therapieprozess geführt haben. Zumindest sollen verschiedene mögliche Erklärungsansätze herausgearbeitet werden. Eine MBT-Supervisorin richtet ihre Aufmerksamkeit gleichzeitig auf den Patienten, den Therapeuten und die Beziehung zwischen Patienten und Therapeuten oder auf die ganze Gruppe, um das Mentalisieren in der Beziehung zwischen Patienten und Therapeuten sowie zwischen Therapeuten und Supervisorin wiederherzustellen. Durch die Hier-und-Jetzt-Beziehung zwischen der Supervisorin und der Supervisandin könnte allerdings auch ein eigenes Mentalisierungsversagen ausgelöst werden, das ebenso mentalisiert werden will (Tohme & Kolev 2021). Auch für die mentalisierungsbasierte Supervision bietet das Gruppensetting eine bereichernde Möglichkeit zur Reflexion. In der Gruppensupervision wiederum wird neben den einzelnen Teilnehmerinnen auch die Gruppendynamik mentalisiert. Ein wesentliches Element des Supervisionsprozesses stellt die Fähigkeit der Supervisorin dar, die Supervisionsgruppe zu kontrollieren. Dies erleichtert es den MBT-Praktikerinnen, ihre Emotionen zu teilen und den therapeutischen Prozess zu reflektieren (Brunori et al. 2007).

Im Sinne eines gelungenen Mentalisierens sollte der MBT-Supervisor im Auge behalten, dass die Therapeutin ausreichend authentische Neugier bezüglich der Beziehung im Raum (Therapeut-Supervisor) sowie in der Praxis der Supervisandin (Patient-Therapeut) aufbringt. Die darin beteiligten affektiven Prozesse sollen authentisch hinterfragt und reflektiert werden. Der Supervisor sollte in der Lage sein, empathische Unterstützung bei Fehlern und Schwierigkeiten im Umgang mit dem Patienten anzubieten (Brunori et al. 2007).

Der Supervisor sollte den Therapeuten möglichst dabei unterstützen, seine Aufmerksamkeit auf die verschiedenen Schichten und Aspekte im Erleben der Patienten zu richten. Ziel ist es, darauf zu achten, was sich in der Sitzung konkret/explizit, aber auch implizit inter-körperlich ausdrückt und Aufschlüsse auf die affektive und kognitive Verfasstheit des Patienten bringt.

In Gruppentherapien mit Co-Leitung ist der kollegiale Austausch zwischen den Leitungspersonen von großer Bedeutung. Aus eigener Erfahrung in der gruppentherapeutischen Arbeit mit Menschen mit Psychose-Erfahrungen kann ich sagen, dass die oft sehr ausführlichen Vor- und Nachbesprechungen mit meinen Co-Leiterinnen besonders förderlich und bestärkend sind. Wir reflektieren gemeinsam den Prozess der vorangegangenen Gruppensitzung und bemerken immer wieder, dass wir noch lange weitersprechen könnten, wie wir die Gruppe gerade erlebt haben, würde die Zeit es uns erlauben. Bei keiner anderen Patientinnengruppe ist das Bedürfnis nach gemeinsamem Betrachten und nochmaligem Nachempfinden so deutlich spürbar. Vielleicht ist es auch die Intensität im Erleben, die sich in Gruppen mit diesen

Menschen entfaltet, die ein so ausführliches Nachbereiten automatisch notwendig macht.

> »Er [mein Körper] hat mir gegeben, was ich brauchte, um dir, Tante Gesellschaft, nun etwas zurückgeben zu können. Das Gefühl kämpfen zu dürfen für das, was mir wichtig ist. Freiheit. Das Gefühl der Zugehörigkeit. Gemeinschaft. Das Gefühl wertvoll zu sein, für die Gemeinschaft wertvoll zu sein. Respekt …« (Schmidt 2020, S. 18).

KAPITEL 5

Zusammenfassung und Ausblick

Soziale Teilhabe ist für unsere psychische Gesundheit eine unverzichtbare Voraussetzung. Wir sind in ganz basaler Weise von unseren Beziehungen zu anderen Menschen abhängig, um Sicherheit und epistemisches Vertrauen zu entwickeln und aufrechtzuerhalten. Die interaktive Qualität von Gruppenkontexten ermöglicht nicht nur das Erleben von Sicherheit und Zugehörigkeit, sondern als fundamentales Element auch das Erleben von Anwesenheit; im ungünstigen Fall sind es Ausgrenzungserfahrungen und in der Folge die Angst vor Auslöschung.

Die Mentalisierungsbasierte Psychotherapie gestattet besonders in der Gruppe ein Erleben von emotional-körperlicher Rückversicherung im Sich-anstecken-, Sich-überraschen-, Sich-bereichern- und Sich-erhellen-Lassen in der Begegnung mit dem anderen. So wird es möglich, in der Gruppe zu sein, sich der eigenen Affekte in Gegenwart der anderen bewusst zu sein und den Affektzustand in diesem Moment gleichzeitig aufrechtzuerhalten. Da Betroffene aber auch mit negativ wirkenden Ansteckungsprozessen zu kämpfen haben oder diese fürchten, ist eine fundierte Gruppentherapieausbildung von besonders großer Bedeutung. Die neuen Ausbildungsleitlinien für Fachärzte der Psychiatrie und psychotherapeutischen Medizin sowie die aktualisierten Behandlungsleitlinien für Psychose-Erkrankungen im deutschsprachigen Raum lassen eine Verbesserung in diesem Bereich erhoffen.

Die Gruppenpsychotherapie ist besonders dafür geeignet, das epistemische Vertrauen zu verbessern. Die Kommunikation in Gruppen ermöglicht im günstigen Fall die Erfahrung von Bindung und Zusammenhalt, gleichzeitig ist sie immer auch eine Herausforderung. Kommunikative Blockaden können Gefühle der Ausgrenzung hervorrufen. Daher ist die Förderung der Fähigkeit zur Kontaktaufnahme von entscheidender Bedeutung und – wenn wir den gruppentherapeutischen

Kontext nehmen – die Gelegenheit zur Verbalisierung durch den Vorschlag erleichtert, frei zu sprechen, Feedback zu akzeptieren, zuzuhören, mitzuerleben, zu geben und zu nehmen.

So gewinnen wir Präsenz durch unsere Stimmen, die in den klanglichen Grund einer Sprechgruppe eintauchen. Dieses Eintauchen ist Präsenz und erlaubt uns, Teil der Erfahrung selbst zu werden. Das geteilte Erleben von Kommunikation in ihrer Vokalität und der Rhythmik in den Bewegungsmustern, der Gesten und Mimik bietet Momente der geteilten Aufmerksamkeit (*joint attention*), die Zeit unseres Lebens von existentieller Bedeutung sind. Das Gruppengespräch wird in der MBT-G als intersubjektives und inter-körperliches Geschehen verstanden, als gedehnte Gegenwart zwischen co-präsenten Beteiligten. Darin haben das Sprechen und Zuhören eine affektansteckende und kontakthaltende Funktion. Aus der gruppentherapeutischen Arbeit mit schwer beeinträchtigten Patienten wissen wir aber, dass nicht selten genau hier die Schwierigkeiten liegen. Zieht sich eine Gruppenteilnehmerin aus dem Gruppengespräch zurück, hat dies mitunter nicht zu unterschätzende Konsequenzen für das Selbsterleben, das Erleben von sprachlicher Bezogenheit in der Gruppe und damit letztendlich für das Ausmaß an sicherer Gruppenbindung. Für die Arbeit mit Menschen mit Psychose-Erkrankungen ist dieser Umstand von enormer Bedeutung. Wenn es gelingt, gemeinsam ein Hier und Jetzt zu etablieren, indem die Teilnehmerinnen bewusst sich selbst zu anderen sprechen hören, können sie eine gemeinsam erlebte Gegenwart erfahren. Eine therapeutische Gruppe so zu leiten, dass all dies auch möglich wird, ist eine große Herausforderung und bedarf einer sehr verantwortungsvollen therapeutischen Haltung und Vorgangsweise. Dazu ist es unumgänglich, als Therapeutin das eigene Mentalisierungsvermögen in regelmäßiger Supervision oder Intervision zu hinterfragen und zu stärken.

Die Förderung des Mentalisierens bei allen an der Behandlung beteiligten Professionellen könnte hierzu Entscheidendes beitragen. So könnte dadurch das Bewusstsein gestärkt werden, dass die beteiligten Professionellen im Sinne des Betroffenen zusammenarbeiten und nicht ein eher einengendes Netz bilden. Die Psychosen-Psychotherapie sollte immer Teil eines Gesamtbehandlungsplans sein und bedürfnisangepasste Möglichkeiten für Menschen schaffen, die immer wieder hochakut erkranken. Das Mentalisieren in der Psychotherapie kann letztendlich den Weg in ein selbstbestimmteres Leben mit besserer sozialer Integration und höherer Lebensqualität eröffnen oder erleichtern.

Ein weiterer wichtiger Einsatzbereich von mentalisierungsfördernden Verfahren ist die Unterstützung von Müttern und Vätern, die von psychotischen Erkrankungen oder Zuständen betroffen sind, da sich deren Beeinträchtigung des Bindungsverhaltens und der Mentalisierungsfähigkeit auch auf die Bindungssicherheit und die Entwicklung des Mentalisierens ihres Kindes auswirkt. Erwachsene Betroffene mit psychose-kranken Eltern sollten diesbezüglich ebenso therapeutische mentalisierungsfördernde Unterstützung erhalten, um ihren Kindern bessere Voraussetzungen und ein resilienteres Umfeld bieten zu können und deren spätere Erkrankung möglichst hinauszuzögern.

Literatur

Abbass, A., Bernier, D., Kisely, S., Town, J. & Johansson, R. (2015). Sustained reduction in health care costs after adjunctive treatment of graded intensive short-term dynamic psychotherapy in patients with psychotic disorders. Psychiatry Research, 228 (3), S. 538–543.

Adams, R. A., Napier, G., Roiser, J. P., Mathys, C. & Gilleen, J. (2018). Attractor-like Dynamics in Belief Updating in Schizophrenia. Journal of Neuroscience, 38 (44), S. 9471–9485.

Administration, S.-S. A. a. M. H. S. (2012). National consensus conference on mental health recovery and systems transformation. from https://store.samhsa.gov/sites/default/files/d7/priv/pep12-recdef.pdf

Alba-Ferrara, L. M. (2011). Emotional Prosody Processing in the Schizophrenia Spectrum., Durham thesis, Durham University.

Allen, J. G., Fonagy, P. & Bateman, A. W. (2008). Mentalizing in clinical practice. Washington, DC: American Psychiatric Publishing, Inc.

Allen, J. G., O'Malley, F., Freeman, C. & Bateman, A. W. (2012). Brief Treatment. In: Bateman, A. W. & Fonagy, P. (Hrsg.), Handbook of Mentalizing in Mental Health Practice. (S. 159–196). Washington DC, London: American Psychiatric Publishing, Inc.

Almeida, V. & Radanovic, M. (2021). Semantic priming and neurobiology in schizophrenia: A theoretical review. Neuropsychologia.

Altmeyer, M. & Thomä, H. (2016). Die vernetzte Seele: Die intersubjektive Wende in der Psychoanalyse. Stuttgart: Klett-Cotta Verlag.

Amering, M. & Schmolke, M. (2012). Recovery. Das Ende der Unheilbarkeit. Vol. 5. überarbeite Auflage. Bonn: Psychiatrie-Verlag.

Antonovsky, A. (1997). Salutogenese. Zur Entmystifizierung der Gesundheit. Tübingen: Dgvt-Verlag.

Ardizzi, M., Ambrosecchia, M., Buratta, L., Ferri, F., Peciccia, M., Donnari, S. et al. (2016). Interoception and Positive Symptoms in Schizophrenia. Front Hum Neurosci, Jul 27 (10:379).

Aristoteles. (o. J.). Aristot. Eud. Eth. (Vol. 7.1245b, S. 22–24).

Armando, M., Hutsebaut, J. & Debbané, M. (2019). A Mentalization-Informed Staging Approach to Clinical High Risk for Psychosis. Front. Psychiatry, 10:385.

Atwood, G. E. (2017). Der Abgrund des Wahnsinns: Psychoanalytische Erkundungen von Erfahrungen seelischer Zerstörung. Gießen: Psychosozial.

Atwood, M. (1996). Alias Grace. Toronto: McClelland & Stewart.
Bachtin, M. (1979). Die Ästhetik des Wortes. Frankfurt a. M.: Rainer Grübel.
Badaracco, J. C. (2004). Psicoanalisi multifamiliare. Gli altri in noi e la scoperta di noi stessi. Torino: Boringhieri.
Badoud, D., Luyten, P., Fonseca-Pedrero, E., Eliez, S., Fonagy, P. & Debbané, M. (2015). The French Version of the Reflective Functioning Questionnaire: Validity Data for Adolescents and Adults and Its Association with Non-Suicidal Self-Injury. PLoS ONE, 10 (12).
Barrantes-Vidal, N., Grant, P. & Kwapil, T. R. (2015). The role of schizotypy in the study of the etiology of schizophrenia spectrum disorders. Schizophr Bull, 4, S. 408–416.
Bateman, A. W. & Fonagy, P. (2006). Mentalization-Based Treatment for Borderline Personality Disorder. A practical Guide. Oxford: Oxford University Press.
Bateman, A. W. & Fonagy, P. (2008). Psychotherapie der Borderline-Persönlichkeitsstörung. Ein mentalisierungsbasiertes Behandlungskonzept. Gießen: Psychosozial-Verlag.
Bateman, A. W. & Fonagy, P. (2010). Mentalizaton based treatment for borderline personality disorder. World Psychiatry, 9, S. 11–15.
Baumeister, D., Sedgwick, O., Howes, O. & Peters, E. (2017). Auditory verbal hallucinations and continuum models of psychosis: A systematic review of the healthy voice-hearer literature. Clin Psychol Rev., 51, S. 125–141.
Bell, I., Pot-Kolder, R. M. C. A., Wood, S. J., Nelson, B., Acevedo, N., Stainton, A. et al. (2022). Digital technology for addressing cognitive impairment in recent-onset psychosis: A perspective. Schizophrenia Research: Cognition, 28.
Bell, I. H., Lim, M. H., Rossell, S. L. & Thomas, N. (2017). Ecological Momentary Assessment and Intervention in the Treatment of Psychotic Disorders: A Systematic Review. Psychiatric Services, 68 (11), S. 1172–1181.
Bell, M., Tsang, H. W., Greig, T. C. & Bryson, G. J. (2009). Neurocognition, social cognition, perceived social discomfort, and vocational outcomes in schizophrenia. Schizophr Bull, 35 (4), S. 738–747.
Benedetti, G. (1992). Psychotherapie als existentielle Herausforderung. Göttingen: Vandenhoeck & Ruprecht.
Benedetti, G. & Peciccia, M. (1997). The integration of separate and symbiotic states of the self in schizophrenia. Paper presented at the 12th International Symposium for the Psychotherapy of Schizophrenia, London.
Benítez-Burraco, A., Adornetti, I., Ferretti, F. & Progovac, L. (2022). An evolutionary account of impairment of self in cognitive disorders. Cogn Process, 24, S. 107–127.
Bernieri, F. J. & Rosenthal, R. (1991). Interpersonal coordination: Behavior matching and interactional synchrony. In: Rimé, R. S. F. B. (Hrsg.), Fundamentals of nonverbal behavior (S. 401–432): Editions de la Maison des Sciences de l'Homme; Cambridge University Press.
Bick, E. (1968). The experience of the skin in early object relations. International Journal of Psycho-Analysis, 49, S. 484–486.

Billeke, P. & Aboitiz, F. (2013). Social cognition in schizophrenia: from social stimuli processing to social engagement. Frontiers in Psychiatry, 4, S. 1–12.

Billeke, P., Armijo, A., Castillo, D., López, T., Zamorano, F., Cosmelli, D. & Aboitiz, F. (2015). Paradoxical Expectation: Oscillatory Brain Activity Reveals Social Interaction Impairment in Schizophrenia. Biological Psychiatry, 78 (6), S. 421–431.

Binswanger, L. (1957). Schizophrenie. Pfullingen: Neske.

Bizzari, V. (2018). Schizophrenia and Common Sense: A Phenomenological Perspective. In: Hipólito, I., Gonçalves, J. & Pereira, J. (Hrsg.), Schizophrenia and Common Sense. Explaining the Relation Between Madness and Social Values: Springer Nature.

Blackwood, D. H., Fordyce, A., Walker, M. T., St. Clair, D. M., Porteous, D. J. & Muir, W. J. (2001). Schizophrenia and affective disorders cosegregating with a translocation at chromosome 1q42 that directly disrupts brain-expressed genes: clinical and P300 finding in a family. The American Journal of Human Genetics, 69 (2), S. 428–433.

Blanchard, J. J. & Cohen, A. S. (2006). The structure of negative symptoms within schizophrenia: implications for assessment. Schizophr Bull, 32 (3), S. 238–245.

Blankenburg, W. (1971). Der Verlust der natürlichen Selbstverständlichkeit – Ein Beitrag zur Psychopathologie symptomarmer Schizophrenien. Stuttgart: Enke.

Bleuler, E. (1908). Die Prognose der dementia praecox (Schizophreniegruppe). Allgemeine Zeitschrift für Psychiatrie 1908, S. 436–464.

Bleuler, E. (1911). Dementia Praecox oder Gruppe der Schizophrenien. Leipzig, Germany: Deuticke.

Bogner, A. (2004). In fremder Umwelt: Die Fremdheit des Fremdsprachensprechers. TRANS-Internetzeitschrift für Kulturwissenschaften, 15.

Bollas, C. (2015). When the Sun Bursts: The Enigma of Schizophrenia. New Haven: Yale University Press.

Bonini, L., Rotunno, C., Arcuri, E. & Gallese, V. (2022). Mirror neurons 30 years later: implications and applications. Trends Cogn Sci., 26 (9), S. 767–781.

Botvinick, M. & Cohen, J. D. (1998). Rubber hand ›feels‹ what eyes see. Nature, 391, S. 756.

Bouchard, M.-A. & Lecours, S. (2008). Contemporary Approaches to Mentalization in the Light of Freud's Project. In: Busch, F. N. (Hrsg.), Mentalization. Theoretical Considerations, Research Findings and Clinical Implications (S. 103–129). New York, London: The Analytic press, Taylor & Francis Group.

Bowlby, J. (1958). The nature of the child's tie to his mother. International Journal of Psychoanalysis, 39, S. 350–373.

Brand, T., Hecke, D., Rietz, C. & Schultz-Venrath, U. (2016). Therapieeffekte mentalisierungsbasierter und psychodynamischer Gruppenpsychotherapie in einer randomisierten Tagesklinik-Studie. GruppenpsychotherGruppendynamik, 52 (2), S. 156–175.

Brent, B. K. (2015). A Mentalization-Based Approach to the Development of the Therapeutic Alliance in the Treatment of Schizophrenia. Journal of Clinical Psychology, 71 (2), S. 146–156.

Brent, B. K. & Fonagy, P. (2014). A Mentalization-Based Treatment Approach to Disturbances of Social Understanding in Schizophrenia. In: Lysaker, P. H., Dimaggio, G. & Brüne, M. (Hrsg.), Social Cognition and Metacognition in Schizophrenia (S. 245–259): Academic Press.

Brent, B. K., Holt, D. J., Keshavan, M. S., Seidman, L. J. & Fonagy, P. (2014a). Mentalization-based Treatment for Psychosis: Linking an Attachment-based Model to the Psychotherapy for Impaired Mental State Understanding in People with Psychotic Disorders. Isr J Psychiatry Relat Sci, 51 (1).

Brent, B. K., Seidman, L. J., Thermenos, H. W., Holt, D. J. & Keshavan, M. S. (2014b). Self-disturbances as a possible premorbid indicator of schizophrenia risk: a neurodevelopmental perspective. Schizophr. Res, 152 (1), S. 73–80.

Brent, B. K., Thermenos, H. W., Keshavan, M. S. & Seidman, L. J. (2013). Gray Matter Alterations in Schizophrenia High-Risk Youth and Early-Onset Schizophrenia: A Review of Structural MRI Findings. Child Adolesc Psychiatr Clin N Am., 22 (4), S. 689–714.

Brizic, K. (2006). The secret life of languages. Origin-specific differences in L1/L2 acquisition by immigrant children. International Journal of Applied Linguistics (INJAL), 16 (3/2006), S. 339–362.

Bröcker, A. L., Bayer, S., Stuke, F., Giemsa, P., Heinz, A., Bermpohl, F. et al. (2017). The Metacognition Assessment Scale (MAS-A): Results of a pilot study applying a German translation to individuals with schizophrenia spectrum disorders. Psychol Psychother, 90 (3), S. 401–418.

Broschmann, D. & Fuchs, T. (2019). Zwischenleiblichkeit in der psychodynamischen Psychotherapie. Ansatz zu einem verkörperten Verständnis von Intersubjektivität. Forum der Psychoanalyse, 4/2020.

Brüne, M. & Juckel, G. (2010). Soziale Kognition bei Schizophrenien. Mentalisierung und psychosoziales Funktionsniveau. Der Nervenarzt, 81, S. 339–346.

Brunori, L., Magnani, G. & Raggi, C. (2007). Supervision between rituals: Creativity and the development of the reflective function. Group Analysis, 40, S. 216–235.

Buchholz, M. (2014). Patterns of empathy as embodied practice in clinical conversation. A musical dimension. Front Psychol, 5, S. 349.

Buchholz, M. (2018). Medizinalisierung schadet professioneller Psychotherapie. Was tun nach DSM-V, Neurohype und RCT-Dominanz? Familiendynamik, 43 (4), S. 290–302.

Buchholz, M. (2019a). Szenisches Verstehen und Konversationsanalyse. Psyche – Z Psychoanal, 73, S. 414–441.

Buchholz, M. (2019b). Veränderung braucht Verbindung. In: Graf, E.-M., Scarvaglieri, C. & Sprang-Fogassy, T. (Hrsg.), Pragmatik der Veränderung – Problem und lösungsorientierte Kommunikation in helfenden Berufen (S. 75–95). Berlin: Springer.

Bürgy, M. (2009). Zur Geschichte und Phänomenologie des Psychose-Begriffs. Der Nervenarzt, 80 (5), S. 584.

Burlingame, G. M. & Strauss, B. (2021). Efficacy of small group treatments. In: Barkham, M., Lutz, W. & Castonguay, L. G. (Hrsg.), Bergin and Garfield's handbook of psychotherapy and behavior change: 50th anniversary edition. (7th ed., S. 583–624). Hoboken: Wiley.

Calabrese, J. & Al Khalili, Y. (2023). Psychosis. 2023, from https://www.ncbi.nlm.nih.gov/books/NBK546579/.

Campbell, C., Tanzer, M., Saunders, R., Booker, T., Allison, E., Li, E. et al. (2021). Development and validation of a self-report measure of epistemic trust. PLoS ONE, 16 (4), S. e0250264.

Carden, L. J., Saini, P., Seddon, C., Evans, E. & Taylor, P. J. (2019). Shame, social deprivation, and the quality of the voice-hearing relationship. Psychol Psychother Theory, Res Pract.

Cardno, A. G., Marshall, E. J., Coid, B., Macdonald, A. M., Ribchester, T. R., Davies, N. J. et al. (1999). Heritability estimates for psychotic disorders: the Maudsley twin psychosis series. Arch Gen Psychiatry, 56 (2), S. 162–168.

Chaika, E. (1982). Thought disorder or speech disorder in schizophrenia? Schizophr Bull, 8, S. 587–594.

Chaika, E. (1990). Understanding Psychotic Speech: Beyond Freud and Chomsky. Vol. Book 1. Springfield, Illinois: Charles Thomas.

Chartrand, T. L. & Bargh, J. A. (1999). The chameleon effect: The perception–behavior link and social interaction. Journal of Personality and Social Psychology, 75 (6), S. 893–910.

Chartrand, T. L. & Lakin, J. L. (2013). The antecedents and consequences of human behavioral mimicry. Annu Rev Psychol, 64, S. 285–308.

Cho, J. W., Jang, E. Y., Woo, H. J., Park, Y. C., Kim, S. H., Hong, K. S. et al. (2018). Effects of Renaming Schizophrenia in Korea: from »Split-Mind Disorder« to »Attunement Disorder«. Psychiatry Investig., 15 (7), S. 656–662.

Chopra, A. K. & Doody, G. A. (2007). Schizophrenia, an Illness and a metaphor: analysis of the use of the term ›schizophrenia‹ in the UK national newspapers. J R Soc Med, 100, S. 423–426.

Ciompi, L. (2017). Soteria Berne: 32 years of experience. An alternative approach to acute schizophrenia. Swiss Arch. Neurol Psychiat., 168, S. 10–13.

Ciompi, L. (2019). Ciompi reflektiert. Wissenschaftliches, Persönliches und Weltanschauliches aus der Altersperspektive. Göttingen: Vandenhoeck & Ruprecht.

Clarkin, J. F., Kernberg, O. F. & Yeomans, F. (1999). Transference Focused Psychotherapy for Borderline Personality Disorder Patients. New York: NY Guilford Press.

Clemmensen, L., van Os, J., Drukker, M., Munkholm, A., Rimvall, M. K., Væver, M. et al. (2016). Psychotic experiences and hyper-theory-of-mind in preadolescence – A birth cohort study. Psychol Med, 46 (1), S. 87–101.

Couture, S. M., Penn, D. L. & Roberts, D. L. (2006). The functional significance of social cognition in schizophrenia: a review. Schizophr Bull., 32, S. 44–63.

Crespi, B. & Dinsdale, N. (2019). Autism and psychosis as diametrical disorders of embodiment. Evolution, Medicine, and Public Health, S. 121–138.
Csibra, G. & Gergely, G. (1998). The teleological origins of mentalistic action explanations: a developmental hypothesis. Dev Sci, 1, S. 255–259.
Csibra, G. & Gergely, G. (2009). Natural pedagogy. Trends Cogn Sci., 13, S. 148–153.
Daemen, M., van Amelsvoort, T., GROUP investigators & Reininghaus, U. (2023). Momentary Self-esteem as a Process Underlying the Association Between Childhood Trauma and Psychosis: Experience Sampling Study. JMIR Ment Health, 10.
Damasio, A. R. (2003). Looking for Spinoza: Joy, Sorrow, and the Feeling Brain. London: Vintage.
Damasio, A. R. (2010). Self comes to mind: Constructing the conscious brain.: Pantheon/Random House.
Dangerfield, M. & Brotnow Decker, L. (2023). Mentalization based treatment of youth on the psychotic spectrum: clinical profiles and outcomes for youth in the ECID. Frontiers in Psychiatry, 14.
Daoud, M., Ben Thabet, J., Maalej Bouali, M., Omri, S., Gassara, I., Feki, R. et al. (2022). Déficit métacognitif dans la schizophrénie: caractéristiques et liens [Metacognitive deficit in schizophrenia: Characteristics and links]. Encephale, 48 (4), S. 415–421.
Davidsen, K. A. & Rosenbaum, B. (2012). Fear of annihilation in subjects at risk of psychosis: A pilot study. Psychosis: Psychological, Social and Integrative Approaches, 4, S. 149–160.
Davis, J., Eyre, H., Jacka, F. N., Dodd, S., Dean, O., McEwen, S. et al. (2016). A review of vulnerability and risks for schizophrenia: Beyond the two hit hypothesis. Neurosci Biobehav Rev., 65, S. 185–194.
de Haan, S. & Fuchs, T. (2010). The ghost in the machine: disembodiment in schizophrenia--two case studies. Psychopathology, 43 (5), S. 327–333.
De Jaegher, H. & Di Paolo, E. A. (2007). Participatory sense-making: An enactive approach to social cognition. Phenomenology and the Cognitive Sciences, 6 (4), S. 485–507.
De Jaegher, H., Di Paolo, E. A. & Gallagher, S. (2010). Can social interaction constitute social cognition? Trends in Cognitive Sciences, 14 (10), S. 441–447.
de Jong, S., van Donkersgoed, R. J. M., Timmerman, M. E., Aan Het Rot, M., Wunderink, L., Arends, J. et al. (2019). Metacognitive reflection and insight therapy (MERIT) for patients with schizophrenia. Psychological Medicine, 49 (2), S. 303–313.
Debbané, M. & Barrantes-Vidal, N. (2015). Schizotypy from a developmental perspective. Schizophr Bull., 41, S. 386–395.
Debbané, M., Benmiloud, J., Salaminios, G., Solida-Tozzi, A., Armando, M., Fonagy, P. & Bateman, A. (2016a). Mentalization-Based Treatment in Clinical High-Risk for Psychosis: A Rationale and Clinical Illustration. Journal of Contemporary Psychotherapy, 46, S. 217–225.

Debbané, M., Salaminios, G., Luyten, P., Badoud, D., Armando, M., Solida Tozzi, A. et al. (2016b). Attachment, Neurobiology, and Mentalizing along the Psychosis Continuum. Front Hum Neurosci, 10, S. 406.

Debbané, M., Van der Linden, M., Gex-Fabry, M. & Eliez, S. (2009). Cognitive and emotional associations to positive schizotypy during adolescence. Journal of Child Psychology and Psychiatry, 50, S. 326–334.

Deppermann, A. & Günthner, S. (2015). Temporality in interaction. Vol. 27. Amsterdam: Benjamins Publishing Company.

DGPPN – Nervenheilkunde e. V. (2019). S3-Leitlinie Schizophrenie. Retrieved Stand: 15. 03. 2019, 2019, from https://www.dgppn.de/_Resources/Persistent/43ca38d4b003b8150b856df48211df68e412d9c9/038-009k_S3_Schizophrenie_2019-03.pdf

Di Cosmo, G., Costantini, M., Salone, A. et al. (2018). Peripersonal space boundary in schizotypy and schizophrenia. Schizophr Res, 197, S. 589–590.

Di Paolo, E. & Thompson, E. (2014). The enactive approach. In: Shapiro, L. (Hrsg.), The Routledge handbook of embodied cognition (S. 68–78). London, New York: Routledge/Taylor & Francis Group.

Di Paolo, E. A., Cuffari, E. C. & De Jaegher, H. (2018). Linguistic bodies: The continuity between life and language. Cambridge, MA: Massachusetts Institute of Technology Press.

Diez Grieser, M. T. & Müller, R. (2018). Mentalisieren mit Kindern und Jugendlichen. Stuttgart: Klett-Cotta.

Dima, D., Roiser, J., Dietrich, D., Bonnemann, C., Lanfermann, H., Hinderk, E. & Dillo, W. (2009). Understanding why patients with schizophrenia do not perceive the hollow-mask illusion using dynamic causal modeling. NeuroImage, 46, S. 1180–1186.

Dimaggio, G. & Lysaker, P. H. (2010). Metacognition and severe adult mental disorders. From research to treatment. London: Routledge/Taylor & Francis Group.

Dimaggio, G., Popolo, R., Salvatore, G. & Lysaker, P. H. (2013). Mentalizing in Schizophrenia is more than just solving theory of mind tasks. Front Psychol, 4, S. 83.

Dimaggio, G., Salvatore, G., Popolo, R. & Lysaker, P. H. (2012). Autobiographical memory and mentalizing impairment in personality disorders and schizophrenia: clinical and research implications. Frontiers in Psychology, 3, S. 529.

Donnari, S., Garis, M. & Peciccia, M. (2006). Warm water dipping group therapy for psychotic patients. Acta Psychiatrica Scandinavica 431, 114.

Doron, Y. (2017). »Black Holes« as a Collective Defence against Shared Fears of Annihilation in a Small Therapy Group and in Its Contextual Society. In: Hopper, E. & Weinberg, H. (Hrsg.), The Social Unconscious in Persons, Groups, and Societies. The Foundation Matrix Extended and Re-configured (S. 107–126). London: Karnac.

Duckworth, K., Halpern, J. H., Schutt, R. K. & Gillespie, C. (2003). Use of Schizophrenia as a metaphor in US newspapers. Psychiatr Serv, 54, S. 1402–1404.

Ebisch, S. J. & Gallese, V. (2015). A Neuroscientific Perspective on the Nature of Altered Self–Other Relationships in Schizophrenia. Journal of Consciousness Studies, 22, S. 220–240.

Ebisch, S. J., Salone, A., Martinotti, G., Carlucci, L., Mantini, D., Perrucci, M. G. et al. (2016). Integrative Processing of Touch and Affect in Social Perception: An fMRI Study. Front Hum Neurosci., May 10 (10), S. 209.

Eddy, C. M. (2022). The Transdiagnostic Relevance of Self-Other Distinction to Psychiatry Spans Emotional, Cognitive and Motor Domains. Front Psychiatry, 13:797952.

Elias, N. (1976). Über den Prozess der Zivilisation. Soziogenetische und psychogenetische Ursachen. 2. Bde. Berlin: Suhrkamp Verlag (Taschenbuch Wissenschaft).

Elias, N. (2003). Figuration. In: Schäfers, B. (Hrsg.), Grundbegriffe der Soziologie. (S. 88–91). Opladen: Westdeutscher.

Ellison, M. L., Belanger, L. K., Niles, B. L., Evans, L. C. & Bauer, M. S. (2018). Explication and Definition of Mental Health Recovery: A Systematic Review. Adm Policy Ment Health, 45 (1), S. 91–102.

Enfield, N. J. (2022). Enchrony. WIREs Cognitive Science, 13 (4).

Epstein, J. (2006). Friendship: An Exposé. New York: Houghton Mifflin Harcourt.

Ermi, L. & Mäyrä, F. (2005). Fundamental Components of the Gameplay Experience: Analysing Immersion. Paper presented at the Digital Games Research Conference. Changing Views: Worlds in Play.

Euler, S. (2021). Mentalisieren bei Persönlichkeitsstörungen. Reihe Mentalisieren in Klinik und Praxis. Stuttgart: Klett-Cotta.

Euler, S. & Walter, M. (2020). Mentalisierungsbasierte Psychotherapie (MBT). Stuttgart: Kohlhammer.

Fain, M., David, C. & Marty, P. (1964). Perspective psychosomatique sur la fonction des fantasmes. Rev. Franç. Psychanal., 28, S. 609–622.

Falkenberg, I., Bartels, M. & Wild, B. (2008). Keep smiling! Facial reactions to emotional stimuli and their relationship to emotional contagion in patients with schizophrenia. Eur Arch Psychiatry Clin Neurosci, 258, S. 245–253.

Felsberger, H. (2014). Mentalisierungsbasierte Psychotherapie als intersubjektives Verfahren. In: Potthoff, P. & Wollnik, S. (Ed.), Die Begegnung der Subjekte. Die intersubjektiv-relationale Perspektive in Psychoanalyse und Psychotherapie. Gießen: Psychosozial-Verlag.

Felsberger, H. (2017). Vokale Matrix und Gruppenbindung – wie Hören und Sprechen in der Gruppe mentalisierte Affektivität und epistemisches Vertrauen ermöglichen. Gruppenpsychotherapie und Gruppendynamik, 53, S. 188–225.

Felsberger, H. (2018). Mentalisierungsbasierte Gruppenpsychotherapie in der Psychosenbehandlung. In: N., N. (Ed.), Psychodynamische Psychosen-Psychotherapie und sozialpsychiatrische Behandlung der Psychosen. Gießen: Psychosozial-Verlag.

Felsberger, H. (2022). Das Mentalisieren des Körpers braucht den Gegenwartsmoment der Gruppe. Gruppenpsychotherapie und Gruppendynamik: Beiträge zur Sozialpsychologie und therapeutischen Praxis, 58 (3), S. 235–244.

Felsberger, H. (2023). Improvised vocality of verbal communication in groups. A contribution to the conceptualization of the tripartite matrix in group analysis. In: Hopper, E. (Hrsg.), The Tripartite Matrix in the Developing Theory and Expanding Practice of Group Analysis: The Social Unconscious in Persons, Groups and Societies (1 ed., Vol. 4). London, New York: Routledge.

Ferri, F., Ebisch, S. J. H., Costantini, M., Salone, A., Arciero, G., Mazzola, V., Ferro, F. M., Romani, G. L. & Gallese, V. (2013). Binding Action and Emotion in Social Understanding. PLoS ONE, 8 (1 e54091).

Ferri, F., Frassinetti, F., Ardizzi, M., Costantini, M. & Gallese, V. (2012a). A Sensorimotor Network for the Bodily Self. J Cogn Neurosci, 24 (7), S. 1584–1595.

Ferri, F., Frassinetti, F., Mastrangelo, F., Salone, A., Ferro, F. M. & Gallese, V. (2012b). Bodily self and schizophrenia: the loss of implicit self-body knowledge. Conscious Cogn., 21 (3), S. 1365–1374.

Ferroni, F., Ardizzi, M., Magnani, F., Ferri, F., Langiulli, N., Rastelli, F. et al. (2022). Tool-use Extends Peripersonal Space Boundaries in Schizophrenic Patients. Schizophr Bull., 48 (5), S. 1085–1093.

Finzen, A. (1996). Das ist doch schizophren! Vom Mißbrauch der. Schizophrenie als gesellschaftliche Metapher. Psychologie heute, 23 (5), S. 38–41.

Fisher, K. (2020). It's time to end the fear and stigma of complex mental health problems such as schizophrenia. The Independent. https://www.independent.co.uk/voices/schizophrenia-mental-health-problems-fear-stigma-a9281391.html

Flakne, A. (2007). Contact/Improv: A Sunaestthetic Rejoinder to Derrida's Reading of Merleau-Ponty. Philosophy Today, 5, S. 42–49.

Flakne, A. (2019). Contact Improvisation and Embodied Social Cognition. In: Midgelow, V. L. (Hrsg.), The Oxford Handbook of Improvisation in Dance. Oxford Handbooks. (Online Edition ed.). Oxford: Oxford Academic.

Flakne, A. (2022). The Affection In-Between: From Common Sense to Sensing in Common. Athens, Ohio: Ohio University Press. Swallow Press.

Fonagy, P. (1995). Playing with reality: the development of psychic reality and its malfunction in borderline personalities. Int J Psychoanal, 76, S. 39–44.

Fonagy, P. (2008). The Mentalization-Focused Approach to Social Development. In: Busch, F. N. (Hrsg.), Mentalization. Theoretical considerations, research findings and clinical implications. New York: The Analytic Press. Taylor & Francis Group, LLC.

Fonagy, P. & Allison, E. (2014). The role of mentalizing and epistemic trust in the therapeutic relationship. Psychotherapy, 51, S. 372–380.

Fonagy, P. & Bateman, A. W. (2007). Mentalizing and borderline personality disorder. Journal of Mental Health, 16, S. 83–101.

Fonagy, P., Bateman, A. & Bateman, A. (2011). The widening scope of mentalizing: A discussion. Psychology and Psychotherapy: Theory, Research and Practice, 84, S. 98–110.

Fonagy, P., György, G., Jurist, E. & Target, M. (2004). Affektregulierung, Mentalisierung und die Entwicklung des Selbst. Klett-Cotta: Stuttgart.

Fonagy, P., Leigh, T., Steele, M., Steele, H., Kennedy, R., Mattoon, G. et al. (1996). The relation of attachment status, psychiatric classification, and response to psychotherapy. J Consult Clin Psychol, 64 (1), S. 22–31.

Fonagy, P., Luyten, P. & Allison, E. (2015). Epistemic Petrification and the restoration of epistemic trust: A new conceptualization of Borderline Personality Disorder nd its psychosocial treatment. Journal of Personality Disorders, 29 (5), S. 575–609.

Fonagy, P., Luyten, P., Allison, E. & Campbell, C. (2017). What we have changed our minds about: Part 1. Borderline personality disorder as a limitation of resilience. Borderline Personality Disorder and Emotion Dysregulation, 4 (1), S. 1–11.

Fonagy, P., Luyten, P., Moulton-Perkins, A., Lee, Y. W., Warren, F., Howard, S. et al. (2016). Development and Validation of a Self-Report Measure of Mentalizing: The Reflective Functioning Questionnaire. PLoS One, 11 (7 e0158678).

Fonagy, P. & Nolte, T. (Hrsg.). (2023). Epistemisches Vertrauen – Vom Konzept zur Anwendung in Psychotherapie und psychosozialer Beratung. Stuttgart: Klett-Cotta.

Fonagy, P., Steele, H. & Steele, M. (1991). Maternal representations of attachment during pregnancy predict the organization of infant-mother attachment at one year of age. Child Development, 62 (5), S. 891–905.

Fonagy, P. & Target, M. (2006). Psychoanalyse und die Psychopathologie der Entwicklung. Stuttgart: Klett-Cotta.

Foroni, F. & Semin, G. R. (2011). When does mimicry affect evaluative judgement? Emotion, 11, S. 687–690.

Fortuna, J. M. (1995). The Windhorse Program for Recovery. In: Warner, R. (Hrsg.), Alternatives to the hospital for acute psychiatric treatment (S. 171–189). Washington, DC: American Psychiatric Assiciation Publishing.

Foulkes, S. H. (1957). Psycho-analysis, Group Psychotherapy, Group Analysis. In: Foulkes, S. H. (Hrsg.), Therapeutic Group Analysis. (S. 120–132). London: Karnac.

Foulkes, S. H. & Anthony, J. (1957). Group psychotherapy: The psycho-analytisch approach. Harmondsworth: Penguin.

Frame, J. (1860). The philosophy of insanity. By a Late Inmate of the Glasgow Asylum for Lunatics at Gartnavel. Edinburgh, London, Glasgow: MacLachlan & Stewart, Houston & Wright, William Love.

Freud, S. (1894). Die Abwehr-Neuropsychosen. Versuch einer psychologischen Theorie der acquirierten Hysterie, vieler Phobien und Zwangsvorstellungen und gewisser hallucinatorischer Psychosen. Neurol Zbl, 13, S. 362–364.

Freud, S. (1911). Psychoanalyitsche Bemerkungen über einen autobiographisch beschriebenen Fall von Paranoia (Dementia paranoides). Vol. GW VIII. Frankfurt am Main: S. Fischer.

Freud, S. (1923). Das Ich und das Es. In (Vol. GW XIII, S. 237–289). Frankfurt am Main: S. Fischer.

Friedman, R. (2004). Safe Space and Relational Pathology. International Journal of Counseling and Psychotherapy, 2, S. 108–114.

Friedman, R. (2014). Group Analysis Today – Developments in Intersubjectivity. Group Analysis, 47 (3), S. 194–200.

Friedman, R. (2018). Die Soldatenmatrix und andere psychoanalytische Zugänge zur Beziehung von Individuum und Gruppe. Gießen: Psychosozial-Verlag.

Friedman, R. (2019). Dreamtelling, Relations, and Large Groups. New Developments in Group Analysis. London: Routledge.

Frith, C. D. (1992). The cognitive neuropsychology of schizophrenia. Hove, England: Erlbaum.

Frith, C. D. (2004). Schizophrenia and theory of mind. Psychological Medicine, 34, S. 385–389.

Froese, T. (2018). Searching for the conditions of genuine intersubjectivity: From agent-based models to perceptual crossing experiments. In: A. Newen, L. D. B. & S. Gallagher (Hrsg.), The Oxford handbook of 4e cognition (S. 163–186). Oxford, UK: Oxford University Press.

Froese, T. (2020). Temporality and affectivity in depression and schizophrenia.

Froese, T. & Fuchs, T. (2012). The extended body: A case study in the neurophenomenology of social interaction. Phenomenology and the Cognitive Sciences, 11 (2), S. 205–235.

Froese, T. & Krueger, J. (2020). Lost in the Socially Extended Mind: Genuine Intersubjectivity and Disturbed Self-Other Demarcation in Schizophrenia. In: Tewes, C. & Stanghellini, G. (Hrsg.), Time and Body: Phenomenological and Psychopathological Approaches: Cambridge University Press.

Froese, T., Stanghellini, G. & Bertelli, M. O. (2013). Is it normal to be a principal mindreader? Revising theories of social cognition on the basis of schizophrenia and high functioning autism-spectrum disorders. Research in Developmental Disabilities, 34 (5), S. 1376–1387.

Fromm-Reichmann, F. (1948). Notes on the development of treatment of schizophrenics by psychoanalytic psychotherapy. Psychiatry, Aug;11(3):263–273.

Fuchs, T. (2000). Das Gedächtnis des Leibes. Phänomenologische Forschungen, 5, S. 71–89.

Fuchs, T. (2003). Non-verbale Kommunikation: Phänomenologische, entwicklungspsy-chologische und therapeutische Aspekte. Z Klin Psychol Psychiatr Psychother, 51, S. 333–345.

Fuchs, T. (2005). Corporealized and Disembodied Minds: A Phenomenological View of the Body in Melancholia and Schizophrenia. Philosophy, Psychiatry & Psychology, 12 (2), S. 95–107.

Fuchs, T. (2008). Das Gehirn – Ein Beziehungsorgan. Eine phänomenologisch-ökologische Konzeption. Stuttgart.

Fuchs, T. (2010). Subjectivity and intersubjectivity in psychiatric diagnosis. Psychopathology, 43, S. 268–274.

Fuchs, T. (2011). Psychopathologie der Hyperreflexivität. DZPhil, 59 (4), S. 565–576.

Fuchs, T. (2013). Temporality and psychopathology. Phenom Cogn Sci., 1, S. 75–104.

Fuchs, T. (2014). Wolfgang Blankenburg: Der Verlust der natürlichen Selbstversändlichkeit. In: Micali, S. & Fuchs, T. (Hrsg.), Wolfgang Blankenburg – Psychiatrie und Phänomenologie (S. 80–97). Freiburg/München: Verlag Karl Alber.

Fuchs, T. (2016). Intercorporeality and Interaffectivity.

Fuchs, T. (2017a). Das Gehirn – ein Beziehungsorgan. Eine phänomenologisch-ökologische Konzeption. Stuttgart: Kohlhammer.

Fuchs, T. (2017b). Intercorporeality and interaffectivity. In: Meyer C, S. J. & Jordan, S. (Hrsg.), Intercorporeality: emerging socialities in interaction. (S. 3–24). Oxford: Oxford University Press.

Fuchs, T. (2018). Zwischenleibliche Resonanz und Interaffektivität. Psychodyn Psychother, 17, S. 211–221.

Fuchs, T. (2019). Body memory and the unconscious. In: Gipps, R. & Lacewing, M. (Hrsg.), The Oxford handbook of philosophy and psychoanalysis (S. 457–470). Oxford, UK: Oxford University Press.

Fuchs, T. (2020). The Circularity of the Embodied Mind. Front. Psychol., 11, S. 1707.

Fuchs, T. (2022). Zwischenleibliche Diagnostik. In: Höfner, C. & Hochgerner, M. (Hrsg.), Psychotherapeutische Diagnostik (S. 63–73). Berlin Heidelberg: Springer.

Fuchs, T., de Haan, S., Ludwig, M. & Martin, L. (2022). Selbst- und Welterleben in der Schizophrenie: Die phänomenologischen Interviews EASE und EAWE: Kohlhammer.

Fuchs, T. & De Jaegher, H. (2009). Enactive intersubjectivity: Participatory sense-making and mutual incorporation. Phenomenology and the Cognitive Sciences, 8, S. 465–486.

Fuchs, T. & Koch, S. C. (2014). Embodied affectivity: on moving and being moved. Front Psychol, 6 (5), S. 508.

Fuchs, T. & Röhricht, F. (2017). Schizophrenia and intersubjectivity. An embodied and enactive approach to psychopathology and psychotherapy. Philosophy, Psychiatry & Psychology, 24.

Fuchs, T. & Schlimme, J. (2009). Embodiment and psychopathology: a phenomenological perspective. Current Opinion in Psychiatry, 22, S. 570–575.

Fusar-Poli, P., Deste, G., Smieskova, R., Barlati, S., Yung, A. R., Howes, O. et al. (2012). Cognitive functioning in prodromal psychosis: A meta-analysis. Archives of General Psychiatry, 69 (6), S. 562–571.

Gaebel, W., Baumann, A. & Witte, M. (2002). Einstellungen der Bevölkerung gegenüber schizophren Erkrankten in sechs bundesdeutschen Großstädten. Nervenarzt, 73, S. 665–670.

Gagliardini, G., Gullo, S., Caverzasi, E., Boldrini, A., Blasi, S. & Colli, A. (2018). Assessing mentalization in psychotherapy: first validation of the Mentalization Imbalances Scale. Res Psychother, 21 (3), S. 399.
Galbusera, L., Finn, M.T. & Fuchs, T. (2018). Interactional synchrony and negative symptoms: An outcome study of body-oriented psychotherapy for schizophrenia. Psychotherapy Research, 28 (3), S. 457–469.
Gallagher, S. (2013). The socially extended mind. Cognitive Systems Research, 2377.
Gallagher, S. & Zahavi, D. (2012). The phenomenological mind. Abingdon, NewYork: Routledge.
Gallese, V. (2003). The roots of empathy: the shared manifold hypothesis and the neural basis of intersubjectivity. Psychopathology, 36, S. 171–180.
Gallese, V. (2005). Embodied simulation: From neurons to phenomenal experience. Phenomenology and the Cognitive Sciences, 4, S. 23–48.
Gallese, V. (2014). Bodily selves in relation: embodied simulation as second-person perspective on intersubjectivity. Philos Trans R Soc Lond B Biol Sci, 369 (1644): 20130177. doing: 10.1098/rstb.2013.0177.
Gallese, V. (2021). Interpersonal Relations in Schizophrenia. On Gallese Talks. Interdisciplinary talks on neuroscience. [YouTube.com/unituebingen]. Deutschland.
Gallese, V. & Caruana, F. (2016). Embodied simulation: Beyond the expression/experience dualism of emotions. Trends in Cognitive Sciences, 20 (6), S. 397–398.
Gallese, V. & Cuccio, V. (2015). The Paradigmatic Body – Embodied Simulation, Intersubjectivity, the Bodily Self, and Language. In: Metzinger, T. & Windt, J.M. (Hrsg.), Open MIND: 14(T). Frankfurt am Main: MIND Group.
Gallese, V., Eagle, M.N. & Migone, P. (2007). Intentional Attunement: Mirror Neurons and the Neural Underpinnings of Interpersonal Relations. Journal of the American Psychoanalytic Association, 55 (1), S. 131–175.
Gallese, V. & Sinigaglia, C. (2010). The bodily self as power for action. Neuropsychologia, 48, S. 746–755.
Gallois, C., Ogay, T. & Giles, H. (2005). Communication accommodation theory: A look back and a look ahead. In: Gudykunst, W. (Hrsg.), Theorizing about intercultural communication (S. 121–148). Thousand Oaks, CA: Sage.
Gallotti, M. & Frith, C.D. (2013). Social cognition in the we-mode. Trends Cogn Sci, 17 (4), S. 160–165.
Garrod, S. & Pickering, M.J. (2004). Why is conversation so easy? Trends in Cognitive Sciences, 8 (1), S. 8–11.
Gelb, A. (1969). Zur medizinischen Psychologie und philosophischen Anthropologie. (Reprogr. Nachdr. aus: Acta Psychologica 3, 1937, 193–271). Darmstadt: Wiss. Buchges.
Gergely, G. & Watson, J.S. (1996). The social biofeedback theory of parental affect-mirroring: The development of emotional self-awareness and self-control in infancy. The International Journal of Psychoanalysis, 77 (6), S. 1181–1212.

Gerlek, S. (2020). Korporalität und Praxis – Revision der Leib-Körper-Differenz in Maurice Merleau-Pontys philosophischem Werk. Leiden, NL: Brill & Fink.

Gerrans, P. (2014). The measure of madness: Philosophy of mind, cognitive neuroscience, and delusional thought. Cambridge, MA: MIT Press.

Giles, H., Mulac, A., Bradac, J. J. & Johnson, P. (1987). Speech accommodation theory: The first decade and beyond. In: Mclaughlin, M. (Hrsg.), Communication yearbook (Vol. 10, S. 13–48). Beverly Hills, CA: Sage.

Gimenez, G. (2011). Polyphonic Listening and Associative Work in a Psychoanalytic Group of Schizophrenic Patients. Group Analysis, 44 (2), S. 208–221.

Goldstein, K. (1948). Language and Language Disturbances: Aphasic Symptom Complexes and Their Significance for Medicine and Theory of Language.

Goldstein, K. & Gelb, A. (1918). Psychologische Analysen hirnpathologischer Fälle auf Grund von Untersuchungen Hirnverletzter. Zs. f. d. ges. Neurol. u. Psychiat., 41, S. 1–142.

González de Chávez, M. G. (2008). ›Psicoterapia de grupo y esquizofrenia‹ [›Group psychotherapy and schizophrenia‹]. In: Alanen, Y. O., González De Chávez, M., Silver, a-L. S. & Martindale, B. (Hrsg.), Abordajes Psicoterapéuticos de las Psicosis Esquizofrénicas [Psychotherapeutic Approaches to Schizophrenic Psychoses]. Madrid: Fundación para la Investigación y Tratamiento de la Esquizofrenia y otras Psicosis.

González de Chávez, M. & Urlić, I. (2019). Libro terapia de grupo en las psicosis. Madrid: Fundación para la investigación y tratamiento de la esquizofrenia y otras psicosis.

Grammer, K., Kruck, K. B. & Magnusson, M. S. (1998). The Courtship Dance: Patterns of Nonverbal Synchronization in Opposite-Sex Encounters. Journal of Nonverbal Behavior, 22 (3), S. 3–29.

Grassi, P. R., Zaretskaya, N. & Bartels, A. (2018). A Generic Mechanism for Perceptual Organization in the Parietal Cortex. Journal of Neuroscience, 38 (32), S. 7158–7169.

Gregory, C., Lough, S., Stone, V. E., Erzinclioglu, S., Martin, L., Baron-Cohen, S. & Hodges, J. (2002). Theory of mind in frontotemporal dementia and Alzheimer's disease: Theoretical and practical implications. Brain, 125, S. 752–764.

Gregory, R. L. (1973). The confounded eye. In: Gregory, R. L. & Gombrich, E. H. (Hrsg.), Illusion in Nature and Art. London: Duckworth.

Grimshaw, M. (2017). Presence through sound. In: Wöllner, C. (Hrsg.), Body, sound, and space in music and beyond. Multimodal explorations (S. 279–297). Abingdon, NewYork: Routledge.

Gross, G., Huber, G., Klosterkötter, J. & Linz, M. (1987). Bonner Skala für die Beurteilung von Basissymptomen (BSABS). Berlin, Heidelberg, New York: Springer.

Grube, M. (2006). Towards an empirically based validation of intuitive diagnostic: Rümke's ›praecox feeling‹ across the schizophrenia spectrum: preliminary results. Psychopathology, 39 (5), S. 209–217.

Gumley, A., Schwannauer, M., MacBeth, A. & Read, J. (2008). Emotional recovery and staying well after psychosis: An Attachment-based conceptualisation. Attachment: New Directions in Psychotherapy and Relational Psychoanalysis, 2, S. 127–148.

Gumley, A. I., Taylor, H. E., Schwannauer, M. & MacBeth, A. (2014). A systematic review of attachment and psychosis: measurement, construct validity and outcomes. Acta Psychiatr Scand., Apr. 129 (4), S. 257–274.

Gutiérrez-Lobos, K. & Trappl, E. (2006). Benachteiligung von Menschen mit psychischen Krankheiten im österreichischen Rechtssystem – Ein Beitrag zu Entstigmatisierung und Entdiskriminierung. Gefördert vom Forum Schizophrenie und Fond Gesundes Österreich.

Guyer, P. (2003). Kant on Common Sense and Scepticism. Kantian Review (7), S. 1–37.

Ha, C., Sharp, C., Ensink, K., Fonagy, P. & Cirino, P. (2013). The measurement of reflective function in adolescents with and without borderline traits. J Adolesc, 36 (6), S. 1215–1223.

Häfner, H. & an der Heiden, W. (1999). The course of schizophrenia in the light of modern follow-up studies: the ABC and WHO studies. Eur Arch Psychiatry Clin Neurosci, 249, S. 14–26.

Haker, H. & Rössler, W. (2009). Empathy in schizophrenia: Impaired resonance. Eur Arch Psychiatry Clin Neurosci, 259, S. 352–361.

Hamm, J. A., Leonhardt, B. L., Ridenour, J., Lysaker, J. T. & Lysaker, P. H. (2018). Phenomenological and recovery models of the subjective experience of psychosis: discrepancies and implications for treatment. Psychosis, 10 (4), S. 340–350.

Harder, S. & Rosenbaum, B. (2015). Psychosis. In: Luyten, P., Mayes, L. C., Fonagy, P., Target, M. & Blatt, S. J. (Hrsg.), Handbook of psychodynamic approaches to psychopathology (S. 259–286). Guilford: New York.

Hartwich, P. & Grube, M. (2015). Psychotherapie bei Psychosen. Berlin, Heidelberg: Springer.

Hatfield, E., Cacioppo, J. T. & Rapson, R. L. (1993). Emotional contagion. Current Directions in Psychological Science, 2 (3), S. 96–99.

Hausberg, M. C., Schultz, H., Piegler, T., Happach, C. G., Klöppel, M., Brütt, A. L. & Andreas, S. (2012). Is a self-rated instrument appropriate to assess mentalization in patients with mental disorders? Development and first validation of the Mentalization Questionnaire (MZQ). Psychotherapy Research, 22 (6), S. 699–709.

Hipólito, I., Gonçalves, J. & Pereira, J. (2018). Schizophrenia and Common Sense. Explaining the Relation Between Madness and Social Values. Studies in Brain and Mind: Springer Nature.

Hoffmann-Richter, U., Alder, B., Hinselmann, V. & Finzen, A. (1998). Schizophrenia as featured in the ›Neue Zurcher Zeitung‹. Psychiatr Prax, 25, S. 14–18.

Hoffmann-Richter, U., Forrer, F. & Finzen, A. (2003). Die Schizophrenie in der ›Frankfurter Allgemein Zeitung‹ – Eine Medienanalyse. Psychiatr Prax, 30, S. 4–7.

Homan, P. (2022). Früherkennung Psychosen: Was ist neu in der ICD-11? Psychiatrische Kolloquium 2022.
Hopper, E. (1991). Encapsulation as a defence against the fear of annihilation. Int. J Psychoanalysis, 72 (607–624).
Horan, W.P., Kring, A.M., Gur, R.E., Reise, S.P. & Blanchard, J. (2011). Development and psychometric validation of the Clinical Assessment Interview for Negative Symptoms (CAINS). Schizophr Res, 132 (2–3), S. 140–145.
Huber, G. (1966). Reine Defektsyndrome und Basisstadien endogener Psychosen. Fortschr Neurol Psychiatr Grenzgeb, 34, S. 409–426.
Huber, G. (1983). Das Konzept substratnaher Basissymptome und seine Bedeutung für Theorie und Therapie schizophrener Erkrankungen. Nervenarzt, 54, S. 23–32.
Huber, G. & Gross, G. (1989). The concept of basic symptoms in schizophrenic and schizoaffective psychoses. Recenti Prog Med, 80, S. 646–652.
Husserl, E. (1991). Ding und Raum. Hamburg: Meiner Felix Verlag GmbH.
Issartel, J., Marin, L. & Cadopi, M. (2007). Unintended interpersonal coordination:»can we march to the beat of our own drum?«. Neuroscience letters, 411 (3), S. 174–179.
Janata, P., Tomic, S.T. & Haberman, J.M. (2012). Sensorimotor coupling in music and the psychology of the groove. J Exp Psychol Gen., 141 (1), S. 54–75.
Jáni, M., Gajdoš, M., Ustohal, L., Hořínková, J. & Kašpárek, T. (2022). Successful mentalizing in schizophrenia is associated with specific recruitment of ventromedial prefrontal cortex and precuneus. Eur Psychiatry, 2022 Sep 1;65(Suppl 1), S. 334.
Jaspers, K. (1923). Allgemeine Psychopathologie. Berlin, Heidelberg: Springer.
Johannessen, J.O., Joa, I., Larsen, T.K. & Langeveld, J. (2013). Development of Early Intervention Services. In: Read, D.J., Bentall, P.R., Mosher, L., Read, J. & Dillon, J. (Hrsg.), Models of Madness: Psychological, Social and Biological Approaches to Psychosis (2 ed.): Routledge.
Jose, D., Ramachandra, R., Lalitha, K., Gandhi, S., Desai, G. & Nagarajaiah, D. (2015). Consumer perspectives on the concept of recovery in schizophrenia: A systematic review. Asian J Psychiatr., 14, S. 13–18.
Kalckert, A. (2021). The Body in the German Neurologe of the Earth twentieth Century. In: Ataria, Y., Tanaka, S. & Gallagher, S. (Hrsg.), Body Schema and Body Image: New Directions.
Kanas, N. (2001). Gruppenpsychotherapie für Patienten mit Schizophrenie und bipolaren Störungen. In: Tschuschke, V. (Hrsg.), Praxis der Gruppenpsychotherapie. Stuttgart: Georg Thieme Verlag.
Karterud, S. (2015). Mentalization-based group therapy (MBT-G): A theoretical, clinical, and research manual: Oxford University Press.
Katschnig, H. (1989). Die andere Seite der Schizophrenie. Patienten zu Hause. München: Psychologie Verlags Union.
Kawasaki, M., Yamada, Y., Ushiku, Y., Miyauchi, E. & Yamaguchi, Y. (2013). Interbrain synchronization during coordination of speech rhythm in human-to-human social interaction. Scientific Reports, 3.

Keller, P.E. & Appel, M. (2010). Individual Differences, Auditory Imagery, and the Coordination of Body Movements and Sounds in Musical Ensembles. Music Perception, 28 (1), S. 27–46.

Kircher, T. & Leube, D. (2007). Selbst-Fremd-Repräsentation und ihre Störungen bei Schizophrenie. In: Förstl, H. (Hrsg.), Theory of Mind. Neurobiologie und Psychologie sozialen Verhaltens (S. 285–294). Heidelberg: Springer Medizin Verlag.

Koehne, S., Behrends, A., Fairhurst, M.T. & Dziobek, I. (2016). Fostering Social Cognition through an Imitation- and Synchronization-Based-Dance/Movement Intervention in Adults with Autism Spectrum Disorder: A Controlled Proof-of-Concept Study. Psychother Psychosom, 85, S. 27–35.

Köhncke, D. & Mies, T. (2012). Der Matrixbegriff und die intersubjektive Wende – Der gruppenanalytische Blick auf das Unbewusste. Gruppenpsychotherapie und Gruppendynamik, 48, S. 26–52.

Kraepelin, E. (1899). Psychiatrie. Ein Lehrbuch für Studirende und Aerzte. Leipzig: J.A. Barth.

Krämer, S. (2003). Negative Semiologie der Stimme. Reflexionen über die Stimme als Medium der Sprache. In: Epping-Jäger, C. & Linz, E. (Hrsg.), Medien/ Stimmen (S. 65–84). Köln: Dumont.

Krämer, S. (2006). Die ›Rehabilitierung der Stimme‹. Über die Oralität hinaus. In: Kolesch, D. & Krämer, S. (Hrsg.), Stimme (S. 269–295). Frankfurt a. M: Suhkamp.

Krause, R. (2003). Das Gegenwartsunbewusste als kleinster gemeinsamer Nenner aller Techniken – Integration und Differenzierung als Zukunft der Psychotherapie. Psychotherapie, 8. Jahrg. 2003 (2), S. 316–325.

Kretschmer, E. (1921). Körperbau und Charakter. Untersuchungen zum Konstitutionsproblem und zur Lehre von den Temperamenten. Heidelberg, Berlin: Springer.

Krueger, J. (2011). Extended cognition and the space of social interaction. Consciousness and Cognition, 20 (3), S. 643–657.

Krueger, J. (2013). Ontogenesis of the socially extended mind. Cognitive Systems Research, 25–26, S. 40–46.

Krueger, J. (2014). Affordances and the musically extended mind. Frontiers in Psychology, 4, S. 1–13.

Krueger, J. & Aiken, A.T. (2016). Losing social space: Phenomenological disruptions of spatiality and embodiment in Moebius syndrome and schizophrenia. In: J. Reynolds, R.S. (Hrsg.), Phenomenology and science (S. 121–139). New York, NY: Palgrave Macmillan.

Krueger, J. & Michael, J. (2012). Gestural coupling and social cognition: Möbius Syndrome as a case study. Frontiers in Human Neuroscience, 6 (81), S. 1–14.

Krüger, R.T. (2020). Störungsspezifische Psychodramatherapie. Theorie und Praxis. Göttingen: Vandenhoeck & Ruprecht.

Krüger, R.T. (2023). Das Lachen in die Psychiatrie bringen. Mentalisationsorientierte und metakognitive Psychodramatherapie von Psychosen. Unpublished manuscript.

Küchenhoff, J. (2012). Psychose. Gießen: Psychosozial.
Kupper, Z., Ramseyer, F., Hoffmann, H. & Tschacher, W. (2015). Nonverbal Synchrony in Social Interactions of patients with Schizophrenia Indicates Socio-Communicative Deficits. PLoS One, 10 (12).
Kyselo, M. (2016). The minimal self needs a social update. Philosophical Psychology.
Lacan, J. (1997). Das Seminar III. Die Psychosen [1955/56]. Weinheim, Berlin: Quadriga.
Lakin, J. L. & Chartrand, T. L. (2003). Using nonconscious behavioral mimicry to create affiliation and rapport. Psychol Sci, 14 (4), S. 334–339.
Lana, F., Marcos, S., Mollá, L., Vilar, A., Pérez, V., Romero, M. & Martí, J. (2015). Mentalization Based Group Psychotherapy for Psychosis: A Pilot Study to Assess Safety, Acceptance and Subjective Efficacy. Int J Psychol Psychoanal, 1 (2).
Lau, S. (2021). Die Schizophrenie im Entwurf der ICD-11 und Implikationen für die Beurteilung der Schuldfähigkeit. Forens Psychiatr Psychol Kriminol, 15, S. 13–19.
Laurin, A., Ramoz, N., Mäler, A., Dereux, A., Zajac, J., Bonjour, M. et al. (2021). Self-consciousness impairments in schizophrenia with and without first rank symptoms using the moving rubber hand illusion. Consciousness and Cognition, 93 (7).
Lavelle, M., Healey, P. G. T. & McCabe, R. (2013). Is nonverbal communication disrupted in interactions involving patients with schizophrenia? Schizophrenia Bulletin, 39 (5), S. 1150–1158.
Lee, H. S., Hong, S. J. J., Baxter, T. et al. (2021). Altered peripersonal space and the bodily self in schizophrenia: a virtual reality study. Schizophr Bull, 47 (4), S. 927–937.
Leikert, S. (Hrsg.). (2022). Das körperliche Unbewusste in der psychoanalytischen Behandlungstechnik. Frankfurt am Main: Brandes & Apsel.
Lemma, A. (2018). Der Körper spricht immer. Körperlichkeit in psychoanalytischen Therapien und jenseits der Couch. Frankfurt a. M.: Brandes & Apsel.
Lempa, G. (2020). Psychoanalytische Therapie der Schizophrenie. Welche Modifikationen der Behandlungstechnik sind erforderlich? Psychotherapie, 25 (1), S. 95–111.
Lempa, G. & Böker, H. (1999). Theorie und Therapie der schizophrenen Psychose aus psychoanalytischer Sicht. Psychotherapie, 4. Jahrg. (1).
Lempa, G., von Haebler, D. & Montag, C. (2016). Psychodynamische Psychotherapie der Schizophrenien: Ein Manual. Gießen: Psychosozial-Verlag.
Liberman, A. M. (1996). Speech: A special code: The MIT Press.
Lidz, T., Cornelison, A., Fleck, S. & Terry, D. (1969). Spaltung und Strukturverschiebung in der Ehe. In: Schizophrenie und Familie. Frankfurt/M.: Suhrkamp.
Lieberman, M. D. (2007). Social cognitive neuroscience: a review of core processes. Annual Review of Psychology, 58, S. 259–289.

Lieberz, J., Shamay-Tsoory, S. G., Saporta, N., Esser, T., Kuskova, E., Stoffel-Wagner, B. et al. (2021). Loneliness and the Social Brain: How Perceived Social Isolation Impairs Human Interactions. Adv. Sci.

Lorenzer, A. (1970). Sprachzerstörung und Rekonstruktion: Vorarbeiten zu einer Metatheorie der Psychoanalyse. Frankfurt a. M.: Suhrkamp.

Luyten, P. & Fonagy, P. (2015). The Neurobiology of Mentalizing. Personality Disorders: Theory, Research, and Treatment, 6 (4), S. 366–379.

Luyten, P., Fonagy, P., Lowyck, B. & Vermote, R. (2012). Assessment of mentalization. In: Bateman, A. W. & Fonagy, P. (Hrsg.), Handbook of Mentalizing in Mental Health Practice (S. 43–65). Washington DC/London: American Psychiatric Publishing.

Lysaker, P. H., Buck, K. D., Carcione, A., Procacci, M., Salvatore, G., Nicolò, G. & Dimaggio, G. (2011a). Addressing metacognitive capacity for self reflection in the psychotherapy for schizophrenia: a conceptual model of the key tasks and processes. Psychology and Psychotherapy: Theory, Research and Practice, 84 (1), S. 58–69.

Lysaker, P. H., Buck, K. D., Fogley, R. L., Ringer, J., Harder, S., Hasson-Ohayon, H. et al. (2013). The Mutual Development of Intersubjectivity and Metacognitive Capacity in the Psychotherapy for Persons With Schizophrenia. J Contemp Psychother, 43, S. 63–72.

Lysaker, P. H., Buck, K., Pattison, M., Beasley, R., Hillis-Mascia, J. & Hamm, J. (2019). Supervision in the Psychotherapy of Schizophrenia: Awareness of and Mutual Reflection upon Fragmentation. American journal of psychoanalysis, 79, S. 284–303.

Lysaker, P. H., Buck, K. D. & Ringer, J. (2007). The recovery of metacognitive capacity in schizophrenia across 32 months of individual psychotherapy: A case study. Psychotherapy Research, 17 (6), S. 713–720.

Lysaker, P. H., Dimaggio, G. & Brüne, M. (2014a). Social cognition and metacognition in schizophrenia: Psychpathology and treatment approaches. In: Lysaker, P. H., Dimaggio, G. & Brüne, M. (Hrsg.), (S. 313–327): Elsevier Academic Press.

Lysaker, P. H., Dimaggio, G., Daroyanni, P., Buck, K. D., LaRocco, V. A., Carcione, A. & Nicolo, G. (2010). Assessing metacognition in schizophrenia with the Metacognition Assessment Scale: Associations with the Social Cognition and Object Relations Scale. Psychology and Psychotherapy, 83, S. 303–315.

Lysaker, P. H., Gumley, A. & Dimaggio, G. (2011b). Metacognitive disturbances in persons with severe illness: Theory, correlates with psychopathology and models of psychotherapy. Psychol Psychother, 84, S. 1–8.

Lysaker, P. H., Hillis, J., Leonhardt, B. L., Kukla, M. & Buck, K. D. (2014b). Metacognition in schizophrenia spectrum disorders: Methods of assessment and associations with psychosocial function, neurocognition, symptoms, and cognitive style. In: Lysaker, P. H., Dimaggio, G. & Brüne, M. (Hrsg.), Social cognition and metacognition in schizophrenia: Psychpathology and treatment approaches (S. 99–113): Elsevier Academic Press.

Lysaker, P.H., Johannesen, J.K. & Lysaker, J.T. (2005). Schizophrenia and the experience of intersubjectivity as threat. Phenom Cogn Sci, 4, S. 335–352.

Lysaker, P.H. & Klion, R.E. (2017). Recovery, meaning-making, and severe mental illness: A comprehensive guide to metacognitive reflection and insight therapy. London: Routledge.

Lysaker, P.H. & Lysaker, J.T. (2010). Schizophrenia and alterations in self-experience: a comparison of 6 perspectives. Schizophrenia bulletin, 36 (2), S. 331–340.

Lysaker, P.H., Roe, D., Ringer, J., Gilmore, E.M. & Yanos, P.T. (2012). Change in self-stigma among persons with schizophrenia enrolled in rehabilitation: associations with self-esteem and positive and emotional discomfort symptoms. Psychol Serv, 9 (3), S. 240–247.

MacBeth, A. (2008). The function of attachment in First Episode Psychosis: A theoretical integration and clinical investigation. Volume 1., University of Glasgow.

MacBeth, A. & Gumley, A. (2008). Premorbid adjustment, symptom development and quality of life in first episode psychosis: a systematic review and critical reappraisal. Acta Psychiatr Scand., 117 (2), S. 85–99.

MacBeth, A., Gumley, A., Schwannauer, M. & Fisher, R. (2011). Attachment states of mind, mentalization, and their correlate in a first-episode psychosis sample. Psychology and Psychotherapy: Theory, Research and Practice, 84, S. 42–57.

Maiese, M. (2015). Thought insertion as a disownership symptom. Phenom Cogn Sci, 14, S. 911–927.

Maiese, M. (2016). Embodied Selves and Divided Minds. Oxford: Oxford University Press.

Malla, A.K. & Payne, J. (2005). First-episode psychosis: Psychopathology, Quality of Life and functional outcome. Schizophrenia Bulletin, 31, S. 650–671.

Malloch, S. (2017). Establishing a therapy of musicality: The embodied narratives of myself with others. In: Daniel, S. & Trevarthen, C. (Hrsg.), Companionship: The Rhythm of Relating in Children's Therapies (S. 63–81). London: Jessica Kingsley.

Malloch, S. & Trevarthen, C. (2009). Communicative Musicality: Exploring the Basis of Human Companionship. Oxford: Oxford University Press.

Malloch, S.N. (1999). Mothers and infants and communicative musicality. Musicae Scientiae, 3, S. 29–57.

Mannheim, K. (1935). Man and Society in an Age of Reconstruction. London: Kegan, Paul.

Marková, I. (2016). The dialogical mind: common sense and ethics. Cambridge, United Kingdom: Cambridge University Press.

Martin, D., Philips, M., Greenstone, H., Davies, J., Stewart, G., Ewins, E. & Zammit, S. (2023). Examining the Relationship Between Trauma, Post-Traumatic Stress Disorder and Psychosis in Patients in a UK Secondary Care Service. Psychiatric Research & Clinical Practice, 5 (2), S. 51–59.

Marty, P. & de M'Uzan, M. (1963). La »pensée opératoire«. Revue française de psychanalyse, XXII, S. 345–356.

Marty, P., M'Uzan, M. d. & David, C. (1963). L'investigation psychosomatique. Paris: Presses Universitaires de France.

Mathys, C., Daunizeau, J., Friston, K. J. & Stephan, K. E. (2011). A Bayesian foundation for individual learning under uncertainty. Frontiers in Human Neuroscience, 5, Article 39.

McGorry, P. D., Hickie, I. B., Yung, A. R., Pantelis, C. & Jackson, H. J. (2006). Clinical staging of psychiatric disorders: a heuristic framework for choosing earlier, safer and more effective interventions. Aust N Z J Psychiatry, 2006 Aug;40(8), S. 616–622.

McGorry, P. D. & Nelson, B. (2019). Transdiagnostic psychiatry: premature closure on a crucial pathway to clinical utility for psychiatric diagnosis. World Psychiatry, 2019 Oct;18(3), S. 359–360.

Mead, G. H. (1934). The Mead Project. Section 9. The Vocal Gesture and the Significant Symbol. S. 61–68. Retrieved 20 October 2023, from https://www.brocku.ca/MeadProject/Mead/pubs2/mindself/Mead_1934_09.html

Mead, G. H. (1962 [1934]). Mind, Self and Society. Chicago: The University of Chicago Press.

Mende, S. (2000). Die Wiener Heil- und Pflegeanstalt »Am Steinhof« in der Zeit des NS-Regimes in Österreich. In: Gabriel, E. & Neugebauer, W. (Hrsg.), NS-Euthanasie in Wien (S. 61–73). Wien/Köln/Weimar.

Mentzos, S. (1991). Psychodynamische Modelle in der Psychiatrie. Göttingen: Vandenhoeck & Ruprecht.

Mentzos, S. (2009). Lehrbuch der Psychodynamik. Die Funktion der Dysfunktionalität psychischer Störungen. Göttingen: Vandenhoeck & Ruprecht.

Mentzos, S. (2011). Lehrbuch der Psychodynamik. Die Funktion der Dysfunktionalität psychischer Störungen. Göttingen: Vandenhoeck & Ruprecht.

Merleau-Ponty, M. (1945). Phénoménologie de la perception. Paris: Gallimard.

Merleau-Ponty, M. (1964). The primacy of perception. Evanston, IL: Northwestern University Press.

Merleau-Ponty, M. (1965 [1974]). Phänomenologie der Wahrnehmung. Berlin: Walter de Gruyter & Co.

Merleau-Ponty, M. (1966). Phänomenologie der Wahrnehmung, Übers. v. Rudolf Böhm. Berlin: de Gruyter.

Merleau-Ponty, M. (2003). Das Primat der Wahrnehmung. Frankfurt am Main: Suhrkamp.

Messias, E. L., Chen, C. Y. & Eaton, W. W. (2007). Epidemiology of schizophrenia: review of findings and myths. Psychiatr Clin North Am, 30 (3), S. 323–338.

Messner, S. (Writer) (2019). Die Vermessung der Psyche. Ein Feature über digitale Therapeuten. [Radio]. In 5, W. (Producer), ARD Radio Feature. Deutschland: ARD Radio Feature.

Metzner, S. (2010). About Being Meant: Music Therapy with an In-patient Suffering from Psychosis. Nordic Journal of Music Therapy, 19 (2), S. 133–150.

Mies, T. (1992). Thesen zum Matrixbegriff. Individuelles und gemeinsames Unbewusstes in Gruppen (Publication.: https://gruppenanalyse-muenster.de/wp-content/uploads/2020/07/Thomas-Mies_Thesen-zum-Matrixbegriff-von-Foulkes.pdf

Minkowski, E. (1927). La schizophrénie. Psychopathologie des schizoides et des schizophrènes. Paris: Payot.

Minkowski, E. (1933). Le temps vecu. Paris, France: d'Arey.

Mitchell, S.A. (1988). Relational concepts in psychoanalysis: An integration. Cambridge, MA: Harvard University Press.

Montag, C., Haase, L., Seidel, D., Bayerl, M., Gallinat, J., Herrmann, U. & Dannecker, K. (2014). A pilot RCT of psychodynamic group art therapy for patients in acute psychotic episodes: feasibility, impact on symptoms and mentalising capacity. Plos One, 9 (11 e112348).

Moore, K. (2021). The Woman They Could Not Silence: One Woman, Her Incredible Fight for Freedom, and the Men Who Tried to Make Her Disappear: Sourcebooks.

Morrison, A.P., Frame, L. & Larkin, W. (2003). Relationships between trauma and psychosis. Br J Clin Psychol, 42, S. 331–353.

Mosher, L.R., Menn, A. & Matthews, S.M. (1975). Soteria: Evaluation of home-based treatment for schizophrenia. American Journal of Orthopsychiatry, 45, S. 455–467.

Moskalewicz, M. (2016). Three modes of distorted temporal experience in addiction: daily life, drug ecstasy and recovery – a phenomenological perspective. Archive Hist Philo Soc thought Special Issue: Phenomenol Soc Sci, 61, S. 197–211.

Moskalewicz, M. & Fuchs, T. (2023). Psychotic disorders of space and time – A contribution of Erwin W. Straus. Front. Psychiatry, 14.

Moskalewicz, M. & Messas, G. (2022). Lived future in addiction. Sucht, 68, S. 83–88.

Murakami, Y. (2013). Affection of contact and transcendental telepathy in schizophrenia and autism. Phenomenology and the Cognitive Sciences, 12 (1), S. 179–194.

Murray, L. & Trevarthen, C. (1986). The infant's role in mother–infant communications. Journal of Child Language, 13 (1), S. 15–29.

Nelson, B., Sass, L.A. & Škodlar, B. (2009). The Phenomenological Model of Psychotic Vulnerability and Its Possible Implications for Psychological Interventions in the Ultra-High Risk (›Prodromal‹) Population. Psychopathology, 42, 283–292.

Neto, I.M. (2014). Psicopatologia relacional – Os Grupos Grupanalíticos como situações de eleição para o seu diagnóstico e elaboração. RevistaOnline.

Neto, I.M. (2017). Multi-Family Group Analysis – (MFGA). Current Psychiatry Reviews, 13 (3), S. 165–170.

Neugebauer, L. & Aldridge, D. (1998). Communication, Heart Rate and the Musical Dialogue. British Journal of Music Therapy, 12 (2), S. 46–52.

Newen, A., De Bruin, L. & Gallagher, S. (2018). The Oxford Handbook 4E Cognition. New York: Oxford University Press.

NICE – National Institute for Health and Care Excellence (Hrsg.) (2014). Psychosis and schizophrenia in adults: prevention and management. Clinical guideline CG178. from https://www.nice.org.uk/guidance/cg178/resources/psychosis-and-schizophrenia-in-adults-prevention-and-management-pdf-35109758952133

Nitsun, M. (1996). The Anti-group: Destructive Forces in Groups and their Creative Potential. London: Routledge.

Niznikiewicz, M. A., Kubicki, M., Mulert, C. & Condray, R. (2013). Schizophrenia as a Disorder of Communication. Schizophrenia Research and Treatment, 2013.

Noel, J. P., Failla, M. D., Quinde-Zlibut, J. M. et al. (2020). Visual-tactile spatial multisensory interaction in adults with autism and schizophrenia. Front Psychiatry, 11.

O'Farrell, M. (2007). The Vanishing Act of Esme Lennox. London: Headline Review.

Ogden, T. H. (2004). Gespräche im Zwischenreich des Träumens – Der analytische Dritte in Träumen, Dichtung und analytischer Literatur. Gießen: Psychosozial Verlag.

Ogden, T. H. (2006). Frühe Formen des Erlebens. Gießen: Psychosozial-Verlag.

Ohlmeier, D. (1976). Gruppeneigenschaften des psychischen Apparates. In: Eicke, D. (Hrsg.), Die Psychologie des 20. Jahrhunderts (Vol. 2, S. 1133–1144). Zürich: Kindler Verlag.

Olson, M., Seikkula, J. & Ziedonis, D. (2014). The key elements of dialogic practice in Open Dialogue. Worcester, MA: The University of Massachusetts Medical School.

Orfanos, S., Banks, C. & Priebe, S. (2015). Are Group Psychotherapeutic Treatments Effective for Patients with Schizophrenia? A Systematic Review and Meta-Analysis. Psychother Psychosom, 84, S. 241–249.

Packard, E. P. W. (1874 [2018]). Modern Persecution or Married Woman's Liabilities. Hartford [London]: Case, Lockwood & Brainard, Printers and Binders [Forgotten Books].

Palaniyappan, L., Homan, P. & Alonso-Sanchez, M. F. (2023). Language Network Dysfunction and Formal Thought Disorder in Schizophrenia. Schizophr Bull, Mar 15; 49(2), S. 486–497.

Pantelis, C., Velakoulis, D., McGorry, P. D., Wood, S. J., Suckling, J., Phillips, L. J., Yung, A. R., Bullmore, E. T., Brewer, W., Soulsby, B., Desmond, P. & McGuire, P. K. (2003). Neuroanatomical abnormalities before and after onset of psychosis: a cross-sectional and longitudinal MRI comparison. Lancet, 361 (9354), S. 281–288.

Park, S., Matthews, N. & Gibson, C. (2008). Imitation, simulation, and schizophrenia. Schizophr Bull, 34, S. 698–707.

Parnas, J. (2000). The self and intentionality in the pre-psychotic stages of schizophrenia: A phenomenological study. In: Zahavi, D. (Hrsg.), Exploring the self: Philosophical and psychopathological perspectives on self-experience (S. 115–147): John Benjamins Publishing Company.

Parnas, J. (2005). Clinical detection of schizophrenia-prone individuals: critical appraisal. Br J Psychiatry Suppl, 48.

Parnas, J. & Bovet, P. (1991). Autism in schizophrenia revisited. Comprehensive Psychiatry, 32, S. 7–21.

Parnas, J., Bovet, P. & Zahavi, D. (2002). Schizophrenic autism: clinical phenomenology and pathogenetic implications. World Psychiatry, 1 (3), S. 131–136.

Parnas, J. & Handest, P. (2003). Phenomenology of anomalous self-experience in early schizophrenia. Compr Psychiatry, 44 (2), S. 121–134.

Parnas, J., Jansson, L., Sass, L. & Handest, P. (1998). Self-experience in the prodromal phases of schizophrenia: A pilot study of first-admissions. Neurology Psychiatry and Brain Research, 6 (2), S. 97–106.

Parnas, J., Møller, P., Kircher, T., Thalbitzer, J., Jansson, L., Handest, P. & Zahavi, D. (2005). EASE: Examination of Anomalous Self-Experience. Psychopathology, 38, S. 236–258.

Peciccia, M. & Benedetti, G. (2006). Principio del piacere e psicosi [Principle of pleasure and psychosis]. Rivista di Psicologia Analitica, 74, S. 87–118.

Peciccia, M. & Donnari, S. (2006). ›Ad aquas – Le acque della salute‹ [›Ad aquas – The waters of health‹]. In: Furlan, P. M. (Hrsg.), I Nuovi Luoghi delle Cure a Cura [The New Place of Care]. Turin, Italy: Edizioni Celid.

Penn, D. L., Corrigan, P. W., Bentall, R. P., Racenstein, J. M. & Newman, L. (1997). Social cognition in schizophrenia. Psychol Bull., 121, S. 114–132.

Peralta, V., de Jalón, E. G., Moreno-Izco, L., Peralta, D., Janda, L., Sánchez-Torres, A. M. et al. (2023). A clinical staging model of psychotic disorders based on a long-term follow-up of first-admission psychosis: A validation study. Psychiatry Research, Volume 322.

Pereira, J. G. & Debbané, M. (2018). An Integrative-Relationalen Approach in Schizophrenia: From Philosophical Principles to Mentalization-Based Practice. In: Hipólito, I., Gonçalves, J. & Pereira, J. (Hrsg.), Schizophrenia and Common Sense. Explaining the Relation Between Madness and Social Values. Studies in Brain and Mind.: Springer Nature.

Pérez, A., Carreiras, M. & Duñabeitia, J. A. (2017). Brain-to-brain entrainment: EEG interbrain synchronization while speaking and listening. Sci Rep, 7 (4190).

Pérez, A., Dumas, G., Karadag, M. & Duñabeitia, J. A. (2019). Differential brain-to-brain entrainment while speaking and listening in native and foreign languages. Cortex, 111, S. 303–315.

Pérez, P., Madsen, J., Banellis, L., Türker, B., Raimondo, F., Perlbarg, V. et al. (2021). Conscious processing of narrative stimuli synchronizes heart rate between individuals. Cell Reports, 36 (11).

Pérez-Álvarez, M. & García-Montes, J. M. (2018). Evaluación fenomenológica más allá de los síntomas. In: Fonseca-Pedrero, E. (Hrsg.), Evaluación de los trastornos del espectro psicótico (S. 331–363): Pirámide.

Pérez-Álvarez, M. & García-Montes, J. M. (2023). Toward a Change of Paradigm in Psychosis: A Contextual Phenomenological Approach. In: Díaz-Garrido, J. A., Zúñiga, R., Laffite, H. & Morris, E. (Hrsg.), Psychological Interventions for Psychosis. Towards a Paradigm Shift. (S. 1–22). Cham: Springer.

Pérez-Álvarez, M., García-Montes, J. M., Vallina-Fernández, O., Perona-Garcelán, S. & Cuevas-Yust, C. (2011). New life for schizophrenia psychotherapy in the light of phenomenology. Clinical Psychology & Psychotherapy, 18 (3), S. 187–201.

Peters, E., Ward, T., Jackson, M., Morgan, C., Charalambides, M., McGuire, P. et al. (2016). Clinical, socio-demographic and psychological characteristics in individuals with persistent psychotic experiences with and without a »need for care.«. World Psychiatry, 15 (1), S. 41–52.

Phillips-Silver, J. & Keller, P. E. (2012). Searching for roots of entrainment and joint action in early musical interactions. Front. Hum. Neurosci., 6 (26).

Piskulic, D., Liu, L., Cadenhead, K. S., Cannon, T. D., Cornblatt, B. A., McGlashan, T. H. et al. (2016). Social cognition over time in individuals at clinical high risk for psychosis: Findings from the NAPLS-2 cohort. Schizophr Res, 171 (1–3), S. 176–181.

Podvoll, E. M. (1994). Verlockung des Wahnsinns. Therapeutische Wege aus entrückten Welten. München.

Powers, A. R., Mathys, C. & Corlett, P. R. (2017). Pavlovian Conditioning-Induced Hallucinations Resultiert Form Overweighting of Perceptual Priors. Science, 357 (6351), S. 596–600.

Priebe, S., Savill, M., Reininghaus, U., Wykes, T., Bentall, R., Lauber, C. et al. (2013). Effectiveness and cost-effectiveness of body psychotherapy in the treatment of negative symptoms of schizophrenia – a multi-centre randomised controlled trial. BMC Psychiatry, 13 (26).

Pries, J., Vetter, A., Petrowski, K. & Schultz-Venrath, U. (2019). Expertenumfrage zu Interventionsarten in psychodynamischen Gruppenpsychotherapien – Eine Pilotstudie. Gruppenpsychotherapie und Gruppendynamik, 55, S. 28–50.

Radanovic, M., de Sousa, R. T., Valiengo, L. L., Gattaz, W. F. & Forlenza, O. V. (2013). Formal Thought Disorder and language impairment in schizophrenia (Alteração formal do pensamento e prejuízo da linguagem na esquizofrenia). Arq. Neuro-Psiquiatr., 71.

Raffard, A., Santoul, F., Cucherousset, J. & Blanchet, S. (2018). The community and ecosystem consequences of intraspecific diversity: A meta-analysis. Biological Reviews.

Ramseyer, F. & Tschacher, W. (2011). Nonverbal synchrony in psychotherapy: coordinated body movement reflects relationship quality and outcome. J Consult Clin Psychol, 79 (3), S. 284–295.

Ratcliffe, M. (2013). Delusional atmosphere and the sense of unreality. In: Stanghellini, G. & Fuchs, T. (Hrsg.), One Century of Karl Jaspers' General

Psychopathology, International Perspectives in Philosophy & Psychiatry. Oxford: Oxford Academic.
Ratcliffe, M. (2015). The interpersonal world of psychosis. World Psychiatry, 14, S. 176–178.
Ratcliffe, M. (2017). Real Hallucinations: Psychiatric Illness, Intentionality, and the Interpersonal World. Cambridge MA: MIT Press.
Read, J., van Os, J., Morrison, A. P. et al. (2005). Childhood trauma, psychosis and schizophrenia: a literature review with theoretical and clinical implications. Acta Psychiatr Scand, 112, S. 330–350.
Rhodes, J. & Gipps, R. G. T. (2008). Delusions, certainty, and the background. Philosophy, Psychiatry & Psychology, 15, S. 295–310.
Richir, M. (2000). Stimmung, Verstimmung et Leiblichkeit dans la Schizophrénie. Paper presented at the Conferências de Filosofia II.
Richter, F., Steinmair, D. & Löffler-Stastka, H. (2020). Mentalisierung bei Störungen aus dem schizophrenen Formenkreis. psychopraxis. neuropraxis, 23, S. 175–179.
Ritsner, H. S. (2011). Handbook of Schizophrenia Spectrum Disorders Vol. 2 (eBook): Springer Netherland.
Roberts, D. L. & Penn, D. L. (2009). Social cognition and interaction training (SCIT) for outpatients with schizophrenia: a preliminary study,«. Psychiatry Research, 166 (2–3), S. 141–147.
Roberts, D. L., Penn, D. L. & Combs, D. R. (2006). Social Cognition & Interaction Training. Chapel Hill, NC, USA: University of North Carolina.
Roberts, D. L., Penn, D. L. & Combs, D. R. (2015). Social Cognition and Interaction Training (SCIT): Group Psychotherapy for Schizophrenia and Other Psychotic Disorders, Clinician Guide, Treatments That Work. New York: Oxford Academic.
Roder, V., Mueller, D. R. & Schmidt, S. J. (2011). Effectiveness of Integrated Psychological Therapy (IPT) for Schizophrenia Patients: A Research Update. Schizophrenia Bulletin, 37, S. 71–79.
Roder, V., Mueller, D. R., Mueser, K. T. & Brenner, H. D. (2006). Integrated psychological therapy (IPT) for schizophrenia: is it effective? Schizophr Bull., 32, S. 81–93.
Rohde, M., Di Luca, M. & Ernst, M. O. (2011). The Rubber Hand Illusion: feeling of ownership and proprioceptive drift do not go hand in hand. PLoS One, 6 (6 e21659).
Rosa, H. (2016). Resonanz: Eine Soziologie der Weltbeziehung. Frankfurt am Main: Suhrkamp.
Rosenbaum, B., Harder, S., Knudsen, P., Køster, A., Lindhardt, A., Lajer, M. et al. (2012). Supportive psychodynamic psychotherapy versus treatment as usual for first-episode psychosis: two-year outcome. Psychiatry, 75 (4), S. 331–341.
Rossell, S. L., Van Rheenen, T. E., Groot, C., Gogos, A., O'Regan, A. & Joshua, N. R. (2013). Investigating affective prosody in psychosis: a study using the Comprehensive Affective Testing System. Psychiatry Res, 210 (3), S. 896–900.

Rössler, W. (2016). The stigma of mental disorders: A millennia-long history of social exclusion and prejudices. EMBO Rep., 17 (9), S. 1250–1253.

Ruch, H., Zürcher, Y. & Burkart, J. M. (2018). The function and mechanism of vocal accommodation in humans and other primates. Biol Rev Camb Philos Soc, 93 (2), S. 996–1013.

Rümke, H. C. (1941). Das Kernsymptom der Schizophrenie und das »Praecox-Gefühl«. Z Gesamte Neurol Psychiatr, 102, S. 168–175.

Rydén Gramner, A. & Wiggins, S. (2020). Enacting Emotion: Embodied Affective Stance in a Medical Education Fiction Seminar. In: Wiggins, S. & Osvaldsson Cromdal, K. (Hrsg.), Discursive Psychology and Embodiment. (S. Palgrave Studies in Discursive Psychology). Cham.: Palgrave Macmillan.

Sachs, G. & Felsberger, H. (2013). Mentalisierungsbasierte Psychotherapie bei schizophrenen Psychosen. Psychotherapeut, 4, S. 339–343.

Sachs, G. & Volz, H.-P. (2013). Neurokognition und Affektregulierung bei schizophrenen Psychosen. Neuropsychologie, Bildgebung, Testdiagnostik und Behandlung. Stuttgart: Schattauer.

Salvatore, G., Lysaker, P. H., Gumley, A., Popolo, R., Mari, J. & Dimaggio, G. (2012). Out of illness experience: Metacognition-oriented therapy for promoting self-awareness in individuals with psychosis. Am J Psychother, 66, S. 85–106.

Sass, L. (1992). Madness and modernism: Insanity in the light of modern art, literature, and thought. New York: Basic Books.

Sass, L. (1994). The paradoxes of delusion: Wittgenstein, Schreber, and the schizophrenic mind. Ithaca, N. Y.: Cornell University Press.

Sass, L. (2014a). Delusion and double bookkeeping. In: Fuchs, T., Breyer, T. & Mundt, C. (Hrsg.), Karl Jaspers' Philosophy and Psychopathology (S. 125–147). New York & Heidelberg: Springer.

Sass, L. (2014b). Self-disturbance and schizophrenia: structure, specificity, pathogenesis. Schizophr Res, 152, S. 5–11.

Sass, L. (2018). »Negative Symptoms«, Common Sense, and Cultural Disembedding in the Modern Age. In: Hipólito, I., Gonçalves, J. & Pereira, J. (Hrsg.), Schizophrenia and Common Sense. Explaining the Relation Between Madness and Social Values: Springer Nature.

Sass, L., Borda, J. P., Madeira, L., Pienkos, E. & Nelson, B. (2018). Varieties of Self Disorder: A Bio-Pheno-Social Model of Schizophrenia. Schizophr Bull, 44 (4), S. 720–727.

Sass, L. & Byrom, G. (2015). Phenomenological and neurocognitive perspectives on delusions: A critical overview. World Psychiatry, 14 (2), S. 164–173.

Sass, L. & Parnas, J. (2003). Schizophrenia, Consciousness, and the Self. Schizophrenia bulletin, 29, S. 427–444.

Sass, L. & Parnas, J. (2007). Explaining schizophrenia: The relevance of phenomenology. In: Chung, M. C., Fulford, B. & Graham, G. (Hrsg.), Reconceiving schizophrenia (S. 63–95): Oxford University Press.

Sass, L. & Pienkos, E. (2013). Varieties of self-experience: A comparative phenomenology of melancholia, mania, and schizophrenia, Part I. Journal of Consciousness Studies, 20 (7–8), S. 103–130.

Sass, L., Pienkos, E., Skodlar, B., Stanghellini, G., Fuchs, T., Parnas, J. & Jones, N. (2017). EAWE: Examination of anomalous world experience. Psychopatholoy, 50, S. 10–54.

Scarf, D., Zimmerman, H., Winter, T., Boden, H., Graham, S., Riordan, B. C. & Hunter, J. A. (2020). Association of Viewing the Films Joker or Terminator: Dark Fate With Prejudice Toward Individuals With Mental Illness. JAMA Netw Open, 3 (4 e203423).

Schaadt, G., Zsido, R. G., Villringer, A., Obrig, H., Mannel, C. & Sacher, J. (2022). Association of Postpartum Maternal Mood With Infant Speech Perception at 2 and 6.5 Months of Age. JAMA Netw Open, 5 (9), S. e2232672.

Schacter, D. L. (1999). The seven sins of memory. American Psychologist, 54, S. 182–201.

Scharfetter, C. & Benedetti, G. (1978). Leiborientierte Therapieschizophrener Ich-Störungen. Vorschläge einer zusätzlichen Therapiemöglichkeit und grundsätzliche Überlegungen dazu [Body oriented of schizophrenic ego disturbances. Recommendation of an additional therapeutic possibiliy and basic thoughts on the topic]. Schweiz Arch Neurol Neurochir Psychiatr, 123, S. 239–255.

Scharff, J. M. (2021). Psychoanalyse und Zwischenleiblichkeit. Klinisch-propädeutisches Seminar. Frankfurt am Main: Brandes & Apsel.

Schilder, P. (1923). Das Körperschema. Ein Beitrag zur Lehre vom Bewusstsein des eigenen Körpers. Berlin: Springer.

Schilder, P. (1935 [1978]). The Image and the Appearance of the Human Body – Studies in the Constructive Energies of the Psyche. International Universities Press: New York.

Schindler, R. (1980). Changes in the long-term psychosis following psychotherapy. Psychiatr Clin, 13 (3–4), S. 206–216.

Schindler, R. (2000). Bifokale Familientherapie. In: Stumm, G. & Pritz, A. (Hrsg.), Wörterbuch der Psychotherapie. Vienna: Springer.

Schindler, R. (2016). Das lebendige Gefüge der Gruppe. Ausgewählte Schriften. Gießen: Psychosozial-Verlag.

Schmidt, A. (2020). So ist es aus meiner Sicht und so lebe ich damit. Psychotherapie, 25 (1), S. 11–21.

Schmidt, R. C. & O'Brien, B. (1997). Evaluating the Dynamics of Unintended Interpersonal Coordination. Ecological Psychology, 9, S. 189–206.

Schneider, K. (1967). Klinische Psychopathologie.

Scholz, R. (2011). The Foundation Matrix and the Social Unconscious. In: Hopper, E. & Weinberg, H. (Hrsg.), The Social Unconscious in Persons, Groups, and Societies: Maily Theory (S. 265–285). London: Karnac.

Schore, A. (1994). Affekt regulation and the origin of the self: The neurobiology of emotional Development. Nachwahl, NJ: Erlbaum.

Schultz-Venrath, U. (2013). Lehrbuch Mentalisieren. Psychotherapien wirksam gestalten. Stuttgart: Klett-Cotta.

Schultz-Venrath, U. (2020). Mentalisierungsbasierte Psychotherapie in Gruppen (MBT-G). In: Mattke, D. & Pröstler, M. (Hrsg.), Formen ambulanter Gruppentherapie. Kann, will, muss ich Gruppe?: Springer.

Schultz-Venrath, U. (2021). Mentalisieren des Körpers. Stuttgart: Klett-Cotta.

Schultz-Venrath, U. (2022a). Es begann in Amerika ...– die USA als Entstehungsort von Gruppenanalyse und Gruppensychotherapie. In: Dietrich, G. & Fossel, F. (Hrsg.), Gruppenpsychoanalyse – Theorie, Geschichte und Praxisfelder der gruppenanalytischen Methode (S. 151–167). Wien: facultas.

Schultz-Venrath, U. (2022b). Mind the Gap: Mentalisieren des Körpers. In: Leikert, S. (Hrsg.), Konzepte zur Psychoanalyse der Körperlichkeit – Veränderungen der Behandlungstechnik in der psychodynamischen Psychotherapie (S. 173–198). Frankfurt a. M.: Brandes & Apsel.

Schultz-Venrath, U. (2022c). On- oder Offline? Mentalisieren des Körpers unter Pandemiebedingungen. Psychotherapie, 67, S. 394–399.

Schultz-Venrath, U. (2024). Mentalizing the Body – Integrating Body and Mind in Psychotherapy. London: Routledge.

Schultz-Venrath, U. & Felsberger, H. (2016). Mentalisieren in Gruppen. Stuttgart: Klett-Cotta.

Schultze-Lutter, F., Meisenzahl E. & Michel, C. (2020). Psychotische Störungen in der ICD-11: Die Revisionen. Zeitschrift für Kinder- und Jugendpsychiatrie und Psychotherapie, 49 (6), S. 453–462.

Schumann, J. H. (1976). Second language acquisition: the Pidginization Hypothesis. Language Learning, 26 (2), S. 391–408.

Segal, H. (1957). Notes on Symbol Formation. International Journal of Psychoanalysis (38), S. 391–397.

Seikkula, J., Aaltonen, J., Alakare, B., Haarakangas, K., Keranen, J. & Sutela, M. (1995). Treating psychosis by means of open dialogue. In: Friedman, S. (Hrsg.), The reflecting team in action: collaborative practice in family therapy. New York, NY: The Guilford Press.

Seikkula, J., Karvonen, A., Kykyri, V. L., Kaartinen, J. & Penttonen, M. (2015). The Embodied Attunement of Therapists and a Couple within Dialogical Psychotherapy: An Introduction to the Relational Mind Research Project. Fam Process, 54, S. 703–715.

Sell, C., Henkel, M., Grant, P., von Haebler, D., Dümpelmann, M., Ohlmeier, M. et al. (2021). Entwicklung einer psychoanalytisch begründeten Typologie von psychotischen Erkrankungen. Forum Psychoanal, 37, S. 429–443.

Selten, J. P. (2017). ›Psychosen en migratie: een nieuwe meta-analyse‹ [›The relationship between psychosis and migration: A new meta-analysis‹]. Paper presented at the Voorjaarscongres.

Selten, J. P., Veen, N., Feller, W., Blom, J. D. et al. (2001). Incidence of psychotic disorders in immigrant groups to The Netherlands. The British Journal of Psychiatry, 178, S. 367–372.

Sestito, M., Umiltà, M. A., De Paola, G., Fortunati, R., Raballo, A., Leuci, E. et al. (2013). Facial reactions in response to dynamic emotional stimuli in different modalities in patients suffering from schizophrenia: a behavioral and EMG study. Front Hum Neurosci., 23 (7).

Shah, J. L., Scott, J., McGorry, P. D., Cross, S. P. M., Keshavan, M. S., Nelson, B. et al. (2020). Transdiagnostic clinical staging in youth mental health: a first international consensus statement. World Psychiatry, 19, S. 233–242.

Simonsen, A., Fusaroli, R., Skewes, J. C., Roepstorff, A., Campbell-Meiklejohn, D., Mors, O. & Bliksted, V. (2019). Enhanced Automatic Action Imitation and Intact Imitation-Inhibition in Schizophrenia. Schizophr Bull., 45 (1), S. 87–95.

Skodlar, B., Henriksen, M. G., Sass, L. A., Nelson, B. & Parnas, J. (2013). Cognitively-behavioral therapy for schizophrenia: a critical evaluation of its theoretical framework from a clinical-phenomenological perspective. Psychopathology, 46, S. 249–265.

Soliz, J. & Giles, H. (2014). Relational and identity processes in communication: A contextual and meta-analytical review of communication accommodation theory. In: Cohen, E. (Hrsg.), Communication yearbook (Vol. 38, S. 106–143). Thousand Oaks, CA: Sage.

Sontag, S. (1978). Illness as metaphor. New York: Farrar, Straus and Giroux.

Sperber, D., Clément, F., Heintz, C., Mascaro, O., Mercier, H., Origgi, G. & Wilson, D. (2010). Epistemic vigilance. Mind & Language, 25 (4), S. 359–393.

Splinter, L. M. (2021). Affektmentalisierung in analytischen Psychotherapien: eine Erstanwendung der Grille de l'Élaboration Verbale de l'Affect (GEVA) und der Mesure pour l'Identification des Contenus Affectifs (MICA) auf deutschsprachiges klinisches Material., LMU München.

Sprong, M., Schothorst, P., Vos, E., Hox, J. & van Engeland, H. (2007). Theory of mind in schizophrenia: meta-analysis. Br J Psychiatry, 191, S. 5–13.

Stamenov, M. I. & Gallese, V. (2002). Mirror Neurons and the Evolution of Brain and Language: John Benjamins.

Stanghellini, G. (2000). Vulnerability to schizophrenia and lack of common sense. Schizophrenia Bulletin, 26 (4), S. 775–787.

Stanghellini, G. (2004). Disembodied Spirits and Deanimated Bodies: The Psychopathology of Common Sense: Oxford University Press.

Stanghellini, G. & Ballerini, M. (2011). What is it like to be a person with schizophrenia in the social world? A first-person perspective study on schizophrenic dissociality. Part 2: methodological issues and empirical findings. Psychopathology, 44, S. 183–192.

Stanghellini, G., Ballerini, M., Presenza, S., Mancini, M., Raballo, A., Blasi, S. & Cutting, J. (2016). Psychopathology of Lived Time: Abnormal Time Experience in Persons With Schizophrenia. Schizophr Bull., 42 (1), S. 45–55.

Stanghellini, G. & Fusar-Poli, P. (2012). The vulnerability to schizophrenia Mainstream Research paradigms and phenomenological directions. Curr Pharm Des, 18, S. 338–345.

Staun, L. (2017). Mentalisieren bei Depressionen. Stuttgart: Klett-Cotta.

Staun, L. & Schultz-Venrath, U. (2023). Mentalisierungsbasierte dynamische Administration. Zur Förderung epistemischen Vertrauens in psychodynamischen Gruppentherapien. Ärztliche Psychotherapie, 18 (2), S. 97–102.
Stel, M., van Dijk, E. & Olivier, E. (2009). You Want to Know the Truth? Then Don't Mimic! Psychological Science, 20 (6), S. 693–699.
Stel, M. & Vonk, R. (2010). Mimicry in social interaction: benefits for mimickers, mimikees, and their interaction. Br J Psychol, 101, S. 311–323.
Stern, D. N. (1974). Mother and infant at play: The dyadic interaction involving facial, vocal and gaze behaviors. In: Lewis, M. & Rosenblum, L. (Hrsg.), The Effect of the Infant on its Caregiver (Vol. 1). New York: Wiley.
Stern, D. N. (1985). The interpersonal world of the infant. New York: Basic Books.
Stern, D. N. (1985 [1992]). The Interpersonal World of the Infant: A View from Psychoanalysis and Developmental Psychology. New York: Basic Books.
Stern, D. N. (2000). Mutter und Kind. Die erste Beziehung. Stuttgart: Klett-Cotta.
Stern, D. N. (2004). The Present Moment in Psychotherapy and Everyday Life. New York, London: Norton & Company.
Stern, D. N. (2005). Der Gegenwartsmoment. Veränderungsprozess in Psychoanalyse, Psychotherapie und Alltag. Frankfurt am Main: Brandes & Apsel.
Stern, D. N. (2007). Applying developmental and neuroscience findings on other-centred participation to the process of change in psychotherapy. In: Bråten, S. (Hrsg.), On being moved: From mirror neurons to empathy. Amsterdam: John Benjamins B. V.
Stern, D. N., Bruschweiler-Stern, N., Harrison, A. M., Lyons-Ruth, K., Morgan, A. C., Nahum, J. P. et al. (1998). The process of therapeutic change involving implicit knowledge: Some implications of developmental observations for adult psychotherapy. Infant Ment. Health J., 19, S. 300–308.
Stolorow, R., Atwood, G. & Brandchaft, B. (1994). The Intersubjective Perspective. Lanham: Jason Aronson Press.
Stone, V. E., Baron-Cohen, S. & Knight, R. T. (1998). Frontal lobe contributions to theory of mind. Journal of Cognitive Neuroscience (10), S. 640–656.
Straus, E. W. (1963). Philosophische Grundfragen der Psychiatrie II Psychiatrie und Philosophie. In: Bally, G., Brengelmann, J. C., Cornu, F., Ey, H., Eysenck, H. J., Heimann, H., Kretschmer, W., Kuhn, R., López Ibor, J. J., Matussek, P., Meerwein, F., Müller, M., Natanson, M., Pichot, P., Solms, H., Straus, E. W., Wyrsch, J. & Zutt, J. (Hrsg.), Grundlagen und Methoden der Klinischen Psychiatrie. Psychiatrie der Gegenwart. (Vol. 1, S. 926–996). Berlin, Heidelberg: Springer.
Straus, E. W. (1967). An existential approach to time. Ann N Y Acad Sci, 138, S. 759–766.
Strauss, G. P., Keller, W. R., Buchanan, R. W., Gold, J. M., Fischer, B. A., McMahon, R. P. et al. (2012). Next-generation negative symptom assessment for clinical trials: validation of the Brief Negative Symptom Scale. Schizophr. Res, 142 (1–3), S. 88–92.

Sullivan, H. S. (1953). The interpersonal theory of psychiatry. New York: Norton.
Takahashi, H., Ideno, T., Okubo, S., Matsui, H., Takemura, K., Matsuura, M. et al. (2009). Impact of changing the Japanese term for »schizophrenia« for reasons of stereotypical beliefs of schizophrenia in Japanese youth. Schizophrenia Research, 112 (1–3), S. 149–152.
Target, M. & Fonagy, P. (1996). Playing with reality, II: the development of psychic reality from a theoretical perspective. Int J Psychoanal, 77, S. 459–479.
Tarricone, I., D'Andrea, G., Jongsma, H. E., Tosato, S., Gayer-Anderson, C., Stilo, S. A. et al. (2022). Migration history and risk of psychosis: results from the multinational EU-GEI study. Psychol Med, 52 (14), S. 2972–2984.
Tellenbach, H. (1968). Geschmack und Atmosphäre. Medien menschlichen Elementarkontaktes. Salzburg: Otto Müller.
Thoma, S. (2018). »Glorieuse inutilité« der phänomenologischen Psychiatrie? Ein Beitrag zur Therapie im sozialen Raum. InterCultural Philosophy – Journal for philosophy in its cultural context, 1, S. 107–131.
Thoma, S. & Fuchs, T. (2018). Inhabiting the Shared World: Phenomenological Considerations on Sensus Communis, Social Space and Schizophrenia. In: Hipólito, I., Gonçalves, J. & Pereira, J. (Hrsg.), Schizophrenia and Common Sense. Explaining the Relation Between Madness and Social Values. (Vol. 12). Cham: Springer Nature.
Thompson, E. (2007). Mind in Life. Cambridge, MA: Harvard University Press.
Tohme, P. & Kolev, M. (2021). Mentalizing Glasses: Multifocal Attention in Mentalization-Based Treatment and the Role of the Supervision. Front. Psychol., 12.
Tomasello, M. (1999). The cultural origins of human cognition. Cambridge, MA: Harvard University Press.
Tost, H. & Meyer-Lindenberg, A. (2012). Puzzling over schizophrenia: Schizophrenia, social environment and the brain. Nat Med, 18, S. 211–213.
Trabant, J. (1988). Vom Ohr zur Stimme. Bemerkungen zum Phonozentrismus zwischen 1770 und 1830. In: Gumbrecht, H. U. & Pfeiffer, K. L. (Hrsg.), Materialität der Kommunikation (S. 63–79). Frankfurt am Main.
Trautmann-Voigt, S. (2003). Zur Integration von Körpersprache und Bewegungsanalyse in eine Psychotherapie mit einem Angstpatienten. Psychotherapie im Dialog, 4 (01), S. 42–46.
Trautsch, A. (2017). Ästhetische Koordination. Über musikalische Erfahrung und Pathologien von Zeiterfahrung. Abstract. Paper presented at the DGPhil Kongress Humboldt Universität. XXIV. kongress der deutschen gesellschaft für philosophie.
Trevarthen, C. & Aitken, K. J. (2001). Infant Intersubjectivity: Research, Theory, and Clinical Applications. J. Child Psychol. Psychiat., 42 (1), S. 3–48.
Trevarthen, C. & Malloch, S. (2002). Musicality and music before three: Human vitality and invention shared with pride. Zero to Three, 23 (1), S. 10–18.

Tronick, E. (2005). Why is connection with others so critical? The formation of dyadic states of consciousness and the expansion of individuals' states of consciousness: coherence governed selection and the co-creation of meaning out of messy meaning making. In: Nadel, J. & Muir, D. (Hrsg.), Emotional development: Recent research advances (S. 293–315): Oxford University Press.

Trubetskoy, V., Pardiñas, A. F., Qi, T., Panagiotaropoulou, G., Awasthi, S., Bigdeli, T. B. et al. (2022). Mapping genomic loci implicates genes and synaptic biology in schizophrenia. Nature, 604, S. 502–508.

Tschacher, W., Rees, G. M. & Ramseyer, F. (2014). Nonverbal synchrony and affect in dyadic interactions. Front Psychol, 5, S. 1323.

Tuke, S. (1813). Description of the Retreat, an Institution near York for Insane Persons of the Society of Friends: Containing an account of its origin and progress, the modes of treatment, and a statement of cases. Philadelphia: Isaac Pierce.

Tustin, F. (1984). Autistic Shapes. International Review of Psycho-Analysis, S. 279–290.

Urlić, I. (2010). The group psychodynamic psychotherapy approach to patients with psychosis. Psychiatr Danub, Nov 22, S. 10–14.

Urlić, I. & González de Chávez, M. (2019). Group Therapy for Psychoses. London, New York: Routledge Taylor & Francis Group.

van Baaren, R. B., Holland, R. W., Kawakami, K. & van Knippenberg, A. (2004). Mimicry and Prosocial Behavior. Psychological Science, 15 (1), S. 71–74.

van Os, J., Kenis, G. & Rutten, B. P. (2010). The environment and schizophrenia. Nature, 468 (7321), S. 203–212.

van Os, J. & Reininghaus, U. (2016). Psychosis as a transdiagnostic and extended phenotype in the general population. World Psychiatry, 15 (2), S. 118–124.

Van Overwalle, F. (2009). Social cognition and the brain: A meta-analysis. Human Brain Mapping, 30, S. 829–858.

Van Overwalle, F. (2011). A dissociation between social mentalizing and general reasoning. NeuroImage, 54, S. 1589–1599.

Vanheule, S. (2011). The Subject of Psychosis: A Lacanian Perspective. London: Palgrave Macmillan.

Varcin, K. J., Bailey, P. E. & Henry, J. D. (2010). Empathic deficits in schizophrenia: the potential role of rapid facial mimicry. J Int Neuropsychol Soc, 16, S. 621–629.

Varga, S. (2010). Vulnerability to psychosis, I-thou intersubjectivity and the praecox-feeling. Phenom Cogn Sci.

Veling, W. (2008). ›Schizophrenia among ethnic minorities‹. Rotterdam: Thesis Erasmus MC.

von Haebler, D. (2015). Psychodynamische Psychotherapie von Menschen mit Psychosen – Werkzeugkasten und psychotherapeutische Haltung. Psychotherapie im Dialog, 16 (03), S. 48–52.

Vygotsky, L. S. (1934 [1962]). Thought and language. Cambridge: MIT Press.

Vygotsky, L. S. (1978). Mind in society: The development of higher psychological processes. Cambridge, MA: Harvard University Press.

Waldenfels, B. (2006). Grundmotive einer Phänomenologie des Fremden. Frankfurt am Main: Suhrkamp.

Waldenfels, B. (2011). Phenomenology of the Alien: Basic Concepts: Northwestern University Press.

Wallerstein, R. S. & Goldberger, L. (1998). Ideas and Identities: The Life and Work of Erik Erikson. Madison, CT: International Universities Press.

Wampold, B. E. (2017). What should we practice?: A contextual model for how psychotherapy works. In: Rousmaniere, T., Goodyear, R. K., Miller, S. D. & Wampold B. E. (Hrsg.), The cycle of excellence: Using deliberate practice to improve supervision and training (S. 49–65). Hoboken, NJ: Wiley Blackwell.

Wehrle, M. (2013). Konstitution des Sozialen oder Soziale Konstitution? Gemeinschaftshabitualität als Voraussetzung und Grenze sozialer Erfahrung. Phänomenologische Forschungen, Jahrgang 2013, S. 301–317.

Weidenauer, A., Bauer, M., Sauerzopf, U. et al. (2020). On the relationship of first-episode psychosis to the amphetamine-sensitized state: a dopamine D2/3 receptor agonist radioligand study. Transl Psychiatry, 10 (2).

Weijers, J., Ten Kate, C., Debbané, M., Bateman, A. W., de Jong, S., Selten, J.-P. C. J. & Eurelings-Bontekoe, E. H. M. (2020). Mentalization and Psychosis: A Rationale for the Use of Mentalization Theory to Understand and Treat Non-affective Psychotic Disorder. Journal of Contemporary Psychotherapy, 50 (3), S. 223–232.

Weijers, J., Ten Kate, C., Eurelings-Bontekoe, E., Viechtbauer, W., Rampaart, R., Bateman, A. & Selten, J. (2016). Mentalization-based treatment for psychotic disorder: Protocol of a randomized controlled trial. BMC Psychiatry, 16 Article 191.

Weijers, J. G., van Kaam, F., Selten, J.-P., de Winter, R. F. P. & ten Kate, C. (2023). Diverging effects of mentalization based treatment for patients with borderline personality disorder and schizophrenia: an explorative comparison. Front. Psychiatry, 14:1226507.

Wiltermuth, S. S. & Heath, C. (2009). Synchrony and cooperation. Psychol Sci, 20 (1), S. 1–5.

Wimmer, H. & Perner, J. (1983). Beliefs about beliefs: Representation and constraining function of wrong beliefs in young children's understanding of deception. Cognition, 13 (1), S. 103–128.

Windsor, W. L. (2018). Instruments, voices, bodies and spaces: towards an ecolog of performance. In: Wöllner, C. (Hrsg.), Body, sound, and space in music and beyond. Multimodal explorations (S. 279–297). Abingdon, NewYork: Routledge.

Winnicott, D. W. (1956). Primary Maternal Preoccupation. In: Caldwell, L. & Taylor Robinson, H. (Hrsg.), The Collected Works of D. W. Winnicott (online edn ed., Vol. 5 (1956–1959), S. 183–188). New York: Oxford Academic.

Winnicott, D. W. (1960). The Theory of the Parent-Infant Relationship. Int J Psychoanal, 41, S. 585–595.

Winnicott, D. W. (1962). Ego Integration in Child Development. In: Caldwell, L. & Taylor Robinson, H. (Hrsg.), The Collected Works of D. W. Winnicott (online ed., Vol. 6 (1960–1963), S. 389–396). New York: Oxford Academic.
Winnicott, D. W. (1971). Playing and reality. London: Tavistock Publications.
Winnicott, D. W. (1974). The Fear of Breakdown. International Review of Psychoanalysis, 1, S. 103–107.
Wittgenstein, L. (1969). On certainty. Oxford: Basil Blackwell.
Wotton, L. (2015). Improvising a Home Amongst Strangers. Group Analysis, 48 (4), S. 447–454.
Wotton, L. (2017). The musical foundation matrix: communicative musicality as a mechanism for the transmission and elaboration of co-created unconscious social processes. In: Hopper, E. & Weinberg, H. (Hrsg.), The Social Unconscious in Persons, Groups, and Societies: Volume 3: The Foundation Matrix Extended and Re-configured. (1 ed., Vol. 3, S. 107–126). London: Karnac.
Wynne, L., Ryckoff, I., Day, J. & Hirsch, S. (1969). Pseudo-Gemeinschaft in den Familienbeziehungen von Schizophrenen. In: Schizophrenie und Familie. Frankfurt/M.: Suhrkamp.
Wyrsch, J. (1946). Über die Institution bei der Erkennung des Schizophrenen. Schweizerische Medizinische Wochenschrift, 76, S. 1173–1176.
Yalom, I. & Leszcz, M. (2005). The Theory and Practice of Group Psychotherapy. New York: Basic Books.
Yalom, I. & Leszcz, M. (2020). The Theory and Practice of Group Psychotherapy. New York: Basic Books.
Yung, A. R. & McGorry, P. D. (1996). The prodromal phase of first-episode psychosis: past and current conceptualizations. Schizophr Bull, 22 (2), S. 353–370.
Zahavi, D. (2003). Husserl's Phenomenology. Stanford, CA: Stanford University Press.
Zahavi, D. (2005). Subjectivity and Selfhood: Investigating the first-person perspective: MIT Press.
Zahavi, D. (2009). Is the Self a Social Construct? Inquiry, 52 (6), S. 551–573.
Ziferstein, I. (1966). Psychoanalysis and psychiatry: Paul Ferdinand Schilder 1886–1940. In: Alexander, F., Eisenstein, S. & Grotjahn, M. (Hrsg.), Psychoanalytic pioneers (S. 458). New York: Basic Books.
Zubin, J. & Spring, B. (1977). Vulnerability: A new view of schizophrenia. Journal of Abnormal Psychology, 86 (2), S. 103–126.
Zuboff, S. (2018). Das Zeitalter des Überwachungskapitalismus. Der Kampf um eine menschliche Zukunft an der neuen Grenze der Macht. Frankfurt/New York: Campus Verlag.

Anmerkungen

1 »Psychose« ist ein Oberbegriff für eine Gruppe von psychischen Erkrankungen, die mit einem Verlust des Kontakts zur Realität einhergehen. Schizophrenie ist eine spezifische Form der Psychose, die durch grundlegende und charakteristische Störungen des Denkens und der Wahrnehmung, durch inadäquate oder verflachte Affekte und/oder durch Symptome wie Halluzinationen und Wahnvorstellungen gekennzeichnet ist. Schizophrenie ist meist eine chronische Erkrankung, während andere Psychosen auch vorübergehend auftreten können.

2 Etymologisches Wörterbuch des Deutschen: **Schizophrenie** f. ›Bewußtseinsspaltung, Spaltungsirresein, mit Wahnideen verbundene Persönlichkeitsauflösung‹, gelehrte Bildung (1908) des Schweizer Psychiaters E. Bleuler zu griechisch *schízein* (οχίζειν) ›spalten‹ und *phrḗn* (φρήν) ›Zwerchfell‹, (nach antiker Vorstellung Sitz der Seelentätigkeit, daher auch) ›Sinn, Seele, Geist, Verstand, Herz‹.

3 Die frühere »Besachwalterung« ist in Österreich der Erwachsenenvertretung gewichen.

4 https://sciencev1.orf.at/news/63946.html.

5 Empfehlung 59: Menschen mit Schizophrenie soll zur Verbesserung des Behandlungsergebnisses und Krankheitsverlaufs eine strukturierte Psychoedukation im Rahmen eines Gesamtbehandlungsplanes ausreichend lange und möglichst in Gruppen angeboten werden (DGPPN 2019, S. 45).

6 »Nichts hat mir je so geholfen, wie in einer Gruppe zu sitzen mit Menschen wie mir.«

7 Wie z. B. Prof. Dr. Michaela Amering vom Universitätsklinikum für Psychiatrie und Psychotherapie, Medizinische Universität Wien.

8 Vorträge und Diskussionen im Rahmen der Tagung des DDPP im Oktober 2020.

9 Kurt Schneider hatte 1938 zwischen Symptomen ersten und zweiten Ranges unterschieden, wobei erstere die Diagnose Schizophrenie mit hoher Wahrscheinlichkeit erlaubten, sofern keine organische Erkrankung oder eine andere Ursache vorliege. Alle anderen bei der Schizophrenie auch vorkommenden, aber für die Diagnose weniger gewichtigen Erscheinungen sind in Rang zwei zusammengefasst (Schneider 1967).

10 Das »Ich« bezeichnet in Freuds Modell die Instanz, die in etwa dem Selbst-

bewusstsein entspricht. Darunter fallen z. B. die Bewusstseinsleistungen des Wahrnehmens, des Denkens und des Gedächtnisses (Freud 1923).

11 Foulkes verwendet für die von ihm wahrgenommenen Figurationen die Metapher der Matrix, die die operative Basis für alle Interaktionen und Kommunikation der Beteiligten darstellt. Gegenstand der Betrachtung eines gruppenanalytischen Prozesses im foulkesschen Sinne ist die Idee der Gruppe »als eine psychische Matrix, als eines geheimen Bodens aller wirksamen Beziehungen« (Foulkes & Anthony 1957). Das Konzept enthält außerdem weitere Gruppenphänomene wie die Spiegelung, Kondensatorphänomene, Polarisierung, das Pendeln zwischen Figur und Hintergrund, Lokation und macht sich diese in der Analyse der Gruppe durch die Gruppe, einschließlich der Gruppenleitung zunutze. Die Metapher einer Matrix, der Einzelnen als Knotenpunkte in einem Netzwerk, gleicht dem Bild der im Nervensystem verknüpften Neuronen.

12 »Sobald wir mit einem anderen Menschen in Kontakt treten, interagieren unsere Körper miteinander, tasten sich fortwährend ab, lösen subtile Empfindungen ineinander aus. Wir geraten in eine Art Kräftefeld, in eine eigenständige Sphäre von Wechselwirkungen, die wir nicht oder jedenfalls nur sehr begrenzt steuern und kontrollieren können. Unsere Körper verstehen einander, ohne dass wir genau sagen könnten, wodurch und wie das geschieht« (Fuchs 2003, S. 4).

13 https://dorsch.hogrefe.com/stichwort/vulnerabilitaets-stress-modell.

14 Links zu diesem Thema: www.intervoiceonline.org, stimmenhören.at stimmenhören.de netzwerk-stimmenhoeren.ch.

15 Grassi et al. entdeckten mithilfe der funktionellen Magnetresonanztomographie (fMRT) einen neuronalen Mechanismus zur Gestaltwahrnehmung (Grassi et al. 2018): Vor allem ein Areal im Seitenlappen der Großhirnrinde wird damit in Verbindung gebracht – der intraparietale Sulcus (IPS).]

16 Das Hollow-Masken-Experiment veranschaulicht, wie unser Gehirn räumliche Wahrnehmung interpretiert. Dabei wird eine konkave Maske betrachtet, die eigentlich nach innen gewölbt ist und somit als »Hohlmaske« erscheint. Unser Gehirn sieht die Maske jedoch meist als konvex, also nach außen gewölbt, da unser visuelles System anhand von Mustern und Erfahrungen erwartet, dass Gesichter gewölbte Strukturen sind. Selbst wenn wir uns der optischen Täuschung bewusst sind, tendieren wir dazu, das Gesicht als herausragend wahrzunehmen. Unser Gehirn bezieht bei der Wahrnehmung also subjektive Interpretationen mit ein.

17 Die bayessche Erschließung der Wirklichkeit bezieht sich auf einen Ansatz in der Kognitionswissenschaft, bei dem das Gehirn als ein probabilistischer Inferenzrechner betrachtet wird. Er besagt, dass unser Gehirn kontinuierlich Wahrscheinlichkeiten aktualisiert, um unsere Wahrnehmungen basierend auf vorherigem Wissen und aktuellen Informationen zu interpretieren.

18 »Zu glauben, dass p der Fall ist und dass q nicht der Fall ist, bedeutet, p, aber nicht q als integralen Bestandteil der öffentlichen Welt zu betrachten. Wenn jedoch keine der Überzeugungen einer Person in der öffentlichen Welt ver-

wurzelt ist, kann sie den Gegensatz zwischen p und q nicht auf diese Weise verstehen. Wenn sie also behauptet, dass etwas ›der Fall ist‹ oder ›nicht der Fall ist‹, muss eine andere Art von Überzeugung im Spiel sein« (Ratcliffe 2015, S. 177).

19 »The generation of these sonic hypotheses is driven by the evolutionary requirement to attain presence and thus our locating of sound into the environment is a means of ›reaching out into the world‹, distinguishing self from nonself and thus achieving presence and the ability to act in that space« (Grimshaw 2017, S. 313). Der Musikwissenschaftler geht davon aus, dass sich Präsenz hauptsächlich aus der Wahrnehmung von Schall ergibt, allerdings nicht aus den bloßen Schallwellen, sondern aus sinnvollen Mustern. Er nimmt einen evolutionären und überlebenswichtigen Imperativ an, sich in einer Umgebung präsent zu fühlen. Das Bedürfnis, Schall wahrzunehmen, um in der gegenwärtigen Umgebung Präsenz zu erlangen, stehe aber unter Zeitdruck, da Organismen eben nicht unendlich viel Zeit besäßen. Wie bei der visuellen Wahrnehmung besteht ein unhaltbarer Druck auf die Entstehung von Schall aus einem Schallaggregat. Dieser Zeitdruck ist eigentlich die »Kraft des Entstehens« – die Emergenz des Selbst.

20 Die Linguistin Chaika erforschte die Sprachstörungen von Menschen mit Schizophrenie und schlussfolgerte (Chaika 1990): »Auch dann wirft die Annahme, dass Schizophrene die üblichen Bedeutungen von Wörtern ohne klare Beweise wie semantische Anomalie aufgeben, einige sehr heikle Fragen auf. Wenn die Bedeutung des Schizophrenen so weit von den üblichen Bedeutungen entfernt sein kann, wie kann dann jemand wissen, was der Schizophrene bedeutet? An welchem Punkt in der Krankheit eines Patienten setzt man die normalen Regeln der Entschlüsselung außer Kraft und ersetzt die schizophrenen durch die schizophrenen? An welchem Punkt in der Remission gibt man die schizophrenen Interpretationen auf und kehrt zu denjenigen zurück, die von anderen Sprechern geteilt werden? Oder unterliegt die Rede des Schizophrenen immer den Regeln der Schizophrenie? Wenn ja, sollten diese Regeln rückwirkend angewandt werden, sagen wir, vielleicht fünf Jahre vor dem sichtbaren Ausbruch der Krankheit? Oder fängt man genau in dem Moment an, in dem eine schizophrene Krankheit diagnostiziert wird, anders zu interpretieren?« (Chaika 1990, S. 311).

21 Die Autoren betonen die Heterogenität wahnhafter Erfahrung und beziehen sich auf Jaspers, der vor 100 Jahren schon in seiner *Allgemeinen Psychopathologie* (Jaspers 1923) über den Zusammenhang zwischen der Glaubensbildung und der sozialen Welt schrieb. Jaspers beschrieb dabei den Einfluss der sozialen Welt bei der Bildung und Regulierung von Überzeugungen. Dieser öffentlichen Welt würde normalerweise der Status »unverbesserlich« zugewiesen. Doch mit dem Einsetzen der wahnhaften Atmosphäre gerate die gesellschaftlich akzeptierte Realität ins Wanken und damit kämen die Menschen ins Trudeln (Ratcliffe 2013).

22 »Dem entspricht eine affektive Antwort des Therapeuten, die darin besteht, die Angst aufzunehmen, sie aber durch das Wissen, dass das in der Zukunft

befürchtete sich schon ereignet hat, so zu verwandeln (containing, holding), dass es ihm möglich wird, die Botschaft zu vermitteln, dass etwas nicht erfahren werden konnte, aber bereits vergangen ist und keine aktuelle oder zukünftige Bedrohung mehr darstellt« (Lempa et al. 2016, S. 157).

Die Autorin

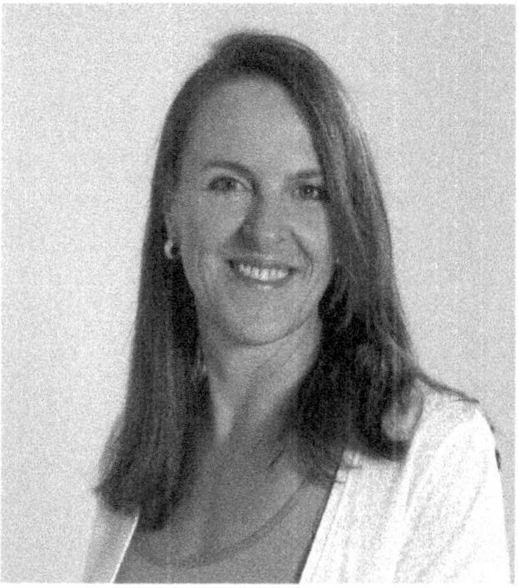

© privat

Helga Felsberger, Mag. Dr. phil., Klinische und Gesundheitspsychologin, Psychotherapeutin (Gruppenanalyse, Psychoanalytische Psychotherapie), Supervisorin, Lehrtherapeutin im ÖAGG und am Seminar für Gruppenanalyse Zürich, tätig in freier Praxis. Adjunct Professor für Psychologie an der Webster Private University Vienna, ehem. Leiterin des ÖAGG-Weiterbildungslehrgangs »Mentalisieren in der Psychotherapie und Beratung«, Mitherausgeberin der Zeitschrift »Gruppenpsychotherapie und Gruppendynamik – Zeitschrift für Theorie und Praxis der Gruppenanalyse«.